U0276798

协和

麻醉医疗手册

主　审　黄宇光　张秀华

主　编　申　乐　许　力

中国协和医科大学出版社

北　京

图书在版编目（CIP）数据

协和麻醉医疗手册 / 申乐，许力主编. —北京：中国协和医科大学出版社，2023.9

ISBN 978-7-5679-2232-7

Ⅰ. ①协… Ⅱ. ①申… ②许… Ⅲ. ①麻醉学—手册 Ⅳ. ①R614-62

中国国家版本馆CIP数据核字（2023）第135882号

协和麻醉医疗手册

主　　编：	申　乐　许　力
责任编辑：	沈冰冰
封面设计：	邱晓俐
责任校对：	张　麓
责任印制：	张　岱

出版发行：中国协和医科大学出版社
（北京市东城区东单三条9号　邮编100730　电话010-65260431）

网　　址：	www.pumcp.com
经　　销：	新华书店总店北京发行所
印　　刷：	三河市龙大印装有限公司
开　　本：	787mm×1092mm　　1/32
印　　张：	10.375
字　　数：	370千字
版　　次：	2023年9月第1版
印　　次：	2023年10月第2次印刷
定　　价：	68.00元

ISBN 978-7-5679-2232-7

编者名单

主　审　黄宇光　张秀华
主　编　申乐　许力
副主编　谭　刚　裴丽坚　宋锴澄

编　者（按姓氏笔画排序）

于春华	马　爽	马满姣	马璐璐	王　瑾
王若曦	王乐君子	王维嘉	王锐颖	车璐岭
卢素芳	申　乐	田　园	白　冰	兰　岭
权　翔	成文聪	朱　波	朱阿芳	刘子嘉
刘宇超	刘红菊	许　力	许　楠	阮　侠
严　梅	李　旭	李　虹	李天佳	李敏娜
杨　璐	吴　昊	吴林格尔	何　凯	余佳文
汪　一	宋锴澄	张　砥	张　雪	张羽冠
张志永	张良燕	陆海松	陈　思	陈雯馨
陈绍辉	陈唯韫	苑雨辰	易　杰	郎珈谧
赵毅飞	胡　媛	树　茜	贺渝森	袁堂帅
夏　迪	徐　庆	徐宵寒	高　卉	唐国儒
唐佳丽	黄会真	龚亚红	崔旭蕾	蓝　杨
虞雪融	裴丽坚	谭　刚	谭　骁	薛

主编助理　马　爽　兰　岭　阮　侠

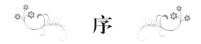

序

　　医疗质量是卫生健康事业发展的重要主题。2023年5月26日，国家卫生健康委、国家中医药管理局联合印发了《全面提升医疗质量行动计划（2023—2025年）》，决定通过在全国开展为期3年的全面提升医疗质量行动，深入推进健康中国建设，全面提升医疗质量安全水平，保障人民群众健康权益。《全面提升医疗质量行动计划（2023—2025年）》从基础质量安全管理、关键环节和行为管理、质量安全管理体系建设等维度提出了28项具体措施，设立了手术质量安全提升行动、"破壁"行动、病历内涵质量提升行动、患者安全专项行动、"织网"行动5个专项行动。《全面提升医疗质量行动计划（2023—2025年）》主要内容包括三大方面：一是加强基础质量安全管理，夯实结构质量；二是强化关键环节和行为管理，提高过程质量；三是织密质量管理网络，完善工作机制。

　　麻醉学科是决定医疗质量的重要平台临床学科。1989年5月3日，卫生部对麻醉学科的建设与发展出台了里程碑式的"12号文件"。在《关于将麻醉科改为临床科室的通知》（卫医字〔89〕第12号）文件中，麻醉科由医技科室改为临床科室，并明确了麻醉科"业务范围，由临床麻醉逐步扩大到急救、心肺脑复苏、疼痛的研究与治疗等"。随着麻醉学科的整体发展与亚专业建设，进而推动了危重症救治、疼痛诊疗、体外循环与生命支持、输血与血液保护、日间手术、加速术后康复等领域的开拓与成长。党的十九大以来，国家卫生健康委等多部委先后发布了《关于医疗机构麻醉科门诊和护理单元设置管理工作的通知》（国卫办医函〔2017〕1191号）、《关于加强和完善麻醉医疗服务的意见》（国卫医发

〔2018〕21号）、《关于印发紧缺人才培训项目和县级医院骨干专科医师培训项目培训大纲的通知》（国卫继教继发〔2018〕44号）、《关于开展分娩镇痛试点工作的通知》（国卫办医函〔2018〕1009号）、《国家卫生健康委办公厅关于印发麻醉学科医疗服务能力建设指南（试行）的通知》（国卫办医函〔2019〕884号）5项文件，为中国麻醉医疗事业进入新发展阶段、贯彻新发展理念、构建新发展格局以及推动医疗卫生事业高质量发展指明了方向。

　　全面提升麻醉医疗质量是麻醉医疗事业高质量发展的根本。在国家卫生健康委的指导下，国家麻醉专业质控中心先后于2015年、2022年牵头完成了两版国家麻醉质控指标。通过一系列重要文件的落实，以及对国家—省—市县三级质控网络的完善，必将有力推进全国各级医疗机构麻醉医疗质量管理的同质化、规范化、信息化和智慧化。相信高质量的麻醉医疗服务必将为高质量的人民生命健康更好地保驾护航！

国家麻醉专业质控中心主任

黄宇光

2023年7月6日

前　言

　　北京协和医院麻醉科是首批麻醉学科国家临床重点专科建设项目单位，首个教育部高等院校麻醉学重点学科单位，首批全国麻醉住院医师规范化重点培训基地，国家麻醉专业质控中心主任单位，中华医学会麻醉学分会第6届、7届、13届主任委员单位，中国医师协会毕业后医学教育麻醉科专业委员会主任委员单位。2009年，科室在国内率先提出手术安全三方核查制度，并已作为一项重要制度开始在全国范围内推广。2010年，在医院医务处的倡导下，科室提出不良事件上报制度，及时上报、分析手术麻醉相关不良事件，推动医疗安全工作的PDCA。2011年开始推行手术患者围手术期合理用血技术规范，2013年提出建立"临床用血安全预警系统"。2010年开始至今，先后执笔起草了《麻醉记录单》（WS 329—2011）、《初级创伤救治》（WS 20111201）、《麻醉性镇痛药在慢性疼痛中的使用》（WS 20131106）、《手术室装备配置标准》（待发布）等一系列行业标准；牵头制定了麻醉科质量控制、体温管理、血糖管理、嗜铬细胞瘤麻醉、环杓关节脱位等一系列指南与专家共识。作为国家麻醉专业质控中心，北京协和医院麻醉科分别在2015年、2022年牵头制定了两版国家麻醉专业医疗质量控制指标，为全国各级医疗机构麻醉学科基础质量安全管理明确了工作目标和努力方向。

　　在对麻醉医疗质量管理长期不懈的重视与实践过程中，我们深刻认识到通过医疗制度建设、医疗流程优化、医疗体系完善以及不良事件改进，将有效加强基础质量安全管理，夯实结构质量，强化关键环节，规范医疗行为，提高过程质量，织密质控网络，完善工作机制。自2013年以来，科室不断完善医疗质量管理的组织架构。2022年，根据医院和各手术科室高质量发展的需要，设置了20个麻醉亚专业组，并提出打造一批"专病麻醉专家"的医疗团队模式。2020—2023年，科室历时3年完成了本科—住培（临床博士后）一体化围手术期患者安全与医疗质量提升课程体系建设，并成功立项北京协和医学院研究生新开课程。基于上述工作积累，我们希望通过《协和麻醉医疗手册》的出版，分享协和经验，共同提升麻醉医疗质量。

《协和麻醉医疗手册》一书包括3个方面内容：一是北京协和医院麻醉科各项医疗制度和处理流程，其中首次分享了关于紧急突发情况、并发症等的协和"标准化处理流程"；二是由19位临床医学博士后根据围手术期患者安全与医疗质量提升课程体系建设中的不同内容，结合麻醉医疗过程和典型案例，进行的PDCA改进方案展示；三是由北京协和医院麻醉科所有20个亚专业组长及亚专业组骨干成员共同梳理、编写的60多项手术、麻醉相关规范化管理流程。

黄宇光教授在2019年全国麻醉学术年会开幕式上提出了"安全麻醉、学术麻醉、品质麻醉、人文麻醉"的中国麻醉学科发展任务。70余年来，协和麻醉科始终坚持以患者安全为中心，不断建设与推广现代手术麻醉安全管理体系，诸多创新理念和做法成为典范向全国推广。我们相信通过对协和麻醉医疗管理工作的分享与交流，一方面有助于加强基本理论、基本知识、基本技能的培训与业务能力提升；另一方面也将有助于麻醉医疗质量的同质化与规范化，进而提升麻醉安全与质量，推动麻醉学科的高质量发展。

最后，感谢本书编者在工作之余的辛勤耕耘。本书作为中央高水平医院临床科研专项（National High Level Hospital Clinical Research Funding）2022年专科提升计划（项目编号：2022-PUMCH-B-007）课题成果的重要组成部分，也获得了该课题的资助。由于时间仓促，书中难免有纰漏或不足之处，望广大读者不吝赐教，以便我们再版时改进。

北京协和医院麻醉科

申 乐 许 力

2023年7月7日

目 录

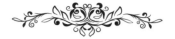

第一章
医疗制度与处理流程

第一节　工作常规与流程

一、术前访视

（一）访视时间

1. 每天下午应访视次日手术麻醉的患者。如遇周五、节假日患者尚未入院，尽量在术前一日完成访视。

2. 任何原因未能在术前一天访视的患者，或者在手术当日入院的患者，应在当日手术前完成术前访视，避免遗忘术前谈话签字。

（二）访视内容

1. **熟悉病历**　预先在医院信息系统（HIS）中浏览、熟悉患者病历资料，详细了解现病史和既往史，查阅重要的化验和检查，记录异常指标。

2. **了解手术方案**　非常规手术应与手术医师沟通手术流程和关键步骤。

3. **床旁问诊**　核实重要的现病史和既往史，必要时应做系统回顾。了解过敏史、手术麻醉史和用药史，详细了解目前合并症控制和用药情况。

4. **签署麻醉知情同意书**　床旁签署麻醉知情同意书，解答患者疑问，交代手术麻醉风险和术前禁食禁水时间；不建议患者术前禁食时间超过12小时。术前必须口服药物的患者，允许术前1~2小时之前以一小口清水服用。对所有年龄段患者，术前2小时之前可饮用少量清饮（清水、糖水、茶、无渣果汁、碳酸饮料、无奶咖啡、运动饮料），液量应小于4ml/kg。成人患者在术前6小时之前可少量进食纯淀粉类食品，进食量应小于2g/kg。婴幼儿术前4小时禁母乳，术前6小时禁配方奶或牛奶，对固体食物和清饮的限制同成人。对于误吸高风险患者，应至少禁食8小时，禁饮4小时。

5. **满足下述任何一项的为误吸高风险患者**　①年龄≥70岁。②美国麻醉医师协会（ASA）分级≥Ⅲ级。③体重指数（BMI）≥28kg/m²。④困难气道、睡眠呼吸暂停综合征（OSAS）。⑤2型糖尿病或正在使用长效胃排空延迟药物。⑥肾功能不全。⑦胃食管反流、贲门失弛缓症、食管裂孔疝。⑧消化道梗阻、上消化道重建手术后。⑨帕金森病、运动神经元病、延髓功能受损。⑩大量腹水或有巨大腹腔占位。

3

（三）汇报病例

1. 术前一天在充分了解病例后需向麻醉二线医师详细汇报访视结果。

2. 对于ASA分级Ⅲ级或以上等特殊患者，在手术当日早交班时应当汇报特殊病例，举例如下：

"明日210手术间共3台手术。第1台，女性，39岁，因盆腔恶性肿物拟行开腹患侧附件切除，必要时扩大手术。患者因'主动脉瓣二叶畸形、瓣膜赘生物'于20天前在北京协和医院心外科行主动脉瓣机械瓣置换术，近期复查超声心动图提示瓣膜功能正常。3个月前因赘生物脱落出现过多脏器（脑、肾、脾）梗死，以及下肢深静脉血栓形成，目前遗留言语、认知功能障碍。近期复查磁共振成像（MRI）提示左侧半脑卵圆中心有新发脑梗死。麻醉计划：入室后行神经系统查体，将异常记录在麻醉单特殊情况里；动脉压、中心静脉压、脑氧饱和度监测，必要时经食管超声心动图（TEE）监测；术中维持循环稳定，警惕术中肺栓塞、脑梗死等；已备红细胞4U、血浆400ml，术后返ICU。二线：×××；主刀医师：×××。第2台……"

3. 特殊病例汇报后应填写《特殊病例记录表》。填写完成后提交总值班备案。

（吴 昊 阮 侠）

二、麻醉前的准备

（一）手术间准备

1. 手术间准备包括麻醉机、监护仪、吸引器、抽取药物、特殊仪器准备。

2. 包括外出麻醉在内，基本监护至少应包括心电、脉搏氧饱和度、无创血压和呼气末二氧化碳分压。

3. 所有的手术麻醉之前应确认吸引器有效并靠近患者头部位置，以便随时取用。

4. 麻醉药物应根据当日手术需求提前进行抽取，配比方式应统一（表1-1）。

表1-1 北京协和医院麻醉科静脉药物配比表（2022）

药物名称	配制方法：浓度（注射器）	推荐的小儿稀释剂量
常用全麻药物		
咪达唑仑	1支5ml：1mg/ml（5ml注射器）	同成人
地塞米松	1支1ml：5mg/ml（5ml注射器）	稀释成1mg/ml

药物名称	配制方法：浓度（注射器）	推荐的小儿稀释剂量
利多卡因	1支5ml：20mg/ml（5ml注射器）	同成人
昂丹司琼	1支2ml：2mg/ml（5ml注射器）	同成人，或稀释成1mg/ml
芬太尼	2支4ml：50μg/ml（5ml注射器）	稀释成10μg/ml或20μg/ml
瑞芬太尼（泵）	1支50ml：20μg/ml（50ml泵）	同成人
舒芬太尼（单支）	1支10ml：5μg/ml（10ml注射器）	同成人，或稀释成2.5μg/ml
舒芬太尼（泵）	1支50ml：1μg/ml（50ml泵）	同成人
羟考酮	1支10ml：1mg/ml（10ml注射器）	同成人
丙泊酚20ml	1支20ml：10mg/ml（20ml注射器）	同成人
罗库溴铵	1支5ml：10mg/ml（5ml注射器）	同成人，或稀释成5mg/ml
顺阿曲库铵（单支/泵）	2支20ml：1mg/ml（20ml注射器）	同成人
阿托品	1支1ml：0.5mg/ml（5ml注射器）	稀释成0.1mg/ml
麻黄碱	1支5ml：6mg/ml（5ml注射器）	同成人，或稀释成1.5mg/ml或3mg/ml
乌拉地尔	1支5ml：5mg/ml（5ml注射器）	同成人
新斯的明＋阿托品/N＋A	2mg N＋1mg A共6ml（10ml注射器）	同成人
右旋美托咪定	1支50ml：4μg/ml（50ml泵）	同成人，或稀释成2μg/ml
舒更葡糖钠	1支2ml：100mg/ml（5ml注射器）	同成人，或稀释成50mg/ml
氟马西尼	1支5ml：0.1mg/ml（5ml注射器）	同成人
血管活性药/心血管用药		
去氧肾上腺素	1支100ml：100μg/ml（单支10ml或50ml泵）	同成人
肾上腺素（泵）	3支50ml：60μg/ml（50ml泵）	体重（kg）×0.03配制成50ml泵
肾上腺素（单支）	1支100ml生理盐水：10μg/ml（单抽10ml注射器）	同成人

5

続 表

药物名称	配制方法：浓度（注射器）	推荐的小儿稀释剂量
去甲肾上腺素（泵）	1.5支50ml：60μg/ml（50ml泵）	kg×0.03配制成50ml泵
异丙肾上腺素（泵）	体重（kg）×0.03配制成50ml泵	同成人
米力农（泵）	体重（kg）×0.3配制成50ml泵	同成人
垂体后叶素（泵）	5支30ml：1U/ml（50ml注射器）	同成人
多巴胺（泵）	体重（kg）×3配制成50ml泵	同成人
多巴酚丁胺（泵）	体重（kg）×3配制成50ml泵	同成人
艾司洛尔	1支20ml：10mg/ml（20ml注射器）	同成人
酚妥拉明	1支10ml：1mg/ml（10ml注射器）	同成人
硝酸甘油（单支）	1支100ml生理盐水：50μg/ml（单抽5ml注射器）	同成人
硝酸甘油（泵）	体重（kg）×0.3配制成50ml泵	同成人
硝普钠（泵）	体重（kg）×0.3配制成50ml泵（避光注射器）	同成人
尼卡地平（泵）	1支50ml：0.2mg/ml（50ml避光注射器）	同成人
胺碘酮（泵）	2支50ml（5%糖稀释）：6mg/ml	1支50ml泵（5%糖）：3mg/ml
去乙酰毛花苷	1支2ml：0.2mg/ml（5ml注射器）	同成人
其他		
氯化钾（泵）（中心静脉）	1支（1.5g)50ml：3%（50ml泵）	同成人
葡萄糖酸钙	1支10ml：0.1g/ml（10ml注射器）	同成人
呋塞米	1支2ml：10mg/ml（5ml注射器）	1支4ml：5mg/ml（5ml注射器）
胰岛素（泵）	1ml原液配制成40ml溶液：1U/ml（50ml注射器）	同成人
吗啡	1支10ml：1mg/ml（10ml注射器）	同成人
哌库溴铵	5支10ml：2mg/ml（10ml注射器）	同成人
纳洛酮	1支4ml：0.1mg/ml（5ml注射器）	同成人

（二）麻醉机准备

1. 在每日常规工作前，均应按照操作规程对麻醉机进行自检，确保当日麻醉机工作状态正常。

2. 如麻醉机自检异常，应在早交班之前尽早通知二线，以免延误第一台手术开台时间。

3. 在两台手术中间，更换呼吸回路后，应对麻醉机进行泄漏测试。

4. 主要麻醉机型号的自检准备列举如下。

（1）Detax-Ohmeda Aestiva（Aestiva 5，Aestiva 3000）

1）检查手动通气功能：①开机-连接患者回路-检查钠石灰罐。②封闭"Y"形接头，连接采样管。③将手动/机控开关拨到手动位置。④调节 APL 阀至 30cmH$_2$O。⑤调节新鲜气体流量＜1L/min。⑥按下快速充氧按键，使气道压力达 30cmH$_2$O。⑦观察 30 秒，气道压是否能维持在 30cmH$_2$O。

2）检查机械通气功能：①打开"Y"形接头，连接皮囊充当膜肺。②将手动/机控开关拨到机控位。③观察呼吸机是否能正常工作。

（2）Detax-Ohmeda Avance/Aisys

1）开机-连接患者回路-检查钠石灰罐。

2）紧急情况下选择-开始病例。

3）在菜单上选择-校验-机器检测——第一步：①将皮囊/呼吸机开关拨至呼吸机位置。②打开患者"Y"形管。③将 ACGO 开关拨至循环回路。④选择开始。⑤自动进行检测，完成后会发出"嘀嘀"声。

4）机器检测——第二步：①确保风箱下落。②堵塞患者"Y"形接头。③选择"继续"。

5. 机器检测——第三步：①封闭患者"Y"形管。②将皮囊/呼吸机开关拨至皮囊位置。③将 APL 阀设在 30～70cmH$_2$O。④将 ACGO 开关拨至循环回路。⑤选择开始，结束检测后会发出"嘀嘀"声。

（3）Drager Primus

1）开机-连接患者回路。

2）检查/更换钠石灰罐，按"钠石灰已更换"。

3）调节 APL 阀压力至 30cmH$_2$O。

4）封闭"Y"形接口。

5）连接采样管。

6）关闭安全氧流量控制阀。

7）按旋钮开始自检。

（4）Mindray A7

1）开机－连接患者回路－检查钠石灰罐。

2）封闭"Y"形三通。

3）确保呼吸回路的采样端口已封闭。

4）安装手动皮囊。

5）将手动/机控开关拨至机控位置。

6）按下快速充氧按键，使折叠囊到达风箱盖顶部。

7）选择"继续"，执行下面的操作。

8）调节 APL 阀至 $50cmH_2O$。

9）将手动/机控开关拨至手动位置。

10）按下快速充氧按键，使气道压力表指针位于 25～35cmH_2O。

11）选择"继续"，执行泄漏测试（推荐）。

12）将 APL 阀设置到 SP 位置，并选择"继续"。

13）进入待机画面。

（谭　骁　陈　雯）

三、手术安全三方核查制度

手术安全核查制度是世界卫生组织（WHO）为了确保手术患者安全而在全球广泛推广的手术麻醉质量改进项目。通过严格执行该流程，可以确保"正确的患者、正确的部位、正确的手术"，在这类重大责任问题上，不犯任何错误；通过核查脉搏氧饱和度、抗生素是否应用、备血是否充分等项目，降低围手术期最常见的感染、低氧、出血等并发症风险；在外科团队、麻醉团队与手术室护理团队之间，创造患者风险交流的平台。

（一）实施核查的要求

进行核查时，手术医师、麻醉医师及手术室护士三方均在场，同时需确认三方人员的注意力均放在核查上。

（二）麻醉实施前核查

由协调人（通常为麻醉医师或手术室护士）对表内项目逐一提问，手术医师、麻醉医师、手术室护士和患者回答各自相关内容，团队成员共同确认。核心目的是确认手术患者身份、手术部位和名称及相关的术前关键准备是否完成。

1. **核查项目**　患者的身份（姓名＋年龄）、手术部位、手术名称，是否签署了手术及麻醉同意书；在患者可以配合的情况下，应当由患者自行陈述；若为小儿应当由其监护人代为陈述；若患者确实无法配合，则应当至少在手术团队内部三方之间达成一致。

2. **手术部位的标记核查**　除少数不适于进行体表标识的患者外，手术患者术前均需进行手术部位体表标识，同时在核查时取得一致。

3. **麻醉安全检查核查** 由患者陈述术前禁食禁水时间，并由麻醉医师陈述包括麻醉机、麻醉药品、麻醉监护设备的准备情况、患者气道评估及插管工具准备情况在内的麻醉安全事项有无特殊。

4. **既往过敏史核查** 由患者陈述，若存在过敏史还应明确变应原及过敏表现。

5. **其他** 完成首次核查后，参与核查的三方均签字确认。

（三）手术开始前（通常为切开皮肤前）核查

由协调人（通常由手术医师委托麻醉医师执行）提醒手术医师和麻醉医师根据手术安全核查表，完成核查与陈述。核心目的是确保手术团队在重大专业问题上再次沟通、预警和做好相应准备。

1. **再次核查确认患者姓名、手术方式及手术部位** 由手术医师最后一次陈述患者姓名、手术方式及手术部位。

2. **核查患者手术相关特殊情况** 由手术医师陈述手术是否存在特殊情况需要麻醉医师和手术室护士予以配合。若不存在特殊情况，至少陈述手术预期时长与出血量。

3. **核查患者术前备血情况** 由手术医师陈述回答是否备血，如已备血还应当明确备血量及术中出血的风险。

4. **核查患者麻醉相关特殊情况** 由麻醉医师陈述手术是否存在特殊情况需要手术医师和手术室护士引起注意，如患者有合并症等。若不存在特殊情况，也应表示无恙。

5. **核查手术物品灭菌情况** 由手术室护士陈述手术是否存在特殊情况需要手术医师和麻醉医师引起注意，如物品灭菌情况、手术器械的准备情况，以及手术室护士观察到而手术医师和麻醉医师尚未关注的安全隐患。

6. **核查预防性抗生素的使用情况** 由麻醉医师陈述患者是否已使用抗生素。

（四）患者离室前核查

由协调人（通常是手术室巡回护士）逐一提问，三方各自回答相关内容，共同最终确认。核心目的是确保准确的物品清点及标本处置、明确术后的注意事项。

1. 按照核查表上的内容，由手术室护士陈述确认相关内容。

2. 若术中出现麻醉相关的特殊情况，麻醉医师在此时应主动与手术医师沟通术后的处理意见。

（马 爽 申 乐）

四、术中麻醉维持和监测

1. 手术过程中，手术间至少有一名麻醉医师坚守工作岗位、不得离岗（包括短时的喝水、如厕等，必须呼叫二线医师替岗）。

2. 临床麻醉严格遵循"二线负责制"。任何麻醉用药、监测及管理必须经二线医师批准同意后方可实施。高值物品必须取得二线医师同意后方可打开包装。所有麻醉相关不良事件或医疗责任的第一责任人是麻醉二线医师。

3. 术中麻醉医师应严密观察手术进程、患者表现及各项监护数据，给予相应处理并详细记录麻醉单。麻醉诱导、苏醒阶段以及出现特殊情况（气道压异常、血压过高或过低、出血量较多时等）应立即呼叫二线医师。

4. 手术结束，待患者生命体征平稳，全麻患者需拔除气管插管并确保肌力恢复和气道通畅。之后麻醉医师方可和手术医师共同将患者转运至恢复室，待确认患者生命体征平稳并与恢复室的麻醉医师做好口头交班后方可离开。

5. 全麻气管插管和拔管时，一线医师必须呼叫二线医师到场，否则科室将追究相关人员责任。

6. 一线医师提醒二线医师在所有麻醉文书上签字，包括麻醉知情同意书、术前术后访视单、麻醉记录单及处方。

7. 除无创血压、心电图、脉搏氧饱和度等基础生命体征外，特殊监测指征如下。

（1）有创连续动脉血压监测

1）术中有可能大量出血或其他原因导致循环不稳定。

2）心房颤动或其他原因导致无创血压（NBP）测量不准。

3）重度肥胖（BMI > 35kg/m^2）。

4）术中需要控制性降压或需要连续密切监测血压。

5）术中需要多次采集血气分析。

6）麻醉二线医师认为需要有创连续动脉血压监测的其他情况。

（2）体温监测：利用术中低体温预测模型进行预测风险评估，对术中发生低体温中高风险的患者（计算风险≥50%）常规进行体温监测，并采取适当的保温措施。危险因素主要包括：ASA分级、手术类型、身高、体重、预计术中静脉输液量、预计术中冲洗液量、手术时间、是否腔镜手术、保暖方式、手术室温度。

（3）麻醉深度电生理监测（BIS 或 Narcotrend）

1）预计手术时间超过2小时的全凭静脉麻醉。

2）颈动脉内膜剥脱手术。

3）预计手术时间超过2小时的整形外科、血管外科全麻手术和需要深肌松的手术（如显微外科手术）。

4）全麻剖宫产。

5）体外循环手术。

6）麻醉二线医师认为需要进行麻醉深度监测的其他情况。

（朱阿芳 宋锴澄）

五、常用麻醉药物的合理使用

（一）全麻（以成人为例）

1. 诱导 诱导前可预先给予咪达唑仑1～2mg和地塞米松5mg以预防术后恶心呕吐发生）。

（1）丙泊酚1.5～2.5mg/kg（或依托咪酯0.25～0.30mg/kg）。

（2）芬太尼50～200μg（或舒芬太尼5～20μg）。

（3）罗库溴铵0.6～0.9mg/kg。

2. 维持

1）吸入麻醉：吸入麻醉药物0.9～1.3MAC；可以合用一氧化二氮（N_2O）（50%～70%）。

2）静脉麻醉：靶控输注TCI（丙泊酚靶浓度3～4μg/ml），或参照10mg-8mg-6mg/（kg·h）的方法泵注（注意：超过2小时全凭静脉麻醉或年轻患者应当进行麻醉深度监测）。

3）间断根据手术要求追加肌松药物（每次追加剂量为诱导剂量的1/5～1/3，一般不超过1/2）。①罗库溴铵单次给药10～20mg。②顺阿曲库铵单次给药2～3mg或持续泵注［0.1mg/（kg·h）］。

4）根据术中刺激追加镇痛药：①瑞芬太尼（连续输注）0.1～0.3μg/（kg·min）。②芬太尼单次给药50～100μg。③舒芬太尼单次给药5～10μg。

3. 麻醉恢复

（1）肌松药物的拮抗（体重50kg）：①新斯的明2mg＋阿托品1mg。②布瑞亭2～4mg/kg。

（2）镇静、镇痛药物除非有特殊情况，否则不需拮抗。

（3）药物具体剂量需要考虑患者健康状况、手术长短等因素，必须个体化给药。还应当注意老年人对药物的敏感性增加，代谢减慢。

（二）硬膜外麻醉

1. 试验剂量 1%利多卡因3～5ml。

2. 后续给药 常用2%利多卡因与1%罗哌卡因各10ml的混合剂（即1%利多卡因＋0.5%罗哌卡因），或单独用0.5%罗哌卡因。首次剂量根据穿刺节段、拟达到的平面高度选择用量，常用8～12ml，再次追加量5～8ml。

（三）脊麻（腰麻）

1. **常用配方**　10%葡萄糖盐水1ml＋0.75%布比卡因2ml＝0.5%布比卡因3ml（重比重）。

2. **常用剂量**　0.5%布比卡因1.5～2.5ml（即7.5～12.5mg布比卡因）。

（白　冰　阮　侠）

六、特殊麻醉药物的合理使用

1. **影响心率的药物**

（1）阿托品：一般单次给予0.25～0.50mg（成人）或0.01～0.02mg/kg（小儿），成人短时间内极量为2mg，如心率仍不达标可考虑异丙肾上腺素。

（2）艾司洛尔：单次给予10～20mg（成人），必要时连续输注以控制心室率。

2. **升压药物**

（1）麻黄碱：单次给予6～10mg（成人）或1.5～3.0mg（小儿）。

（2）多巴胺：持续泵注2～10μg/（kg·min）。

（3）去氧肾上腺素：单次给予25～100μg或根据需求持续泵注。

（4）去甲肾上腺素：持续泵注起始速度0.05μg/（kg·min），根据需求调整速度。

（5）肾上腺素：持续泵注起始速度0.05μg/（kg·min），根据需求调整速度。

3. **降压药物**

（1）乌拉地尔单次给予5～10mg。

（2）尼卡地平单次给予0.5～2.0mg，也可根据需求持续泵注。

（3）硝酸甘油单次给予50～100μg，也可根据需求持续泵注，起始推荐速度为0.5μg/（kg·min）。

（4）硝普钠持续泵注，起始速度为0.5μg/（kg·min），根据需求调整速度。

4. **非阿片类镇痛药**

（1）曲马多单次给予50～100mg（呕吐常见，必须合并止吐药，且曲马多有激动阿片类受体的作用）。

（2）帕瑞昔布单次给予40mg（磺胺过敏患者禁用）。

（3）氟比洛芬酯单次给予50mg。

5. 辅助镇静

（1）咪达唑仑单次给予1～2mg。

（2）右美托咪定（禁止推注）持续泵注负荷量1μg/kg（10～15分钟泵入），维持量0.3～0.7μg/（kg·h）。

（白 冰 阮 侠）

七、患者安全转运

（一）术后清醒患者转运至麻醉后恢复室（PACU）

1. 患者满足下列条件方可离开手术室：气道通畅，自主呼吸满意，能够进行充分的通气和氧合，血流动力学稳定。可能会发生低氧血症的患者（如BMI过大、镇静程度过深、呼吸频率过低等）在转送过程中应吸氧，必要时携带简易呼吸器。

2. 患者自手术间转运至PACU需要由麻醉一线医师和外科住院医师共同护送。麻醉一线医师在转运途中需密切关注患者生命体征与苏醒程度，包括观察患者呼吸动作、幅度，应答能力，以及术后恶心呕吐、疼痛等表现。患者病情特殊时，应由麻醉二线医师一同转运。

3. 患者进入PACU后，麻醉一线医师需向恢复室医师详细交班，包括病史、用药情况、麻醉及手术中特殊情况等。麻醉一线医师协助连接监护设备，确认患者生命体征平稳，并妥善交班后方可离开。

4. 特殊情况需带气管插管返回PACU患者，应于患者转运前，由手术间麻醉医师或护士提前电话通知恢复室麻醉医师或护士，并按照恢复室相关要求携带相关药品一同转运。

（二）患者自PACU返回病房

1. 患者全麻苏醒满意后需达到可以离开PACU的标准（参见“麻醉后恢复室工作常规”）。

2. 患者满足PACU离室标准后，由PACU医护人员完成相关病历记录，并由外科住院医师和护工共同护送患者安返病房。

3. 特殊情况患者，PACU麻醉医师应及时联系手术间麻醉医师，并与手术医师协商后决定患者是否离室及进一步诊疗方案。患者经PACU转运至重症监护病房（ICU）或内科重症监护病房（MICU），需由外科医师提前联系妥当，并由PACU麻醉一线医师和外科医师共同护送转运。根据患者情况，必要时携带氧气瓶、转运呼吸机和监护仪。

（三）术后患者返回重症监护病房

1. 提前计划并明确患者术后去向 对于高危患者，术前访视时应向外科医师了解是否预约ICU床位并及时向二线医师汇报。确有需要者应尽量于手术开始前确认ICU床位，以便有针对性地做好术中麻醉管理。

2. 转运前与ICU或MICU再次联系确认 在手术结束前30分钟，应由外科医师安排专人与ICU或MICU取得联系，最终确认患者具体病房，并在电话中简要交代患者情况（是否带气管插管、有创血压监测、中心静脉通路、是否持续泵注血管活性药物），方便接收科室进行必要准备。

3. 转运设备 麻醉一线医师在准备转运前领取转运便携监护仪，并从各层固定位置领取氧气筒（或转运呼吸机）。领取后需检查监护仪剩余电量、氧气筒剩余氧气充足情况。如需使用微量泵，确定微量泵剩余电量。

4. 转运药品 麻醉一线医师在手术结束前整理转运途中可能需要的麻醉药、血管活性药物及抗心律失常药物。离开手术室前确保患者有足够的载液及血管活性药（泵注的血管活性药余量应大于1小时所需量，极其危重患者必须由麻醉二线医师亲自和ICU重点交班，要求其提前备好足量高浓度药物）。

5. 患者过床及离室前检查 手术结束后，过床前需适当调整麻醉深度，适量追加镇痛镇静药物。过床前，整理患者所有管路（如外周静脉通路、中心静脉通路、动脉测压导管、胃管、尿管、引流管等），呼叫麻醉二线医师到场指导，由麻醉一线医师确认准备妥善后方可共同抬动患者。过床需平稳，避免剧烈刺激。追加镇痛镇静药物后，需再次明确患者血流动力学状态，平稳后方可离室。

6. 离室前气道评估 确认气管插管深度并妥善固定，必要时充分吸痰。出发前需检查呼吸机工作状态，或明确患者是否能在手控通气条件下维持恰当的通气和氧合，确认便携式监护设备的工作状态，监护数据准确可信。

7. 转运及交接 转运过程常规由麻醉一线医师和外科管床医师共同完成，患者病情危重时，麻醉二线医师需陪同。麻醉一线医师在转运过程中，需持续评估患者生命体征和麻醉状态，在需要时予以处理。患者抵达ICU或MICU后，麻醉医师应协助对方科室医师尽快接治患者。患者再次过床时应保留必要的生命体征监测，尤其是危重患者的有创动脉血压监测。待患者生命体征数据平稳后，麻醉医师应就患者既往史、用药状况、此次手术术中情况（如血流动力学情况、气道情况等）与接收医师详细交班。转运结束后，麻醉一线医师关闭监护仪、呼吸机和氧气筒主阀，整理从手术间带来的物品，确认没有遗落后返回。回到手术间后，归还监护仪、呼吸机和氧气筒至指定位置，方便他人再次使用。

（四）全麻患者术中或术后外出检查

1. 决策与知情同意 全麻患者术中或术后外出检查时，转运存在风险，因此转运前应充分评估转运的获益及风险。通常，在现有条件下积极处理后血流动力学仍不稳定、不能维持有效气道开放、通气及氧合的患者不宜转运。麻醉医师应就患者目前情况与手术医师进行充分沟通，但最终由患者主管医师决定。

转运前，麻醉医师应与外科管床医师一起，将转运的必要性和潜在风险告知，并获取患者法定代理人或被授权人签字。紧急情况下，为抢救患者生命，在法定代理人或被授权人无法及时签字的情况下，应上报医务处。

2. 转运护送人员 全麻重症患者转运应由受过专业训练，具备重症患者转运能力的医务人员实施，并根据具体情况选择恰当的转运人员。转运人员应包括至少1名麻醉医师、1名外科管床医师及1名护士。转运人员应熟悉基本生命支持、高级生命支持、人工气道建立和维护、机械通气、休克救治、心律失常识别与处理及相关转运设备。

由外科医师负责与检查科室提前联系确认。患者离开手术间前，外科管床医师应与检查科室及最后患者归属科室取得联系，确保患者在到达后即刻能接受检查，并在检查完成后迅速返回能进行高级生命支持的场所，避免手术室外等候和延长生命支持时间。

3. 转运设备与药品 所有转运中应用的电子设备（如便携式监护仪、输液泵等）都应能电池驱动并保证充足电量。院内全麻患者转运时必须配备便携式监护仪、转运呼吸机或简易呼吸器、充足的氧气（足够全程所需并富余30分钟以上）。麻醉医师需携带全麻维持用药和基本的复苏用药（血管活性药物和抗心律失常药物），病情特殊者还应携带相应药物。需确保患者途中及检查过程中有足够的载液。

4. 转运前准备 转运前气道评估：全麻患者转运出发前应确定气管插管深度并妥善固定，如有必要转运前应充分吸痰。出发前需明确转运呼吸机工作状态，观察患者是否能在手控通气条件下维持恰当的通气和氧合，确认便携式监护设备的工作状态，监护数据准确可信。转运前需保证患者的血流动力学基本稳定。

5. 转运监测与治疗 转运过程中需维持合适的麻醉深度。转运过程中应在麻醉单上继续记录患者的生命体征数据、接受的

15

治疗、突发事件及处理措施，完善病历。

6. **转运交接** 患者在完成检查后，应根据临床诊疗方案，及时转运至下一步生命支持的场所（如手术室、ICU或神经外科监护病房等）。麻醉医师应就患者术中及途中的生命体征、治疗经过和转运中重大临床事件与接收的医务人员进行交接。

（五）转运呼吸机

1. **适用情景** ①转运需要气管插管-机械通气的患者。②转运呼吸或血流动力学不稳定的患者。③转运路程较长（如术后带气管插管行CT检查、外科楼转运至MICU等）。④转运需要精确控制潮气量、每分通气量等指标的患者。⑤上级医师指示需要转运呼吸机的其他患者。

2. **转运呼吸机的使用** ①取下电源线（最多可供电4小时），连接并打开氧气瓶。②打开呼吸机电源，等待自检结束。③选择"成人重复使用管路"，按下旋钮确认后，即可开始通气。④设置合适的呼吸参数，默认通气模式为VC模式。⑤使用结束后，长按电源键，再按旋钮，关闭呼吸机。

（蓝国儒　申　乐）

八、麻醉后恢复室工作常规

（一）工作职责

1. 麻醉后恢复室（PACU）管理实行麻醉二线医师负责制。PACU麻醉二线医师负责一线医师和护士的临床培训，指导麻醉一线医师工作，审核PACU病程记录正确，并监督、管理和协调PACU的各项工作。

2. 麻醉一线医师应做好前期准备工作、PACU管理、PACU病程记录等。一线医师应协助PACU护士护理患者、疏导患者、安慰患者（图1-1）。

（二）前期准备

1. PACU麻醉一线医师每日到岗后应对恢复室相关设备和药品进行检查、核对和准备。

（1）麻醉机、监护仪、供氧设备、吸引设备、暖风机等设备的使用状况，并调至备用状态，调试监护仪血压每5分钟测量1次。

（2）喉镜、插管导丝、各型气管插管导管和通气道等物品是否齐备。

（3）药品间领取相应PACU的药盒。

（4）药品车内阿片类药物、非甾体抗炎药（NSAID）、镇静

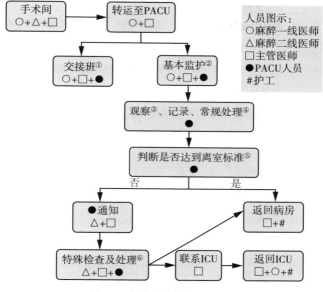

图 1-1　麻醉后恢复室工作流程

注：①交接班内容，包括手术方式、术中出入量、患者术前合并症、拔管后呼吸及意识情况、术中血流动力学波动情况及特殊情况、是否有镇痛泵、术后注意事项。②基本监护，包括心率（HR）、脉搏氧饱和度（SpO$_2$）、无创血压（NBP）。未拔管或置入喉罩患者需监测呼气末二氧化碳（ETCO$_2$）。③PACU观察指标，包括患者意识水平、气道通畅情况、呼吸频率及呼吸动度、氧合情况、心率、心律、血压水平、疼痛程度、是否存在麻醉后并发症（恶心、呕吐、呼吸遗忘等）、体温等，特殊情况下还需观察体温、瞳孔大小及对光反射等。④常规处理，包括患者制动防跌落、体温保护、吸氧、完善镇痛、镇静防误吸、清理口腔及气道分泌物、控制血压及心率、肌松拮抗。⑤离室标准，见表1-2；总分10分以上患者可以离开恢复室。伤口引流情况需与手术医师协商。⑥特殊检查，包括动脉血气及电解质水平测定、心电图、床旁胸片或腹部平片、超声检查、意识恢复情况（BIS）、肌松恢复情况（TOF）。特殊处理包括机械通气（MV）或辅助通气、导尿、再次手术、更换敷料、加压输液或输血、取血、纠正电解质紊乱或酸碱平衡失调及给予特殊药物等。

催眠药、止吐药、血管活性药物及各类抢救药物是否齐备。

2. 如果发现问题应及时处理，不能解决时要立即向相关负责人员汇报并备案；提醒PACU护士对相关物品和药品进行及时添加和补充。

（三）患者管理

1. 患者交接与核对　患者入恢复室时，应与主管麻醉一线医师、手术医师床旁交班，详细交接核对，充分了解患者病史、过敏史、术中情况、术后注意事项等。入恢复室后手术医师需将病历递交到护士站，离恢复室前手术医师到护士站取走病历。

2. 患者管理

（1）患者入恢复室后应常规鼻导管湿化吸氧 3L/min。

（2）生命体征监测：了解患者意识状态，并立即连接监护仪，监测血压、心率、脉搏氧饱和度、体温、呼吸频率，每5～10分钟评估 1 次。

（3）及时调整治疗方案：密切观察患者生命体征变化，并及时给予必要的呼吸、循环支持。根据恢复情况调整治疗方案，若PACU停留 15 分钟后，生命体征仍不稳定，需联系该患者手术麻醉二线医师；30 分钟仍不能达到离室标准，需联系二线医师共同商讨治疗方案、离室时机及患者去向，并在 PACU 病程记录上详细记录。

（4）恢复室镇痛治疗：准确评估术后疼痛情况，根据患者情况制订准确详细的、个体化的 PACU 术后镇痛方案。

（5）其他常见问题的处理：积极处理术后谵妄、躁动、恶心呕吐、低体温、寒战等。

3. PACU 病程记录

（1）PACU 病程记录具备法律效力。PACU 麻醉一线医师负责记录 PACU 病程记录，PACU 麻醉二线医师负责审核。

（2）如有特殊情况，详细记录治疗过程、参与治疗的医护人员。

4. 特殊患者术后麻醉管理要点

（1）神经外科手术后：强调观察患者的意识、瞳孔、瞳孔对光反射；癫痫患者应了解癫痫发作类型及表现，检查四肢肌张力。

（2）胸外科手术后：观察胸腔引流是否通畅，镇痛是关键，警惕Ⅱ型呼吸衰竭。

（3）骨科手术后：脊柱术后，颈椎、胸腰椎制动是关键，避免突然抬高胸部、头部；四肢手术，警惕骨水泥综合征；脊柱侧凸术后注意保温与体温复苏。

（4）泌尿科手术后：带膀胱冲洗者，应露出尿袋、膀胱引流袋，及时更换尿袋、引流袋；警惕膀胱冲洗引流不畅导致膀胱过度膨胀，可引起迷走反射，导致血压、心率下降。

（5）妇产科手术后：应注意患者的心理安慰，积极处理术后恶心呕吐，耐心解释宫缩痛。

（6）肝外科手术后：密切关注血压，高度警惕代谢性酸中毒。

（7）胰岛细胞瘤手术后：密切注意监测血糖，尽量避免使用镇静药。

（8）术中出入量较大者：除注意生命体征外，应露出引流袋，必要时监测血红蛋白，体温复苏是关键。

（9）鼻腔和喉部手术后：及时叮嘱患者咳嗽，清理口腔内血性分泌物，观察上呼吸道梗阻情况。

（10）小儿术后：呼吸与液体通路是关键，在家长未到来之前，不要离开患儿。

（11）老年人术后：易发生烦躁、谵妄，需积极处理。

表1-2　麻醉后恢复评分表及离室标准（2022）

	2	1	0
气道	自主呼吸通畅	需要通气道支持	需要气管导管
呼吸	通气量足，不需MV	通气量不足，考虑MV	窒息，需MV
心率/心律	与麻醉前几乎相同	有变化，无须处理	有变化，需要处理
血压	SBP较麻醉前±20%	SBP较麻醉前±（20%～40%）	SBP较麻醉前±超过40%
氧合	与麻醉前吸空气相同	较麻醉前吸空气低1%～2%	较麻醉前吸空气低3%以上
意识	完全清醒	能唤醒	呼唤无应答
肤色	皮肤颜色红润	苍白、花斑等	发绀

（王维嘉　薛　杨）

九、疼痛综合管理流程及有关要求

根据《关于印发疼痛综合管理试点工作方案的通知》（国卫办医政函〔2022〕455号），本要求中所称的疼痛综合管理，是指为充分缓解由疾病、医疗行为等导致的疼痛而开展的诊疗活动。

（一）门诊管理流程

1. 医师在接诊门诊患者时，应当对存在疼痛主诉的患者进行疼痛评估，并在治疗患者原发疾病的同时根据病情予以相应镇痛治疗。

2. 医师发现患者原发疾病难以完全解释疼痛症状，或原发疾病经治疗控制良好而疼痛症状无明显缓解或疼痛控制效果不满

19

意时，除进一步查明疼痛原因外，对于疼痛程度较重或疼痛为主诉的患者，应当建议其到疼痛科或麻醉科门诊就诊。必要时及时开展多学科诊疗。

3. 对于需要开展胃肠镜、纤维支气管镜等诊疗操作的患者，医师应当在评估患者无禁忌且取得知情同意后，开展无痛诊疗服务。

（二）急诊管理流程

1. 医师在接诊急诊患者时，对于生命体征稳定的患者，若主诉中度疼痛，且针对病因治疗后疼痛缓解不明显，医师应当审慎评估患者病情及疼痛治疗适应证，在不掩盖病情变化发展的前提下，予以镇痛治疗，必要时请疼痛科、麻醉科等相关专科会诊。

2. 医务人员开展胸腔穿刺、深静脉穿刺、气管切开等有创操作，及留置胃管、导尿管等无创操作时，均应当重视疼痛管理，尽量减轻患者因医疗操作引起的疼痛。

（三）住院管理流程

1. 医院应当将规范化疼痛评估作为入院评估常规项目，明确患者疼痛性质及相关病理因素，及时合理诊治。

2. 医师应当充分查找患者在住院过程中出现疼痛变化的原因并及时治疗。如患者原发疾病难以完全解释疼痛症状，或原发疾病经治疗控制良好而疼痛症状无明显缓解，或住院患者入院3天内未能明确诊断或疼痛控制不满意，又无外科急诊或限期手术指征，建议请疼痛科或麻醉科协助诊疗或开展多学科诊疗。

3. 产妇经阴道分娩时，可经产科、麻醉科评估无禁忌且取得知情同意后，开展分娩镇痛。

4. 对患者施行手术治疗后，手术医师及麻醉科医师应当评估患者术后疼痛的发生、程度和与手术相关因素的关联性，及时给予相应的镇痛治疗。对有中重度疼痛风险的患者，应及时监测评估。

（四）疼痛综合管理相关要求

1. 疼痛综合管理涉及医院多数科室，各相关科室医师应当按照有关诊疗规范科学开展工作，确保医疗质量安全。

2. 实施疼痛诊疗技术前应当全面评估患者病情。

3. 试点医院应当制定疼痛综合管理相关突发情况处置预案，定期组织开展演练。

4. 试点医院应当建立健全疼痛诊疗后随访制度，加强患者随访。

十、疼痛综合管理试点评估指标

根据《关于印发疼痛综合管理试点工作方案的通知》(国卫办医政函〔2022〕455号),疼痛综合管理试点评估指标包括以下内容。

1. 有覆盖诊疗全过程的疼痛评估、处置等综合管理制度和流程。

2. 无痛胃肠镜例次数占胃肠镜总例次数比例,以及无痛胃肠镜预约后平均等待时间(天)。

3. 无痛纤维支气管镜例次数占纤维支气管镜总例次数比例,以及无痛纤维支气管镜预约后平均等待时间(天)。

4. 椎管内分娩镇痛率。

5. 术后急性疼痛患者诊疗满意度。

6. 癌痛患者诊疗满意度。

7. 其他急性和慢性疼痛患者诊疗满意度。

十一、分娩镇痛工作常规

1. 分娩镇痛人员构成及工作范围

分娩镇痛为7×24小时工作,由分娩镇痛班完成。每日早晨参加麻醉科早交班,当面交接未完成病例。后与当日值班三线一同查房访视待产和临产孕妇。

2. 干预时机

由产科医师评估,确定产妇临产宫口开2～3cm后,产科医师提交手术操作申请,并将产妇转运至与产房相邻的分娩镇痛操作间。

3. 镇痛前准备工作

(1)镇痛操作前床旁观察患者,根据病史、体格检查、实验室检查评估分娩镇痛适应证和禁忌证。

(2)体格检查包括气道评估,腰椎间隙等有无异常,穿刺部位有无感染灶或压痛等椎管内镇痛禁忌证情况,产科异常或并发症等。

(3)核对实验室检查包括血常规、凝血功能、肝肾功能、心电图等有无异常,有合并症的产妇需做相应的特殊检查。

(4)了解镇痛前禁食禁水情况,椎管内分娩镇痛实施后强烈推荐产妇采用高能无渣饮食,充分宣教进食后可能导致严重恶心、呕吐事件的风险。

(5)分娩镇痛操作前充分沟通,镇痛后注意事项宣教。

(6)与产妇本人或被委托人(签署委托协议书的人)签署分

娩镇痛知情同意书。

（7）检查仪器设备，抽取血管活性药（如麻黄碱、去氧肾上腺素、阿托品）。

（8）产房护士开放静脉通路（18G套管针），根据需要输注晶体液或胶体液。

（9）予以生命体征监护（BP、HR、SpO_2），产科医师予以胎心监护。

（10）再次核对HIS内手术申请与产妇身份信息，确定麻醉急救药品及仪器设备准备就绪。

4. 椎管内操作

（1）产妇取侧卧位，消毒铺巾，首选$L_2 \sim L_3$间隙进行硬膜外穿刺，穿刺针进入硬膜外腔后，向头侧置管$4 \sim 5cm$，回抽无血后，贴膜固定。

（2）无宫缩时，经硬膜外导管注入试验剂量1%利多卡因$3 \sim 5ml$，等待5分钟，观察有无局麻药中毒及全脊麻征象。同时配置镇痛泵药物（推荐配方见下）。

（3）若无异常，经硬膜外导管给予负荷剂量，推荐给药方案：0.080% $\sim$ 0.125%罗哌卡因$+0.4 \sim 0.5\mu g/ml$舒芬太尼或$2\mu g/ml$芬太尼，给予$8 \sim 12ml$。然后连接镇痛泵。PCA设置：背景6ml，单次给药6ml，锁定时间20分钟，1小时限量20ml。

1）罗哌卡因+舒芬太尼配药方法：0.09%罗哌卡因$+0.45\mu g/ml$舒芬太尼（即1%罗哌卡因20ml+舒芬太尼$100\mu g/2ml+200ml$生理盐水$=222ml$）。

2）罗哌卡因+芬太尼配药方法：0.09%罗哌卡因$+1.8\mu g/ml$芬太尼（即1%罗哌卡因20ml+芬太尼$400\mu g/8ml+200ml$生理盐水$=228ml$）。

（4）负荷剂量给药后，于产房观察30分钟，明确镇痛效果并填写分娩镇痛记录单，确定产妇无不适主诉、无生命体征异常、无胎心异常后，由产科医师平车推产妇回到病房。

（5）如果意外穿破硬脊膜，可单次在蛛网膜下腔给予罗哌卡因3mg（1%罗哌卡因原液0.3ml，建议脑脊液稀释至$1.0 \sim 1.5ml$后给药），换其他间隙进行硬膜外穿刺置管。硬膜外给药时，需谨慎给予试验剂量，之后追加药物时小量分次，密切观察产妇生命体征。分娩结束后随访是否有相关并发症。

5. 镇痛后观察与随访

（1）在操作间内于最初30分钟内每5分钟监测生命体征（BP、HR、SpO_2），每15分钟测量镇痛平面（控制在T_{10}以下为佳）、Bromage评分和VAS评分。产妇回到病房后，根据需求定期随访，根据疼痛程度调整药物剂量或浓度，并观察产妇宫缩和胎心改变，完善分娩镇痛记录单。

（2）根据产程进展，与产科医师充分协商沟通，调整镇痛方案。

（3）分娩结束后即可拔除硬膜外导管、撤除镇痛泵、完成分娩镇痛记录单填写。镇痛泵撤回后，丢弃耗材，镇痛泵还至操作间。

（4）分娩镇痛结束当日或次日对产妇进行再次随访，评估感觉和运动恢复情况、并发症及不良反应。

（徐宵寒　张　砥）

十二、传染病患者手术麻醉的防护需求

1. 判断防护级别　共分4个级别。

（1）普通防护：所有手术操作。

（2）一级防护：经体液传染的疾病，如乙型肝炎、丙型肝炎、艾滋病。

（3）二级防护：经呼吸道和空气传染或播散的疾病，如流行性感冒、开放性肺结核、产气芽孢杆菌感染。

（4）三级防护：经接触和气溶胶传染的疾病，如埃博拉病毒。

2. 手术间要求　二级防护及三级防护手术需安排在负压层流手术间。

3. 麻醉医师的个人防护装备（PPE）要求　见表1-3。

表1-3　麻醉医师的个人防护装备（PPE）要求（2022）

项目	普通防护	额外防护		
		一级防护	二级防护	三级防护
口罩	医用外科口罩	医用外科口罩	N95	N95
手套		检查手套	乳胶手套	乳胶手套
鞋套		+	+	+
防护面屏			+	+
隔离衣			+	+
防护服				+

4. 麻醉前准备所需物品，尽量齐全并使用一次性用品

（1）麻醉机准备的额外要求

1）一级防护：使用一次性皮球。

2）二级防护：插管端、麻醉机气体呼出端各加1个过滤器。

23

3）三级防护：同二级防护。

（2）二级防护和三级防护的其他准备

1）需采用一次性气管插管工具进行气管插管。

2）需采用密闭式吸痰管。

3）需术后镇痛时，请使用一次性镇痛泵背包。

5. 术后环境消毒

（1）一级防护为台面、手术床和地面擦拭消毒。

（2）二级防护在一级防护基础上应增加所有物体表面擦拭消毒和麻醉机内管路拆卸消毒。

（3）三级防护在二级防护基础上应增加空气银离子消毒。

（4）三级防护在消杀后需要连续2次环境检测合格后方能再次启用手术间。

（张羽冠　许　力）

十三、医师资质分级授权制度

1. 本制度适用于麻醉科全体医师。麻醉科设立"医师资格分级授权与定期能力评价与再授权委员会"，由科主任担任委员会主委，由科室副主任和核心组成员担任委员。

2. 分级和授权规则

（1）麻醉科医师资格分级授权管理是基于手术麻醉风险ASA分级和工作类型（门诊、手术麻醉、无痛诊疗等）等，采取科室授权委员会考评和医院审核相结合原则（表1-4）。

表1-4　北京协和医院麻醉科医师资质分级授权

医疗项目	麻醉二线医师资质最低要求
麻醉疼痛/评估门诊	主治医师
门诊无痛诊疗	主治医师
手术	
ASA 1～2级择期手术	获得主治医师资格（上级医师指导下）
ASA 3级以上择期手术	主治医师
ASA 3级以上急诊手术	3年以上主治医师
红球孕产妇	副主任医师
下午班二线	3年以上主治医师
分娩镇痛	获得主治医师资格/培训合格（上级医师指导下）
无痛人工流产手术/计划生育手术	主治医师/培训合格
疼痛介入治疗	主治医师并通过手术委员会审核认可

（2）医师权限实施动态管理。授权委员会于每年医院职称聘任工作完成后，对本科室的医师进行能力评价与再授权工作。授权委员会分级授权管理工作会议要求至少授权委员会2/3以上人员参加，2/3以上委员赞成视为同意授权。

（3）授权委员会主任委员组织授权委员会分级授权管理工作会议，对麻醉医师的资质和综合能力进行讨论、审议、评定后，统一提交医务处审批。医务处将提交医院临床委员会审核、批准后，申请医师方获得相应的医疗权限。审批材料一式两份，一份由科室保存，另一份由医务处备案。

（4）增加授权：拟增加授权业务范围的麻醉医师，除考核年度内完成本级别麻醉种类或工作量80%以上，尚需同时具备以下条件。

1）符合相应技术职称要求。

2）承担现授权级别临床工作至少1年。

3）承担现授权级别临床工作期间无医疗过错或事故主要责任（以医院医务处备案结果为准）。

4）对于拟增加授权的医疗工作，已在授权（上级）麻醉医师指导下完成5例以上。

（5）减少授权：拟减少授权业务范围的麻醉医师，由授权委员会分级授权管理工作会议进行考评，符合下列情况之一者，酌情减少授权业务范围。

1）相关技术职称或执业资格被吊销。

2）不具备实施相关医疗操作或管理相关医疗过程所必需的业务能力。

3）相关医疗操作或医疗过程并发症的发生率超过操作标准规定的范围者。

4）相关医疗操作或医疗过程出现明显过失或违反操作规程。

5）承担现授权级别临床工作期间发生医疗过错或事故，且承担主要责任（以医院医务处备案结果为准）。

3. 分级授权补充说明

（1）严格执行授权医师负责制；对于疑难、危重、罕见病例手术麻醉管理，低年资授权医师应主动请示高年资授权医师，必要时由高年资授权医师指导或参与麻醉管理。

（2）在紧急情况下，如急诊手术，或术中发生大出血、过敏性休克、心搏骤停等特殊事件，未授权医师应在请示授权（上级）医师的同时，第一时间积极救治患者。

（3）麻醉科医师资格分级授权接受各手术科室和医务处的日常监督。对违反本制度，超出授权范围实施临床麻醉的相关责任人一经查实，将按照医院相关规定处理，并追究相关负责人的责任，由此引发的医疗纠纷，由违规人员个人承担全部法律和经济

25

赔偿责任。

（4）对于考核年度内完成本级别麻醉种类或工作量80%以上，并且年度考核合格者，维持现有授权范围。

（宋锴澄　申　乐）

十四、不良事件上报制度

1. 定义　不良事件为围手术期任何可能与患者安全相关的事件，包括但不限于临床操作相关、药品相关、器械耗材相关、制度相关、流程相关、环境相关等。

2. 不良事件上报和随访要求流程图　见图1-2。

3. 十六大类必须上报的不良事件种类

（1）入室后手术麻醉取消

1）定义：指患者进入手术室（包括术前等待区）或手术室外麻醉单元准备实施麻醉。入室后手术麻醉取消是指患者入室后麻醉开始前，手术麻醉取消。

2）报告要求：发生后24小时内。

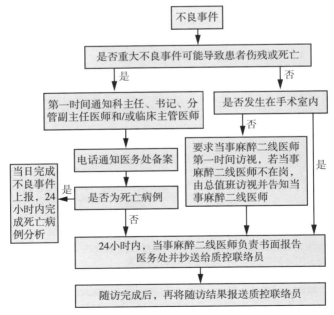

图1-2　不良事件上报和随访要求流程

3）随访要求：定期随访，至患者再次手术/出院/随访满1周。

（2）麻醉开始后手术取消

1）定义：麻醉开始是指麻醉医师开始给予患者麻醉药物。麻醉开始后手术取消是指麻醉开始后手术开始前取消手术。

2）报告要求：发生后24小时内。

3）随访要求：定期随访，至患者再次手术/出院/随访满1周。

（3）术中呼吸心搏骤停

1）定义：指麻醉开始后至患者离开手术室前非医疗目的的呼吸和心搏骤停。

2）报告要求：发生后24小时内。

3）随访要求：密切随访3天后转为定期随访，至患者死亡/出院/随访满1周。

（4）计划外建立人工气道

1）定义：指患者进入手术室后直至离开手术室前，因呼吸骤停或严重呼吸抑制而进行的人工气道的建立，包括气管插管、喉罩置入和紧急气管造口术。

2）报告要求：发生后24小时内。

3）随访要求：定期随访，至患者脱机拔管/随访满1周。

（5）非计划二次气管插管

1）定义：指患者术后气管插管拔除后6小时内，非计划再次行气管插管术。

2）报告要求：发生后24小时内。

3）随访要求：定期随访，至患者脱机拔管/随访满1周。

（6）非计划转入ICU

1）定义：指在开始麻醉诱导前并无术后转入ICU的计划，而术中或术后决定转入ICU。

2）报告要求：发生后24小时内。

3）随访要求：如未合并其他类型的不良事件必报项目，则可仅持续关注。

（7）麻醉后恢复室（PACU）转出延迟

1）定义：指入PACU 2小时后未转出PACU。

2）报告要求：发生后24小时内。

3）随访要求：定期随访，至患者出院/随访满1周。

（8）麻醉开始后24小时内死亡

1）定义：指麻醉开始后24小时内患者死亡。

2）报告要求：死亡当日上报。

3）随访要求：持续关注后续进展，24小时内完成死亡病例分析。

（9）麻醉期间严重过敏反应

1）定义：严重过敏反应是指发生循环衰竭和/或严重气道反应（痉挛、水肿），明显皮疹，需要立即抢救（使用肾上腺素治疗）的过敏反应。麻醉期间严重过敏反应是指麻醉期间各种原因导致的严重过敏反应。

2）报告要求：发生后24小时内。

3）随访要求：密切随访3天后转为定期随访，至患者死亡/出院/随访满1周。

（10）区域阻滞麻醉后严重神经并发症

1）定义：指在区域阻滞麻醉后新发的重度头痛、局部感觉异常（麻木或异感）、运动异常（肌无力甚至瘫痪）等，持续超过72小时，并排除其他病因者。

2）报告要求：知晓后24小时内。

3）随访要求：密切随访3天后转为定期随访，至患者死亡/出院/随访满1周。

（11）全麻气管插管拔管后声音嘶哑

1）定义：指新发的、在拔管后72小时内没有恢复的声音嘶哑，排除咽喉、颈部及胸部手术等原因。

2）报告要求：知晓后24小时内。

3）随访要求：密切随访3天后转为定期随访，至患者死亡/出院/随访满1周。

（12）中心静脉穿刺严重并发症

1）定义：指由中心静脉穿刺、置管引起的气胸、血胸、局部血肿、导管或导丝异常等，需要外科手段（含介入治疗）干预的并发症。

2）报告要求：发生后24小时内。

3）随访要求：定期随访后转为持续关注，至患者死亡/出院/随访满1周。

（13）麻醉后新发昏迷

1）定义：指麻醉前清醒患者，接受全麻下非颅脑手术，手术后没有苏醒，持续昏迷超过24小时。昏迷原因可包括患者本身疾病、手术、麻醉及其他任何因素，除外因医疗目的给予镇静催眠者。

2）报告要求：发生后24小时内。

3）随访要求：密切随访3天后转为定期随访，至患者苏醒/随访满1周。

（14）全麻术中知晓

1）定义：指在全麻过程中发生意识的恢复，患者对周围环境或声音存在着一定程度的感知与记忆，全麻后患者能回忆术中发生的事情，并能告知有无疼痛等情况。

2）报告要求：知晓后24小时内。

3）随访要求：持续关注。

（15）术中牙齿损伤

1）定义：指患者从麻醉开始至麻醉结束过程中，发生的牙齿损伤（包括牙齿脱落、松动等）。

2）报告要求：发生后/知晓后24小时内。

3）随访要求：定期随访后转为持续关注，至患者出院/随访满1周。

（16）危及医疗安全的重要事件

1）定义：指麻醉医师或手术室护士参与救治的所有危及（潜在危及）患者生命安全的重要事件，如大出血、抢救等重要事件。

2）报告要求：发生后24小时内。

3）随访要求：密切随访3天后转为定期随访，至患者死亡/出院/随访满1周。

（马 爽 申 乐）

十五、质控例会和三级查房制度

1. 科室质控组每周对近期不良事件进行讨论，对每个不良事件进行因素分析、流程分析、责任分析，提出改进方案和改进具体计划，并落实到个人。

2. 科室质控组每月进行全科质控月报会，对上个月质控数据进行通报，对发现的医疗质控问题进行宣教，对改进方案进行部署。质控关键数据包括：不良事件、死亡和严重并发症、手术量、门诊量、特殊监测和特殊操作数量、麻醉相关并发症数量等。

3. 对于住院择期手术患者，若需要术前麻醉会诊，由麻醉科总值班会诊。总值班会诊后，将危重疑难手术信息和患者情况汇报临床主管医师，由临床主管医师根据手术麻醉特点安排相应专长的麻醉医师进行择期手术的麻醉。

4. 危重患者在手术前应当在早交班上进行汇报，汇报内容包括：患者特殊情况、目前主要问题、相关科室会诊结论和麻醉计划，并由二线医师补充和总结。由分管副主任组织相关亚专业副主任医师或主任医师进行讨论和指导，即三级查房制度。

（宋锴澄 申 乐）

第二节 围手术期特殊情况处理流程

一、急性过敏反应处理流程

1. 迅速排查原因并停止患者继续暴露于变应原：停用抗生素、肌松药、静脉造影剂、血液制品、乳胶。

2. 100% 氧气吸入，停用吸入麻醉剂或者调小剂量。

3. 告知手术团队，停止操作，头低足高位。

4. 呼救，推抢救车。

5. 保护气道，如果有气道受累表现或低血压，尽快气管插管（尽可能可视喉镜）。

6. 如有低血压等过敏性休克表现则建立粗外周通路、中心静脉、有创动脉。

7. 有除颤指征时除颤。

8. 肾上腺素（首选中心静脉，无中心静脉时短时间可用于外周静脉）。

（1）单次：1 支肾上腺素 1mg 稀释至 20ml，浓度 50μg/ml。

1）成人：每次 50 ～ 100μg 静脉注射。

2）小儿：1 ～ 10μg/kg 静脉注射。

（2）泵注：3 支肾上腺素 3mg 稀释至 50ml，浓度 60μg/ml。

1）成人：0.03 ～ 0.10μg/（kg·min）（体重 kg× 速度 μg/（kg·min）= 泵速 ml/h）。

2）小儿：0.01 ～ 0.05μg/（kg·min）（体重 kg× 速度 μg/（kg·min）= 泵速 ml/h）。

9. 液体复苏（首选乳酸林格液）

（1）最快速度（5 ～ 10 分钟内）补液，成人 1000 ～ 2000ml，儿童 10ml/kg。

（2）如需要，继续补液至 50ml/kg（儿童 20ml/kg）。

（3）考虑进行高级血流动力学监测评估是否继续补液。

10. 辅助用药（非必需）

（1）β 受体激动药（根据需要沙丁胺醇 4 ～ 10 揿）防止支气管平滑肌收缩。

（2）甲泼尼龙（2mg/kg 静脉注射，最大剂量 100mg）减少过敏介质释放。

（3）苯海拉明（1mg/kg 静脉注射，最大剂量 50mg）减轻组胺释放作用。

（4）法莫替丁（0.25mg/kg 静脉注射）或雷尼替丁（1mg/kg 静脉注射）减轻组胺释放作用。

11. 其他后续处理

（1）手术是否终止或返回ICU指征：与手术医师和患者家属沟通，取得统一意见。

（2）1小时内留取血样（红头管4ml），建议6周后患者返回门诊筛查变应原。

（3）如应用过肾上腺素，即使回病房也至少观察4～8小时，持续有创血压监测。

（4）出现过敏性休克或支气管痉挛/喉头水肿者，必须返回ICU。

（宋锴澄）

二、局麻药中毒反应处理流程

1. 呼叫帮助。

2. 停用局麻药，派人获取脂肪乳（英脱利匹特）。

3. 托下颌、面罩吸纯氧。

4. 确认静脉通路通畅。

5. 连续监测血压。

6. 1支肾上腺素（1mg）稀释至100ml生理盐水中备用。

7. 支持治疗

（1）癫痫样抽搐：3mg咪达唑仑静脉注射（如有呼吸抑制或上气道梗阻，可放置喉罩或插管）。

（2）持续低血压：10～20U肾上腺素静脉注射，可反复推注或续接泵注。

（3）血压仍不能维持或出现恶性心律失常：①心肺复苏＋气管插管＋开始脂肪乳治疗（表1-5）。②联系ICU。③查血气，纠正酸中毒和高钾血症。④脂肪乳治疗30分钟，若循环仍不能恢复，尽快联系使用体外膜氧合器（ECMO）。

8. 监测血气，纠正酸中毒、高碳酸血症和高钾血症。

9. 避免使用垂体后叶素、钙离子通道阻滞药和β受体阻滞药。

表1-5　英脱利匹特（浓度为20%）的使用方法

1.1分钟单次推注负荷剂量：1.5ml/kg，3分钟后可再次推注 1.5ml/kg
2. 按0.25～0.50ml/（kg·min）速度续接泵注，直至血流动力学稳定
3. 最大剂量控制：前30分钟内不超过10ml/kg

（宋锴澄）

三、术中心搏骤停处理流程

1. 呼叫帮助，准备除颤仪。

2. 吸入纯氧，停用所有麻醉气体。

3. 立刻开始心肺复苏（CPR）：胸外按压（100～120次/分），俯卧位手术按压脊柱正中或双侧肩胛骨下方。

（1）保持正确的按压位置。

（2）通过用足够深度的胸外按压最大限度地使呼气末二氧化碳分压峰值＞10mmHg，且舒张压＞20mmHg。

（3）保证每次按压都有充分的回弹——手离开胸壁。

（4）每2分钟换人按压。

（5）没有气管插管者立刻进行气管插管。

4. 判断是否可以除颤：如为室颤或室速则尽快除颤。

（1）除颤仪开机，设置成人能量开至最大，儿童为4J/kg。

（2）电极涂抹导电糊，一个电极放在右侧肩部，另一个放在左侧腋中线。

（3）按充电键。

（4）充电完成后，两侧电极同时放电。

5. 继续胸外按压2分钟，同时进行以下步骤。

（1）肾上腺素1mg静脉注射（成人）或10μg/kg静脉注射（儿童），每隔3～5分钟给予1次肾上腺素。

（2）检查脉搏和节律（每2分钟后，转换人时），如果可除颤心律持续存在则再次除颤。

（3）进行血气分析，根据血气分析结果纠正电解质异常。

6. 再重复至少3轮步骤5，同时迅速排查可能因素并积极对因治疗，必要时可进行床旁超声心动图以帮助判断原因。

（1）低血容量（手术部位出血、过敏等因素造成血管扩张）。

（2）心脏压塞（心包填塞）。

（3）肺栓塞/气体栓塞。

（4）心肌梗死/二尖瓣重度反流。

（5）张力性气胸。

（6）pH＜7.15（酸中毒）。

（7）K^+＞6.0mmol/L（高钾血症）。

（8）低血糖。

（9）低体温。

（10）中毒或药物过量（麻醉药、β受体阻滞药）。

7. 辅助用药

（1）除颤无反应或复律后再次出现室性心律失常可考虑使用：胺碘酮：150mg（成人）或5mg/kg（儿童）静脉注射，可重复2次。

（2）胸外按压＋肾上腺素后仍有心室率＜40次/分时，考虑使用阿托品1mg静脉注射，可使用2次。

8. 如果10分钟CPR后未恢复自主循环，给予患者头部戴冰帽。

9. 考虑联系ECMO（心外科或ICU）。

10. 通知家属进行风险告知。

（宋锴澄）

四、未预料的困难气道处理流程

详见（图1-3）。

1. 呼叫帮助。

2. 增加氧浓度至100%。

3. 双人双手操作：口咽通气道＋面罩＋加压通气。

4. 派人取可视喉镜＋插管型喉罩＋插管用粗纤维支气管镜。

5. 如果失败通知外科：可能需要停止或取消手术。

6. 重新摆放头位，确认肌松效果，再次插管尝试。

7. 继续手术的患者是否能够在手术间内拔管应充分考虑喉头和咽部水肿/血肿可能，充分评估风险，必要时带气管插管回ICU。

8. 建立外科气道的患者应在情况稳定后返回ICU进一步观察和治疗。

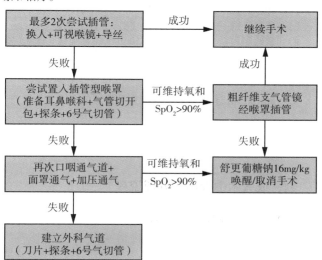

图1-3　未预料的困难气道处理流程

（宋锴澄）

五、恶性高热处理流程

1. 呼叫帮助，派专人获取丹曲林。
2. 立即停止手术。
3. 关掉吸入麻醉药，改用为全凭静脉麻醉。
4. 呼叫联系设备工程师更换麻醉机和螺纹管路。
5. 监测体温，冷生理盐水静脉输注。
6. 过度通气降低CO_2：分钟通气量达到正常 2～4 倍。
7. 丹曲林 2.5mg/kg 静脉注射每 5 分钟 1 次，直至症状消失。
8. 指派专人将丹曲林（每安瓿20mg）混合入60ml灭菌注射用水。
9. 查血气分析（每30分钟1次），如怀疑代谢性酸中毒，静脉使用碳酸氢盐，维持 pH > 7.2。
10. 如患者体温 > 38.5℃，积极降温。如患者体温 < 38℃，停止降温。
  （1）鼻胃管冲洗冰盐水。
  （2）冰块贴身降温。
  （3）静脉注射冰盐水。
11. 高钾血症的处理：详见"高钾血症"处理流程。
  （1）葡萄糖酸钙30mg/kg 或氯化钙10mg/kg 静脉注射。
  （2）碳酸氢钠 1～2mEq/kg 静脉注射。
  （3）普通胰岛素10U 与 1～2 支50ml 50% 葡萄糖（D50）静脉同输（0.1U胰岛素/kg配伍1ml/kg D50）。
12. 心律失常的处理：标准抗心律失常处理；不要使用钙通道阻滞剂。
13. 送检：动脉血气（ABG）或静脉血气（VBG）分析、电解质、血清肌酐、血清/尿肌红蛋白、凝血功能。
14. 放置导尿管以观察尿量。
15. 通知ICU，安排后续治疗。

（宋锴澄）

六、成人术中大出血处理流程

（一）启动大量输血处理流程指征

手术中出现：肉眼可见快速活动性出血且收缩压 < 90mmHg，快速输液无法纠正低血压，需要反复使用血管活性药物或血红蛋白（HGB）< 60g/L。

（二）启动方式

1. 立刻通知血库，取红细胞6U，取血浆800ml，建议放置于便携式冷藏箱中。

2. 呼叫帮助，建立至少两条粗外周静脉通路。

3. 要求外科医师紧急再配血红细胞6U，血浆800ml，血小板1U。

4. 氨甲环酸2g，人纤维蛋白原2g，人凝血酶原复合物400U。

5. 获取快速加温加压输血装置。

6. 暂时无法获取血制品的，应快速加压输注晶体液或胶体液维持容量。获取血制品后立刻快速加压加温输注。

7. 持续泵注去氧肾上腺素或去甲肾上腺素维持平均动脉压＞60mmHg。

8. 动脉穿刺置管，测有创动脉压。

9. 每隔30分钟测血气，动脉或静脉均可。如pH＜7.2，启动碳酸氢钠纠正酸中毒，治疗至pH值回到正常范围后停止。

10. 检查血栓弹力图（TEG）等凝血功能，指导输血。

11. 联系ICU备床。

（三）大量输血治疗终点

1. HGB＞80g/L。

2. 不需要或少量血管活性药物可维持血压稳定。

3. 活动性出血已经被控制。

（四）输血相关并发症处理

1. 监测体温，注意避免低于32℃的极低体温出现。

2. 维持K^+和Ca^{2+}在正常范围。

3. 血糖＞12mmol/L时开始使用胰岛素。

4. 出现肺水肿征象时可以使用呋塞米。

5. 密切注意有无血制品过敏征象。

6. 应警惕输血相关性肺损伤。

（五）后续治疗和注意事项

1. 如果输液扩容治疗有效，则继续输液治疗。

2. 建立中心静脉，将血管活性药从中心静脉输注。

3. 建议术后回ICU进一步治疗。

4. 填写特殊病例表。

（宋锴澄）

七、意外穿破硬膜处理流程

1. 意外穿破硬膜　产妇发生概率为1.0% ～ 1.5%，随后发生硬膜穿破后头痛（PDPH）的概率约为52%。症状：硬膜外穿刺后，可表现为体位性头痛（多在2 ～ 3天后出现）、恶心呕吐、颈部僵硬、听力改变、视觉障碍。如果不治疗，多在7 ～ 10天缓解。如出现严重并发症（如静脉窦血栓、硬膜下血肿等），需积极治疗，避免进展为不可逆神经系统损伤。

2. 目前明确的结论

（1）卧床及静脉补液并不降低PDPH的发生率。

（2）分娩镇痛的产妇，PDPH发生概率更高。

（3）预防性血补丁不降低PDPH的发生率，但可降低头痛的严重程度和/或缩短头痛时间。

（4）硬膜外给予吗啡，不降低PDPH的发生率。

（5）静脉或口服咖啡因500mg可减轻头痛。

（6）其他用于治疗头痛的药物（如舒马普坦、茶碱、米氮平、加巴喷丁、普瑞巴林）均影响哺乳。

（7）有创治疗（硬膜外血补丁）建议用于严重头痛的患者，时机在穿破后48 ～ 72小时，用量为20ml。

3. 处理流程　换间隙穿刺和随访处理（图1-4）。

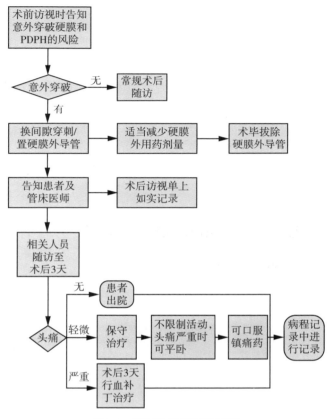

图1-4 意外穿破硬膜处理流程

（张　砭）

八、硬膜外导管意外折断处理流程

1. 操作前应检查导管完整性；当发现硬膜外导管意外折断时，必须保留残管和穿刺针，以判断折断在体内的导管长度。

2. 第一时间请上级医师到场指导下一步处理，汇报分管院区副主任、科主任，及时与所在科室医师进行沟通，积极处理期间及时上报不良事件至医务处，若为孕产妇，需立即上报院级产科质量管理办公室。

3. 一般情况下，遗留在体内的管路可被免疫系统识别，形成以异物为中心的免疫复合包裹物，并不引起异常神经刺激症状和异物应激反应，因此没有临床症状的患者并不需要特殊处理，可做临床观察。

4. 如果有临床相关症状（如神经刺激症状），立即组织多学科会诊制订下一步诊疗方案，包括但不限于神经外科、骨科及放射科。

5. 通过CT扫描评估导管的确切位置（椎管内/椎管外）。如果断裂导管位于椎管外表浅处，可行局部切开取出；如果断裂导管位于深部，应充分权衡与沟通，多学科会诊商讨处理措施。

6. 在病历中详细记录导管折断情况、后续治疗方案等，充分向患者和患者家属（授权委托人）告知、征求患者及其家属意见，也均应记录在案。

（张　砭）

九、插管后牙齿松动或脱落处理流程

（一）术前访视期预防

术前访视时，应该仔细询问患者的牙齿情况及就诊情况，包括烤瓷牙、贴片、镶牙、种牙的情况。对于存在松动牙齿的患者，应该进行书面记录，并交代在麻醉期间可能会碰触牙齿导致牙齿松动程度加重甚至脱落的风险。如果患者存在潜在困难插管的情况（如小下颌、颈部活动受限、胸科需要使用双腔气管插管），也应该交代围手术期牙齿可能松动或者脱落的可能。向患者及其家属充分交代牙齿相关的风险，取得知情同意。如果患者或者家属对此存在异议或者不理解，对于已经存在活动牙齿的患者，建议先完善口腔科会诊意见，再行择期手术（急诊手术除外，但是应该充分交代风险并取得理解）。

（二）诱导插管期预防

建议在麻醉诱导前仔细检查看患者的牙齿情况，如果存在松动牙齿，进行书面记录（必要时拍照留底），并视松动的程度决定是否进行绑线处理。插管过程中动作轻柔，并注意是否有牙齿脱落的情况发生。如果出现牙齿脱落，及时告知二线医师并呼叫帮助。如果无法将脱落的牙齿成功取出，呼叫临床主管医师或者副主任医师求助，共同决定下一步处理措施（包括纤维支气管镜检查、X线片或者呼叫消化科医师术中胃镜寻找）。

（三）松动或脱落后处理

1. 如有牙齿脱落，应先寻找并取出脱落牙齿。

2. 加压止血：如果出现牙齿脱落，应及时加压止血，必要时呼叫口腔科协助。围手术期定期检查出血情况。

3. 及时告知：如果出现牙齿松动加剧或者脱落并成功取出牙齿，应及时告知患者家属。有必要将脱落的牙齿装袋，并贴在患者病历上。

4. 随访：术后及时随访患者，视情况进行解释，充分与患者及其家属沟通。

（吴林格尔）

十、环杓关节脱位处理流程

（一）定义及危险因素

环杓关节是由杓状软骨底的关节面和环状软骨板上缘外侧的关节面构成，由于其关节面浅，关节囊松弛，在外力作用下易发生脱位。其危险因素如下。

1. 患者因素

（1）患者体形瘦弱，BMI 较小，有贫血史等。

（2）困难气道，尤其是困难插管患者。

2. 麻醉因素

（1）气管插管操作者缺乏操作经验、技术不熟练。

（2）困难插管患者，气管插管过程中暴力操作或暴露过度。

（3）气管插管过程中未带导丝。

（4）拔管时气囊放气不足，甚至强行拔出。

（5）气管导管过粗，双腔气管插管。

（6）术后带管返回 ICU，气管插管保留时间较长。

3. 手术因素

（1）手术时间长，如胰十二指肠切除术、心脏外科手术。

（2）术中留置胃管、术中经食管超声心动探头置入。

（3）围手术期营养状况差，低蛋白血症。

（二）临床表现和诊断标准

1. 临床表现　环杓关节脱位主要症状包括：声音嘶哑（100%），吞咽困难（15.4%），咽痛（10%），饮水呛咳（30%），甚至失声（6%）。上述症状多于清醒拔除气管插管或喉罩、经食管置入超声探头等后即刻出现，并持续1天以上症状无缓解。

2. 诊断标准　目前临床上尚缺乏环杓关节诊断的金标准。临床诊断需结合患者病史和临床表现（声音嘶哑＋气管插管史或颈部创伤史）。诊断需要的主要的辅助检查如下。

（1）电子喉镜检查（北京协和医院常用。据文献报道，如果仅从声带动力学和视觉方面进行评估，其误诊率约为30%）。

（2）喉肌电图检查（也有研究表明，部分环杓关节脱位患者会存在喉肌电图的异常。这可能是由于环杓关节在创伤、血肿及瘢痕等因素的作用下发生去神经支配，从而导致喉肌电图出现异常表现）。

（3）动态频闪喉镜检查（环杓关节脱位可见正常的声带黏液波，双侧对称，有周期性和规律性，振幅正常，而声带麻痹则相反，但该检查目前缺乏大样本研究支持）。

（三）处理流程

基本原则是早发现、早治疗。一旦疾病进入慢性期，关节纤维化后活动障碍、声带固定，则治疗效果不理想。

1. 术后加强随访，对于声音嘶哑患者至少每天随访1次，术后随访3天。

2. 声音嘶哑持续1～3天以上无缓解，且有危险因素的患者，如高度怀疑环杓关节脱位，第一时间通知主管麻醉医师。

3. 主管麻醉医师应与手术科室主管医师密切沟通，安排患者延迟出院，向患者及其家属做好解释沟通工作。请耳鼻喉科医师会诊，并完善相关检查以尽快明确诊断。

4. 一旦确认为环杓关节脱位，安排复位手术（可安排急诊手术，于局麻或全麻下复位），同时上报不良事件。

5. 复位手术后持续随访恢复情况。

（吴林格尔）

十一、绿色通道急救手术流程

（一）定义

绿色通道急救手术是指患者已经出现危及生命或严重并发症的情况，必须立刻进行的手术。此时患者的生命体征用血管活性药物、有创气道或呼吸机也无法有效维持。绿色通道包括但不限于脑卒中、心脏或大血管破裂、严重外伤、气道梗阻。另外，由于所有孕产妇均按高级别管理，因此所有涉及孕产妇的急诊手术也都属于绿色通道急救手术。需注意，此类急救手术应当是可以挽救生命的手术。

（二）绿色通道手术的启动

绿色通道手术由患者主管医师（通常是急诊科医师）和主刀医师共同商讨决定，通报医务处核准，并由医务处通知手术室和麻醉科启动绿色通道。

（三）具体要求

1. 麻醉科手术室接到通知后立刻开始准备手术间，启动后15分钟之内准备完毕。

2. 由患者主管医师和手术科室医师共同护送患者，在启动后15分钟之内至手术间。

3. 患者入手术间后15分钟之内完成麻醉诱导和气管插管。

4. 主刀医师在接到启动通知后应在20分钟内到达手术间。

5. 在启动后30分钟内全部准备完毕，可以开始手术。

（四）其他要求

1. 在有限的急诊手术资源的情况下，一旦出现绿色通道手术，其余未开始的新急诊手术的开台时间可酌情延后安排。

2. 绿色通道手术最重要的是手术开始时间。这需要医务处、急诊科、手术科室、麻醉科手术室、后勤保障等部门的通力协作。主刀医师及时到场也非常关键。

3. 医务处应定期组织医疗委员会对绿色通道手术进行复盘和流程梳理，对其中出现的不良事件进行原因分析并推动各个部门进行整改。

（宋锴澄）

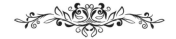

第二章
医疗安全与质量
管理案例分析

第一节 通过术前访视进行安全文化建设

术前访视是麻醉医师在每天工作中必做的一项，看似简单且常规的内容，不仅是安全麻醉的基石，也是患者围手术期安全的保障。以下将依照PDCA循环管理流程阐述安全文化在术前访视中的应用。术前访视的规范化流程见图2-1。

计划 (plan)	患者安全的管理体系 核查现病史、既往史、实验室检查及辅助检查
执行 (do)	流程管理 全面系统化的评估及重点项目的检查问诊
检查 (check)	规范操作规程 对照术前访视单依项检查
处理 (action)	风险评估 鼓励安全稳定的策略，不尝试冒险进行手术

图2-1 术前访视规范化流程

（一）计划

术前访视是患者安全管理体系中重要的一环。在术前访视患者前，预习患者病史及住院治疗医嘱。在熟知患者病历之后，访视患者才有重点、有层次，并且术前的麻醉医嘱更有针对性。

了解患者的现病史和既往史、合并疾病、既往手术麻醉史、特殊情况（如输血、困难气道、过敏、恶性高热家族史），以及实验室及辅助检查结果。

了解患者的手术情况，低危、中危还是高危手术，手术时机、术中体位及对麻醉的可能影响、手术部位、预计出血量、手术时长，对麻醉的特殊要求（如控制性降压、术中唤醒等），初步评估麻醉及手术风险。

了解患者的一般情况、基本生命体征、营养状况、吸烟饮酒史、活动耐量等，并进行ASA分级、插管评估等。

（二）执行

术前访视的重点：高血压、冠心病、心律失常、哮喘、脑血管疾病等合并症的当前治疗和控制情况，手术时机的选择，ASA分级，交代可能的麻醉风险（如过敏、心脑血管意外、呼吸系统及神经系统意外、椎管内麻醉相关并发症、尿潴留、插管损伤、输血并发症、有创操作等）。

进行麻醉相关重点体格检查（如桡动脉穿刺前行 Allen 试验）；制订麻醉方案及围手术期管理方案；向患者告知风险，缓解其焦虑，并获取知情同意；指导患者做好术前准备（如禁食禁水、服药、排尿、呼吸训练）。

进行插管情况评估，需要详细评估张口度、Mallampati 分级、甲颏距、颈椎活动度等，才能整体评估是否为困难气道，以选择合适的插管工具。

（三）检查

术前访视内容涉及心肺等多个系统，涵盖围手术期管理众多内容，如果遗漏项目，可导致术中危机事件的发生，如未预料到的困难气道。这就需要制订一套标准化的访视单，以保障术前访视无遗漏。依据访视单，进行详细检查，注意有无遗漏项。系统且重点地完成呼吸系统、心血管系统、消化系统（如肝病、胃食管反流史、消化性溃疡）、神经系统、泌尿系统及血液系统的评估，常规进行心肺查体，必要时请会诊或进一步完善辅助检查，了解患者对麻醉及手术的耐受情况。

（四）处理

围手术期患者安全由各个科室密切配合来保障，包括外科医师的精湛技艺、麻醉医师的保驾护航、手术室团队所做的感染预防工作等。

麻醉医师应向患者解释手术麻醉过程，缓解其紧张情绪，告知患者术前及术后注意事项（如术前禁食禁水时间、降压药和降糖药等的调整、术后镇痛的应用），还要与手术医师密切沟通预行手术情况，以备麻醉计划（如选择的麻醉方式，下肢手术可以选择椎管内麻醉；如需要神经监测，则选择全静脉；如手术时间长短，短小的手术可以考虑喉罩进行气道管理，减少咽喉部刺激）和特殊监护（如有创动脉、中心静脉、麻醉深度电生理监测等）。还需与手术室护理团队沟通，如备双路外周静脉、中心静脉穿刺包等。

术前访视中，鼓励安全稳定的策略，不尝试冒险进行手术，即使这有可能导致患者多次入院和医疗成本的增加。如果患者术前合并有症状的心肺功能异常，手术耐受力降低，就需要及时与外科医师沟通，如有必要则暂停手术计划，进一步完善心肺等相关检查和治疗。

（李天佳）

第二节 认知负荷理论在困难气道
管理中的应用

困难气道是麻醉中最具挑战性的临床情境之一。如何快速、高效地应对困难气道，保障患者的临床安全，是所有麻醉医师的终生课题。认知负荷理论帮助、解释了麻醉医师在面对困难气道中的各种认知反应，也提示我们优化认知结构框架可以更有效地采取措施，提高应对困难气道的临床能力。以下从PDCA循环管理的4个阶段对认知负荷理论在困难气道管理中的应用进行分析（图2-2）。

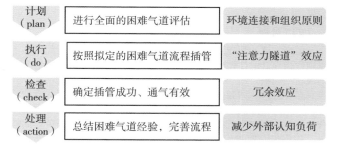

图2-2 认知负荷理论在困难气道管理中的应用流程

（一）计划

对于一位即将进行全麻插管手术的患者，我们需要对其进行充分的气道评估，以保障术中的气道安全。即使我们在学生阶段对气道评估的知识点进行了充分的学习，但仍有可能不能在访视现场将这部分长期记忆调用出来，如对接受过放疗的口腔癌患者，是否能够反映出张口度、下颌移动度的评价等都是十分必要的。环境连接和组织原则的关键就是要提高辨识环境中恰当触发点的能力，这样才能在面对新情况时从容应对。

（二）执行

对于已预料的困难气道，我们往往已经进行了万全的准备，但对于在插管过程中发现的未预料困难气道，麻醉医师的注意力最大限度将被解决如何插管这一问题占据，认知负荷资源在短时间内处于超载状态。"注意力隧道"效应提醒我们此时一旦出现其他新的危机情况，如抗生素过敏等，很可能由于我们的注意力过度集中而被忽略。可以改进的措施包括减少外部认知负荷，降低其他危机发生的可能性，如不在诱导的同时输注抗生素就是非常简单有效的方法。

（三）检查

当我们按照预先设想的困难气道流程完成插管这一动作后，依然需要在确定气管插管是否成功这一环节上投入注意力。此时如果麻醉机始终未能出现呼气末二氧化碳波形，就需要麻醉医师使用不同的方式进行检查，如果之前已明确在可视技术下进入了声门下或双肺听诊呼吸音存在，那么才能将注意力进行部分转移，而进一步关注到呼吸回路或二氧化碳监测管弯折的情况，从而解决危机。冗余效应虽然增加了我们的认知负荷，但在必要的时刻仍能"以防万一"，从而避免因仓促行事而引发严重不良后果。

（四）处理

困难气道的管理是存在既定流程的，这一普适性流程提供了原则性指导，但往往因为患者的个体化差异和现场的突发情况而出现新的问题。每一次遇到的新问题、失败的教训、成功的经验都有必要进行总结和标准化，并进一步加入到困难气道的管理流程中，成为该医院甚至该手术间的特定管理流程。通过形成规范和标准化，制定合适的工作手册，减少临床医师的额外负荷而解放工作记忆，使我们能够更专注于复杂的、高强度的内部负荷任务。

（黄会真）

第三节　实战模拟在困难气道管理中的应用

　　困难气道是临床麻醉中极具挑战的临床情境，麻醉医师可以通过实战模拟方式提高困难气道管理能力。更为重要的是，通过实战模拟，可以让麻醉医师提高危机资源管理技能。以下从PDCA循环管理的4个阶段对实战模拟在困难气道管理中的应用进行分析（图2-3）。

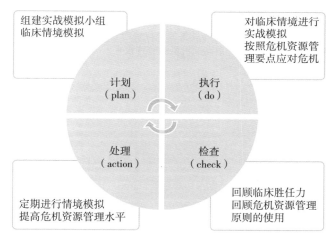

图2-3　实战模拟在困难气道管理中的应用流程

（一）计划

　　组建实战模拟小组，包括外科医师1人、麻醉医师2人、护士1人。设置临床情境，如一位拟行腰椎手术的强直性脊柱炎患者在插管失败后转为无法通气、无法插管状态，继而出现心搏骤停。首先，我们需要对患者进行充分的气道评估；其次，在评估过程中，可采用认知辅助工具帮助我们巩固气道评估知识。在准备阶段，应该充分调动资源，在插管失败时，及时寻求帮助。在处理呼吸心搏骤停时，需要团队领导进行工作分配，团队间闭环沟通。在解除危机后，需要及时将注意力从气道转移至全身状况。

（二）执行

　　对于已经设置好的临床情境进行实战模拟，按照危机资源管理要点冷静地应对危机。例如，在不能通气、不能插管的情况下进行环甲膜切开术。

（三）检查

在处理危机后，首先要回顾处理危机资源管理时的表现，包括气管插管的策略是否选择正确、是否具备环甲膜穿刺技能、心肺复苏是否有效等；其次是重点回顾使用危机资源管理原则，如有无确立团队领导、是否在恰当的时间寻求帮助、是否将合适的工具放在手边等。

（四）处理

让参与者认识到需要具备的危机资源管理技能并刻意练习，定期进行情境模拟，提高危机资源管理水平。

（吴林格尔）

第四节　情境意识在剖宫产术中出血麻醉管理中的应用

出血是剖宫产手术中较为常见的情境之一，因其出血原因多、病情可能危重、涉及孕产妇安全等原因，是麻醉医师工作中常需要面对的挑战之一。情境意识可以在感知、理解、预测3个层面反复评估当前的临床情境，并提示更有效的策略、人力和物力管理方案。以下结合PDCA循环管理流程，简要介绍情境意识在剖宫产术中出血中的应用（图2-4）。

感知	出血风险高低、术野出血、吸引器和纱布、生命体征、子宫收缩力、血红蛋白水平和凝血功能等
理解	循环是否稳定，是否有出血失代偿，出血原因等
预测	是否需输注血液制品、缩宫素、介入下止血、硬膜外导管可否拔除等

图2-4　情境意识在剖宫产术中出血麻醉管理中的应用流程

（一）计划

剖宫产术中，麻醉医师需密切关注术中出血情况，积极在情境意识的感知层面获取其出血量大小的信息，可在术前计划好需要关注哪些要点（如是否为出血高风险患者、直视下手术切面出血情况、吸引器和止血纱布中的血量、患者的生命体征、子宫收缩力等）。在麻醉准备的计划阶段，整理好术中可能需要感知的信息，可以帮助麻醉医师在术中更积极地发现出血情况。

（二）执行

根据计划执行麻醉方案的过程中，情境意识也可从理解、感知、预测3个层面协助麻醉管理。①积极感知术中信息，如提前与产科医师沟通是否为出血高风险患者、关注血常规和凝血功能有无异常，从而理解此台手术出血风险的高低。②感知到相应信息后，还需积极理解当前是否为手术出血（如生命体征的波动是否由于出血导致、吸引器里的液体除全血外是否有羊水和冲洗液、子宫收缩是否乏力等）。③在充分理解当前临床情境的基础上，可预测患者是否会出现出血失代偿、是否需要加用缩宫素、是否需要介入下血管栓塞等，根据预测的结果，可积极进行下一步准备。

（三）检查

情境意识中，"自上而下"和"自下而上"这两种按层次顺序构建的3层框架结构提供了两种重要的检查方式。定期切换自上而下、自下而上的处理顺序，可帮助麻醉医师在临床决策中反复检查：①自上而下是指目标导向的评估和处理。剖宫产术中的麻醉管理，需要感知的信息繁多。如以维持患者循环稳定为首要目标，可影响感知水平，有重点地监测与循环稳定相关的信息。②自下而上是指数据驱动的评估和处理。虽然术中有重点关注的信息，但建议麻醉医师定期审视所有有用信息，并重新评估当前诊断和决策。

（四）处理

在剖宫产术中出血的情况下，根据出血程度和出血原因的不同，麻醉医师和手术医师可做出不同的处理策略。做好情境意识中的预测步骤，可以帮助麻醉医师管理人力和物力。例如，预测出血失代偿，需要输血治疗，则需要核实当前血红蛋白水平、提前调动人力联系输血科室、取回库存血、整理输血通路、核对和管理血制品等；预测子宫收缩乏力，可提前准备缩宫素，并应对缩宫素可能带来的生理改变；预测需要介入下止血，可提前联系介入科室、准备患者转运，包括准备转运所需的仪器设备、药物、人员等；预测凝血功能异常，可提前准备检验凝血功能、按需输注血制品或其他药品，在椎管内麻醉的情境下，还可预测硬膜外导管是否可以术后即刻拔除。

（蓝国儒）

第五节 刻意练习在腰硬联合麻醉中的应用

腰硬联合麻醉属于必须掌握的麻醉基本操作之一，也是基本操作中难度相对较大的。我们拟以腰硬联合麻醉为例，以PDCA循环管理流程阐述刻意练习的过程（图2-5）。

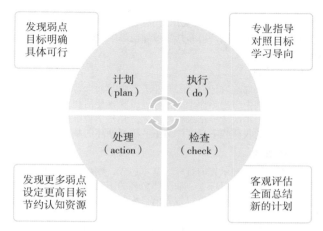

发现弱点
目标明确
具体可行

计划
（plan）

执行
（do）

专业指导
对照目标
学习导向

处理
（action）

检查
（check）

发现更多弱点
设定更高目标
节约认知资源

客观评估
全面总结
新的计划

图2-5 刻意练习在腰硬联合麻醉中的应用流程

（一）计划

首先，初学者应在动手操作前完成理论与观摩学习。其次，初学者应学习腰硬联合麻醉的理论知识（如麻醉原理、解剖结构、效果评价、并发症等）。同时，应观看标准操作视频或观摩专业人员操作，熟记操作包内物品和操作流程。

刻意练习的计划注重精准发现弱点，针对弱点拟定提升性计划。因此，专业人员的观察和评估尤为重要。完成理论与观摩学习后，初学者应在专业人员的指导下亲自操作，专业人员应记录初学者操作过程中存在的弱点，与初学者共同讨论，针对每个弱点制订改进目标和计划。例如，若专业人员发现初学者触诊定位椎间隙存在困难，则可建议其完成50例患者的全脊柱椎间隙体表定位标记。

（二）执行

初学者应根据制订的计划反复练习。由于刻意练习始终要求初学者在超出其水平的范围内工作，从患者安全角度考虑，有资质的专业人员的负责和指导必不可少。专业人员应在每次练习后评估初学者水平与目标之间的差距，以明确下一次练习的重点。例如，初学者在进行椎间隙体表定位标记后，专业人员可通过超声检查核实。若初学者对进针角度掌握欠佳，专业人员应对初学者每次操作时的进针角度录制视频，而后与初学者共同回看。

由于练习过程可能伴随着各种挑战，故专业人员的鼓励尤为重要。应让初学者不仅能发现问题，也能看到自己的进步。同时，应引导初学者将挑战视作自我提升的机会，帮助其卸下羞愧、自责等心理负担，培养其学习导向思维模式，培养其毅力与逆商。

（三）检查

在完成全部练习计划后，专业人员应对初学者进行一次或多次考核。考核中应避免评论或指导，以观察评估初学者独立操作的能力。基于本次考核结果，专业人员和初学者可系统性总结先前刻意练习的收获与不足，作为下一练习循环的基础。

（四）处理

若考核结果提示先前目标已基本达成，则可将下一循环的重点放在更高层次的目标上，如肥胖患者的困难椎管内穿刺、腰硬联合麻醉并发症的处理等。若先前目标实现不满意，则应分析原因，改进练习计划，重复上一循环的练习。

在后续循环中，不断发现新问题、设定新的更高的目标格外重要，否则初学者可能进入平台期，成为"经验丰富的非专家"。同时，可采取一些练习技巧。例如，将初学者已熟练掌握的内容归纳为模块化的流程核查清单，以节约认知资源；对于操作并发症等小概率事件，可采用模拟教学方法。

（徐宵寒）

第六节 不良事件的预防和处理在过敏性休克诊治中的应用

患者的安全事件是指由一个事件或情况、确实导致或可能导致的、对患者不必要的伤害。美国卫生与公共服务部报告，在100万个出院患者中，有13.5%发生了不良事件，约有5.3%的患者离院与不良事件有关，且急诊入院的不良事件发生率远高于择期入院的患者。由于医疗活动的多样性、缺乏完善的不良事件报告系统，以及标准化不良事件定义的困难，总的来说，不良事件的发生率是难以估计的，因此这些数据也可能并不准确。

在降低不良事件的发生率方面，最重要的干预措施是建立安全文化。毫无疑问，人都会犯错误，而且会经常犯错误。正因我们无法消除人为错误，就应该从系统方面完善，使人为错误产生的效应无法作用于患者。通常来说，减少不良事件的发生不仅需要学习已经发生的不良事件，还要在不良事件发生之前主动分析医疗实践中存在的危险因素。预防不良事件首先需要了解当前的医疗实践，然后制订相应预防策略以影响实践过程，最终产生预期结果。此外，还应积极地学习不良事件，通过有效的监察机制，总结并统计上报的数据，然后对系统进行变更，以防止类似事情再次发生。为了确保预防机制的有效性，还需要比较客观的方法判定预期结果已经实现。以下将以1例过敏性休克患者为例，从PDCA循环管理的4个阶段阐述不良事件的预防和处理。

（一）计划

围手术期药物严重过敏反应起病隐匿而迅速，可以危及生命，常使得手术被迫终止。对于一位即将进行全麻手术的患者，我们在对患者进行术前评估的一项重要内容即为患者术中发生过敏性休克的风险。患者既往的用药史、过敏史、是否在围手术期处于急慢性变态反应状态决定了麻醉医师的麻醉计划，包括避免使用可能导致过敏的药物、围手术期准备及使用抗组胺药物及糖皮质激素，并做出针对过敏性休克的应急预案。

（二）执行

在患者的麻醉过程中，即便有了术前的评估和访视，也难以避免一些全麻药物（如神经肌肉阻滞药）、抗生素及药物交叉反应所导致的严重超敏反应。

例如，一位既往无明确过敏史的中年女性患者择期行胆囊切除术，在平稳诱导及完成气管插管后开始给予预防性抗生素，患者逐渐出现心率增快（62次/分→165次/分）、血压下降（92/61mmHg→45/29mmHg），同时观察到患者出现气道压升高、全身充血性皮疹。

不良事件的管理可分为4个阶段，减轻后果、即刻处理、疑难事件管理和跟踪随访。用于管理这4个阶段的知识和技能可以是隐性的，也可以是显性的。隐性知识被定义为难以描述或解释的东西，经验丰富的麻醉专业人员可能会根据手术类型、近期事件和异常参数产生多种下意识的反应。减轻后果包括试图防止事件恶化，试图改善现状，尝试做出诊断并针对特定原因进一步管理。即刻处理在减轻后果措施之后开始，并根据推断的原因进行针对性的管理。之所以使用推断一词，是因为事件的呈现模式可能导致错误的初步诊断。这不能反映救治者的技能或决策的水平，只是承认在事件发展之前通常不可能做出正确的诊断。因此，在最初的管理过程中，必须承认最初的判断可能并不理想，在做出最终诊断之前，甚至可能是之后，应意识到其他可能性，并改变初步诊断。在临床问题面前，应该始终保持着开放的思想。

在这一案例中，因血流动力学波动发生于输注抗生素即刻后，麻醉医师首先判断过敏性休克可能性最大，遂立即停止抗生素输注（已输入约50ml），呼叫帮忙，告知手术团队，推抢救车，吸入纯氧，补液并间断去氧肾上腺素100μg单次静脉推注，未见明显改善，紧急建立有创动脉监测，同时经粗外周静脉推注肾上腺素并逐步加量，至单次静脉推注0.2mg时，可见患者血压、心率明显改善，给予肾上腺素持续泵入3μg/（kg·min）时，IBP 110 ～ 120/80 ～ 90mmHg，HR 100 ～ 110次/分，后生命体征逐渐平稳，肾上腺素逐步减量，继续按计划实施手术。抢救过程中给予100mg氢化可的松，并根据血气结果调整电解质。

疑难事件管理是在初始治疗未能产生预期反应或未能控制不良事件进展后开始的。这个阶段应当呼叫帮助，将干预措施升级，同时考虑替代性诊断。干预升级可能包括更积极地使用目前的疗法、引进更有效的疗法、考虑放置有创监测装置等。疑难事件管理可能包括转移到ICU，并在几天内持续进行管理。该患者术毕肾上腺素减至0.1μg/（kg·min）后，难以继续减量，血压可维持在110/60mmHg，心率约80次/分，经与家属沟通后，转入ICU进一步治疗。术后持续跟踪随访，包括对残存的临床症状的随访和管理，并向事件登记处报告，强大的安全文化标志是能够报告事故和未遂事件，并对事件进行总结，对改善的情况进行评估。

（三）检查

分析不良事件的目的是找出潜在错误和可能导致重复发生的系统错误，包括根本原因分析和表观原因分析。其中，根本原因分析可能非常困难。描述事故轨迹的图表包括瑞士奶酪模型、因果树和领结图这些工具。这些辅助的图表工具，有利于临床医师更加清晰和全面地分析和解决不良事件。

在该案例中，患者并未在访视过程中提及自己有过敏史，但抗生素作为过敏性休克常见诱因，在使用的过程中应当十分谨慎。药物皮试及术前三方核对是至关重要的。输注过程中也应在密切监护下缓慢滴注，并确保不和其他药物共用同一液体通路。患者常见的过敏诱因还包括神经肌肉阻滞剂、乳胶、氯己定，也有可能与镇静药和阿片类药物相关。因此，在尚未正式确认变应原之前，应尽量减少药物应用。

（四）处理

每个医疗中心都应有过敏性休克的应急预案，但由于患者的个体化差异以及围手术期现场具体状况不同，每个案例的处理可能不尽相同。因此，每次发生严重过敏反应都应当进行总结，并进一步完善标准化流程。

如果在流程中出现了人为因素导致的失误或漏洞，则应当从系统的角度进行完善。减少误差的潜在解决方案可以按照强度分成9组（图2-6）。最强的解决方案是"故障保护"和"强制功能"，如麻醉气罐的针索引系统属于"故障保护"，而气体蒸发罐的连锁控制属于"强制功能"。下一级别的策略利用了科学技术加以强化，如可编程注射泵和计算机化的药单。这些设备和程序可以包括内置的安全检查，可以防止输注错误的药物或者剂量。最后是标准化流程制定，便于团队熟悉可能需要的设备和步骤。安全核查表和双人核查制度是一个强大的安全系统，但要求员工使用时集中精力并认真。规则和政策通常被视为对组织具有保护作用，但在防止不良事件方面作用有限。普通人很难回忆起可能适用于手头任务的所有规则和政策。教育和信息可以帮助预防短期内的不良事件。但是随着时间的流逝会被遗忘。简单地告诉一个人要更警惕是最无效的方法。假设这个人没有警觉，那么提醒他意味着他应当受到责备，而忽略了这件事发生背后的潜在因素。这与良好的安全文化背道而驰。如果一个人参与了一个不良事件，他可能会在未来内在地保持警惕，也可能会过于谨慎导致不敢进行危重患者的管理。

减少误差策略	等级次序
故障保护，如麻醉气罐的针索引系统	高
强制功能，如气体蒸发罐的连锁控制	↑
自动化和计算机化，如可编程的注射泵和计算机化的药单	
标准化，如标准化流程制定	
重复，如双人核查制度	
提醒和清单，如安全核查表	
制定规则和政策	
教育→短期记忆	
建议个人更加小心→不符合安全文化	低

图2-6 减少误差策略的等级次序示意

（苑雨辰）

第七节　复杂系统的质量改进在降低插管相关牙齿损伤中的应用

医疗安全不良事件是指在临床诊疗活动中及医院运行过程中，任何可能影响患者的诊疗结果、增加患者的痛苦和负担并可能引发医疗纠纷或医疗事故，以及影响医疗工作的正常运行和医务人员人身安全的因素和事件，因此，保障患者安全，减少不良事件发生是患者的基本需求。以PDCA循环管理流程阐释医疗系统针对不良事件的改进过程。

（一）计划

首先明确质量改进模型涉及的3个基本问题：目标、衡量措施及改变。目标需要具体明确改进幅度、改进时间及参与人员。例如，3个月内将麻醉科择期手术中插管相关牙齿损伤发生率降低50%。衡量措施包括结果检查、过程检查、平衡检查，如插管致牙齿损伤发生率为结果检查。

在制订改变措施时，常用根因分析和鱼骨图的方法，如图2-7所示。

（二）执行

制订相应的改进方案：对于初学者来说，首先应完成充分的理论学习，注重术前访视，及时识别困难气道或牙齿松动情况，并制订恰当的处理方案。例如，请口腔科会诊协助诊治牙齿疾

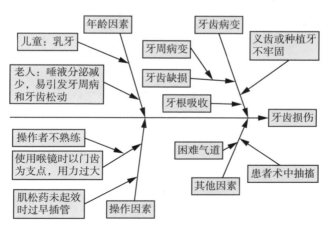

图2-7　插管相关牙齿损伤的鱼骨图分析

病，或采用纤维支气管镜等其他设备辅助插管，甚至采用经鼻插管等。其次，在理论学习之后、实际操作之前，应当完成多例观摩学习及模拟假人操作练习。观摩学习及操作考核后，初学者应在上级医师的指导下亲自操作，指导者应记录初学者操作过程中存在的弱点，与初学者共同讨论，针对每个弱点制订改进目标和计划，并及时纠正初学者的错误操作。按照计划实施改进措施。成功的改进需要注重团队合作，管理团队最好使用数据标记及其他量化资料可靠地度量客观的改进。这要求及时上报不良事件的发生，定期统计不同类别不良事件的发生率，及时对改进措施加以调整。

随着时间的推移，对新工作流程和程序的遵从性通常会降低。持续的评估和监管可以确保变革产生预期效果并发现预期之外的后果，需要定期专人统计不良事件的改善情况，并向全体成员及时反馈。

改进很难在个人层面上成功，可能存在的问题包括缺乏动力、缺乏个人责任感、缺乏足够的技能、缺乏资源等。在改进的过程中，需要针对这些问题做出相应调整。如缺乏动力，可以通过树立榜样进行表彰和奖励来解决；如缺乏足够的技能，可以定期组织开展理论知识学习及临床技能学习来解决。

（三）检查

召开不良事件讨论会，统计并汇报不良事件的发生率，监测措施的实施效果。

（四）处理

将成功的改进措施纳入标准，不成功的留待下一循环去解决。

（王乐君子）

第八节 通过添加管路标识减少给药错误的改进方案

药物安全的基本要求是实现"正确"的给药，包括6个要素：正确的患者、正确的给药时机、正确的药物、正确的剂量、正确的给药途径、正确的记录。错误的给药途径不仅达不到给药目的，甚至可能带来灾难性的不良后果。例如，神经阻滞局麻药给到静脉内，可能引起局麻药中毒；静脉镇痛药物进入硬膜外间隙，可能导致患者循环的崩溃等。

根据不同给药途径，麻醉科目前存在3种术后镇痛泵：静脉镇痛泵、硬膜外镇痛泵和神经阻滞镇痛泵。3种镇痛泵的药物、浓度和给药方案存在显著不同。麻醉科发生过神经阻滞术后镇痛泵连接到静脉通路上，幸好及时发现，未出现不良后果。麻醉科制定了相应措施以杜绝给药途径的错误发生，以下为PDCA分析（图2-8）。

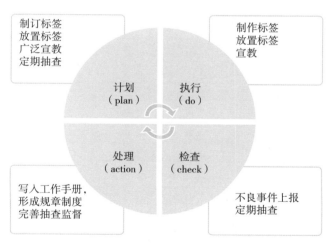

图2-8 通过添加管路标识减少给药错误的PDCA改进流程

（一）计划

1. **目的** 拟通过明确标注管路，减少给药途径错误的发生。
2. **实施计划**

（1）制订标签：制订神经阻滞镇痛泵、静脉镇痛泵、硬膜外镇痛泵标签。

（2）手术室镇痛泵耗材附近放置标签。

（3）广泛宣教：晨会上对临床一线人员进行宣教，明确标注管路的重要性和目的，同时提出要求，标注神经阻滞术后镇痛泵和硬膜外术后镇痛泵。

（4）定期抽查执行情况：制订了相应政策，需要抽查执行情况。

（二）执行

1. 制作标签。
2. 手术室镇痛泵耗材附近放置标签。
3. 晨会及质控月报会上进行宣教。

（三）检查

1. 给药途径错误的不良事件上报。
2. 定期对镇痛泵标记抽查。

（四）处理

1. 写入工作手册，形成规章制度。
2. 完善抽查监督。

（唐佳丽）

第九节　信息系统在提高首台手术准时开台率的应用

由于手术室能否准时开台会影响到外科、手术室、麻醉科等多个科室的工作效率。因此，提高首台手术的准时开台率是手术相关科室管理的重点问题。在此，我们提出了一套PDCA流程，利用信息系统，协助提高首台手术的准时开台率。

（一）计划

首先，计划通过信息系统记录一个时间段内（如1个月、1个季度或1年）的首台择期手术开台时间，并记录以下时间点：患者到达等候区、患者入手术室、三方核对、建立静脉通路、麻醉操作完成、手术开始（切皮）的时间点。假设8：30为准时开台时间点，9：00为比较准时开台时间点，9：00以后为延迟开台时间点。对于延迟开台的手术，通过手术麻醉信息系统统计患者从等候区到进入手术室的时间，入手术室后到三方核查的时间，核查结束到建立静脉通路的时间，麻醉操作完成时间和麻醉操作完成至手术切皮时间。从手术医师、麻醉医师、护理人员和患者4个维度进行分析，获得影响手术开台的可能原因。

（二）执行

在计划时间段内，联合手术室、麻醉科等按照上述计划在手术麻醉信息系统中记录相应的时间点（为点击式记录），标准化手术开台流程，并且以8：30为准时开台时间，9：00以后为延迟开台时间进行统计，据此计算出准时开台率、比较准时开台率和延迟开台率。并且获取延迟开台手术上述的各阶段所需时间及手术科室、手术类型、相应人员等。

（三）检查

通过统计后，对于延迟开台的原因提出对应的解决方案，并做出相应提醒。例如，若是外勤人员接患者延迟，入等候间延迟，则要求首台手术患者均准时被接入准备间；若是从准备间到入室时间延迟，则提醒护理人员准时将患者接入手术间；若是三方核对时间延迟，则提醒手术医师、麻醉医师及时到位；若是开通静脉通路时间延迟，则对于预计开通静脉困难的患者，提前准备超声等辅助工具；若是麻醉操作完成时间延迟，则统计麻醉操作的种类，并对相应操作加强练习，增加熟练程度；若是切皮时间延迟，则加强对于相应手术医师的提醒。

（四）处理

在经过上述改进措施后，再次统计考核准时开台率及相应时间。对于仍未解决的困难，则分析相应原因，优化改进相应的处理措施。若是有其他对应时间点，则可在手术麻醉信息系统中加入对应时间点，再重复上述循环。通过标准化手术开台流程，能够针对各种不同类型的手术提升开台效率，提升手术室工作质量和效率。

（树　茜）

第十节　手术室外麻醉的安全评估与改进

手术室外环境往往未按照手术室内麻醉标准化流程设计，存在结构和设计因素限制，空间不足、资源有限、人员流动等问题为安全麻醉管理带来了潜在风险和挑战。面对日益增加的手术室外麻醉需求，如何系统有效地评估手术室外环境安全及麻醉风险，提高手术室外麻醉管理质量是麻醉医师面临的问题。以1例存在复杂合并症拟接受全麻内镜逆行胰胆管造影（ERCP）操作的患者为例，从PDCA循环管理的4个阶段对评估改进手术室外麻醉安全进行分析。

（一）计划

手术室外环境存在许多人为因素和工效学因素会影响麻醉管理的安全性，包括可能存在空间资源有限、人员流动、权责管理混乱、应急措施缺乏等问题，更需要麻醉医师在麻醉开始前对环境和患者进行全面的评估，预估可能存在的风险，制订相应的对策计划。

术前评估对手术室外麻醉患者尤为重要，为尽可能确保手术安全，医疗机构应鼓励形成将术前评估作为保障患者安全首要任务的制度文化。本例为胆总管多发结石、梗阻性黄疸患者，存在强直性脊柱炎、高血压、扩张型心肌病等复杂合并症，考虑ERCP操作难度较大、心血管事件高危，消化内科拟在全麻下进行操作，术前完善麻醉会诊评估，患者临床心功能良好，颈部活动度受限，存在困难气道，在麻醉计划方面有别于"常规"麻醉管理方案，计划清醒纤维支气管镜经鼻插管、动脉血压监测、使用心血管抑制较小的麻醉药物，准备血管活性药物。此外，手术开始前，麻醉医师和手术医师应当考虑意外并发症的可能性，需与手术医师协商做好术后返回监护病房等可提供高级别医疗支持场所的联系工作。

（二）执行

在手术室外资源有限的情况下，落实对于特殊患者的特殊麻醉计划可能存在意想不到的困难，更应当进行麻醉前检查以确保工作环境的安全性。在开始麻醉前需要使用"checklist"（清单）确认氧源、气体回路、抢救药品设备完备，确认设备及监测仪器的可用性，存在特殊麻醉计划时确认相应资源齐备。例如，本例患者拟进行清醒纤维支气管镜经鼻插管，麻醉医师应确认纤维支气管镜、表面麻醉等手术室外环境非常规配备的设备耗材的可用性，确认动脉监测耗材匹配等细节，保证特殊计划能够准确落实。在手术当日，与手术医师和患者讨论并确认治疗目标与需求、麻醉方案及流程、发生意外的转运计划，有时可能需要根据现场情况变更原计划，应当最终确认安全风险后执行计划。

（三）检查

由于手术室外环境的特殊性，检查麻醉计划的执行效果，发现潜在问题和风险对于质量改进有重要意义。在存在放射学检查的室外麻醉中，麻醉医师与患者距离较远，需要通过控制室的窗口与患者及监护仪保持视觉接触，通过双向通信设备（对讲机等）与手术医师实时沟通。在本例患者的麻醉管理中，发现ERCP设备对监护仪和麻醉机遮挡较为严重，且无良好的通信装置，难以明确操作室内仪器报警原因，通过敲门提示操作者进入操作室内进行处理，一方面存在患者安全隐患，并可能影响手术操作，另一方面也给医务人员带来潜在的暴露于电离辐射的风险。

（四）处理

手术室外麻醉的质量改进涉及多学科跨专业人员，麻醉医师、手术医师、护理人员及设施管理人员应当保持顺畅沟通，定期举行会议讨论手术操作中存在的安全隐患及不良事件，提出相应改进方法，及时评估更新工作流程指南，优化保障患者安全的措施。表2-1与表2-2即为北京协和医院对手术室外麻醉安全系统性分析的具体案例，通过梳理手术室外环境设计、麻醉前检查、术前评估、术中管理、术后管理、特殊考虑及相应安全要求，提出潜在问题和改进措施。此外，由专人整理分析患者疗效和预后的数据对于周转率高、大体量的手术室外麻醉操作质量改进是必要且有意义的。

表2-1　ERCP麻醉安全分析

手术室外麻醉相关安全因素	安全要求	现有流程及潜在问题
手术室外环境设计	仪器设备：麻醉机、监护仪、氧源、备用氧源、吸引装置、电源、应急电源、注射泵等 急救物资：抢救车、除颤仪、抢救药物、喉镜及备用电池、简易呼吸器等 耗材供应品：呼吸回路、面罩、人工鼻、吸引器管路、吸痰管、电极片、各种型号气管插管、口咽通气道、插管导丝、喉镜片、奥布卡因凝胶、各种型号注射器、泵管、钠石灰、林格液和盐水等液体、麻醉单、知情同意书、访视单等医疗文书	由于ERCP、胃肠镜操作房间较多，部分仪器设备耗材如特殊型号袖带、动脉模块及动脉线、喉镜等可能分布在不同位置，造成工作不便及安全隐患，应规定各种仪器设备及耗材集中管理、分类放置、及时归还，易于获取，当日医护人员应及时检查库存，适时添加，保障耗材齐备
麻醉前检查	检查连接麻醉机、监护仪、注射泵、气源、电源、麻醉机自检，检查喉镜、气管插管、吸引器，确认监护仪便于查看和接触，可闻及警报声。检查急救药物及设备可用，确认有备用氧源及简易呼吸器 确认呼吸回路、监护线、输液管路足够长，留有设备安全移动空间	ERCP成像设备占据较大空间，监护仪、麻醉机位于患者头侧，遮挡严重，且难以通过移动监护仪、麻醉机呼吸气体监测屏幕良好显露，需要通过反射镜/摄像机或数据线连接至控制室内屏幕以实时观测患者生命体征
术前评估	患者需接受术前麻醉评估及相关文书工作，对气道高危、心血管事件高危、代谢异常等高风险患者需进行特殊准备，必要时在麻醉开始前与手术团队商讨预期结果，明确镇静目标，包括患者体位要求，确保患者接受适当的监测和镇静麻醉	ERCP患者多为住院或急诊患者，患者术前需完成麻醉访视评估及知情同意
术中管理	标准监护：血压、心电图、脉搏氧饱和度、呼气末CO_2监测 确认患者体位得当，适当垫子支撑及固定，防止压力损伤	术中应当有双向通信设备以保证可闻及警报声，并与术者实时沟通以及时处理

手术室外麻醉相关安全因素	安全要求	现有流程及潜在问题
术后管理	患者需满足ASA麻醉后护理标准的看护	由麻醉医师和消化内科医护人员共同送至恢复室，由护理人员看护并评估患者满足出室标准后与病房医师交接送回病区
特殊考虑		由于胃肠镜室涉及无痛胃肠镜检查、小肠镜、胃肠镜治疗、ERCP等多种操作，一组麻醉医师一天可能需要在多个房间进行麻醉且通常准备较为仓促，带来潜在的安全隐患。需要与手术科室保持顺畅沟通，提前安排规划，合理分配人力物力资源，保障医疗安全

表2-2　放射介入麻醉安全分析

手术室外麻醉相关安全因素	安全要求	现有流程及潜在问题
手术室外环境设计	仪器设备：麻醉机、监护仪、氧源、备用氧源、吸引装置、电源、应急电源、注射泵等 急救物资：抢救车、除颤仪、抢救药物、喉镜及备用电池、简易呼吸器等 耗材供应品：呼吸回路、面罩、人工鼻、吸引器管路、吸痰管、电极片、各种型号气管插管、口咽通气道、插管导丝、喉镜片、奥布卡因凝胶、各种型号注射器、泵管、钠石灰、林格液和盐水等液体、麻醉单、知情同意书、访视单等医疗文书	各种仪器设备及耗材集中管理、分类放置，易于获取，当日医护人员应及时检查库存，适时添加，保障耗材齐备

第二章　医疗安全与质量管理案例分析

手术室外麻醉相关安全因素	安全要求	现有流程及潜在问题
麻醉前检查	检查连接麻醉机、监护仪、注射泵、气源、电源，麻醉机自检，检查喉镜、气管插管、吸引器，确认监护仪便于查看和接触，可闻及警报声。检查急救药物及设备可用，确认有备用氧源及简易呼吸器 确认呼吸回路、监护线、输液管路足够长，留有CT设备安全移动空间	介入室监护仪可通过数据线连接至控制室屏幕，便于查看；有无备用氧源、简易呼吸器等急救气道设备情况不详，如有需要进行标识
术前评估	患者需接受术前麻醉评估及相关文书工作，对气道高危、心血管事件高危、代谢异常等高风险患者需提醒当日麻醉医师注意，必要时在麻醉开始前与手术团队商讨预期结果，明确镇静目标，确保患者接受适当的监测和镇静麻醉	放射介入多为门诊患者，完成介入操作后返病房或ICU，患者术前需完成麻醉门诊评估及知情同意。由麻醉一线医师提前完成以上文书的打印工作，根据患者情况做好相应准备，手术当日需确认补齐所有文书
术中管理	标准监护：血压、心电图、脉搏氧饱和度、呼气末CO_2监测	放射介入术中常涉及暂停/恢复机械通气，保障呼吸监测是必要的，麻醉机气体监护屏幕无法连接至控制室，需调整位置，保障气体监护屏幕、麻醉机风箱/气囊在视野范围内
术后管理	患者需满足ASA麻醉后护理标准的看护	患者麻醉恢复后在操作室外走廊接受常规血压、脉搏氧饱和度监测，应当保障患者有医护人员看护，提前联系病房医师，评估患者满足出室标准后与病房医师交接送回病区
其他特殊考虑	医务人员注意电离辐射防护	

（余佳文）

第十一节 麻醉药品处方电子化试运行中修正错误的改进方案

开具麻醉药品处方是麻醉医师的日常工作之一。北京协和医院传统上实行手写麻醉药品处方，但手写处方长期存在因疏忽导致的各种错误。为从系统上解决，科室试运行麻醉药品处方电子化。试运行阶段，科室发现电子化确实可以理想地避免很多既往存在的问题，但同时又有新问题出现。科室通过进一步检查和落实，最终使新问题得以避免，使电子化流程更加顺畅。以下通过PDCA循环管理对此过程进行分析（图2-9）。

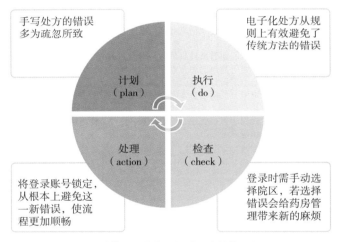

图2-9 麻醉药品处方电子化过程中的错误修正流程

（一）计划

科室通过每月对开具的麻醉药品处方进行抽查，发现手写处方常见的错误包括患者信息登记错误（病案号、身份证号等）、忘写"术中/术后镇痛"字样、忘记签字、诊断错误、药物名称不规范、字迹潦草等。科室通过口头提醒和督促的办法，希望降低错误发生率，但经过定期反复抽查和对比，发现效果不够理想。通过分析，以上错误的类型主要为疏忽。这些错误大多都可通过改进"规则"而避免——将手写麻醉处方改为电子处方。

（二）执行

经与医院相关部门的协商和落实，科室试运行麻醉药品处方电子化，将以往的手写方式更改为麻醉医师在电脑上开具相应药品，并开具处方。由于电脑可自动获取患者个人信息、临床诊断和麻醉药品剂量等，且打印版处方有效回避了字迹潦草的问题。以上多项错误的发生率明显下降，效果理想。

（三）检查

在试运行过程中，科室发现麻醉处方电子化在带来便利的同时，还存在着一些新的错误。虽然电子化有效地避免了许多人为的疏忽因素造成的错误，但电脑系统本身也存在其犯错的可能性。典型错误：开具处方的麻醉医师需要手动选择"东单院区/西单院区手术室"账号后才能进入处方开具系统，如果选错院区，处方开具后相应院区的药房管理工作会遇到不必要的麻烦。

（四）处理

经过与医院信息部门的进一步沟通协调，科室开展了进一步改进措施。信息部门将手术室内常用于开具处方的电脑的登录账号进行锁定，任何人只能登录本院区的麻醉医师账号，这样就从根本上避免了临床工作中由于疏忽登录错误账号带来的麻烦。

（谭　骁）

第十二节 基于PDCA的麻醉设备错误
操作改进流程

每年新人入科时，由于不适应新的设备及操作系统，往往会产生操作和自检错误，如不按规定对麻醉设备进行常规操作和监测，不但可能造成麻醉设备的损坏，还可能造成麻醉过程中意想不到的机器故障，对临床麻醉和患者安全产生隐患。而二线指导老师由于已经对相关仪器非常熟练，很可能已经无法回忆初学者的学习过程，因此无法完全理解一线医师在设备使用中犯错误的原因。因此，我们可以通过PDCA原则设定一系列操作流程改进这一情形（图2-10）。

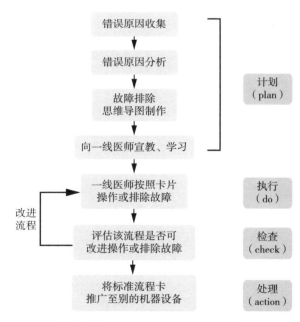

图2-10 麻醉设备错误操作改进流程模式

（一）计划

统计每次一线医师因设备问题求助二线医师时的原因，对一线医师所犯错误或疑惑的点进行记录。设备小组可按照错误原因、解决方案进行记录。按照犯错误的次数多少对引起故障的主要原因进行排序，并且按照此流程制作一个排除故障的流程图，在住院医师群中向一线医师推广及传授。

（二）执行

在一线医师每次遇到故障时按照此标准流程进行排除，可以把该标准流程卡贴在麻醉机旁。例如，呼吸机自检不过时，首先检查回路的安装、皮球的松紧等外部零件是否安装好，再检查内部的环节如回路的关节卡口等是否安装良好，然后才是机器内部的问题，最后才是一些小概率的错误。

（三）检查

评估该标准流程是否可以帮助一线医师加快解决麻醉机自检问题的速度，并且对该流程卡进行修正。

（四）处理

据此对其他设备进行标准流程卡的制作。例如，自体血回收机或损坏较频繁的纤维支气管镜，通过一些悬挂于机器上的卡片提示正确使用的方式及使用后维护方式。

（赵毅飞）

第十三节　提升技能操作培训中的
医学教育质量

麻醉专业涉及大量的技术和操作技能，包括气管插管、动脉穿刺、中心静脉穿刺、椎管内穿刺置管等，该类操作对于新入科的规培住院医师存在较大难度。在实际临床案例中，新手在对患者进行操作时出现并发症的概率大大增高，若操作失败也会失去锻炼机会，造成畏难心理。因此，为了在不对患者造成伤害的同时更好地完成规培住院医师培训，提高临床教育质量，拟进行翻转课堂模式结合模拟人操作训练模式进行培训。

（一）导师

技能操作需要扎实的理论基础及丰富的临床实践，因此需要招募有资质的导师，并对导师进行培训，告知本次模拟教学的目标、培训对象、教学目的。同时集体备课，制订培训方案、培训流程模式及培训后考核反馈方案。导师除具备临床相应的理论和实践基础外，还需有一定教学经验，曾经进行过操作技能等相关培训内容，同时有一定教学热情和期待，愿意耐心倾听和交流。

（二）过程

此次培训模式采用传统教学联合多媒体教学，结合翻转课堂及模拟培训模式。课前要求学员自行观看规范化操作的视频，初步掌握本次培训的主题和目的，自行从视频中寻找信息和问题。之后导师进行常规操作培训，完成传统从导师到学生的过程，教授基本理论知识。同时，通过模拟人实地面对面进行示范，在反复观看视频及导师操作后，学员们开始模拟训练。

对学员进行分组，每位学员通过反复多次短时间内训练，完成对操作流程的熟悉，之后两两结对，进行翻转课堂教学，互相给对方演示操作并录制视频，交由导师审核。通过这样反复模拟练习同一种技能，完成从理论到整合的过程，进一步熟悉过程并进阶到自动化阶段，在实际临床案例中操作就不需要再反复思考具体步骤，而是直接进行关键步骤的练习和积累，有助于克服技术性程序错误所造成的不良事件。

除练习以外，还需要鼓励和正向反馈提高学习成效。导师对学员视频表现的审核和肯定是对考生的最大正向反馈。

（三）学员

学生在教学活动中的参与度是衡量课程有效性的一个指标，该指标取决于学生对教授内容的理解程度以及导师的教学反馈。为更好地了解并提高参与度，培训前对学生进行了初步调研，了解临床实际操作中的困难。在制订计划方面，基础目标需要个性化适应目前新规培学员水平，将目的设为熟悉操作流程，而非顺利操作成功，并将此目的明确告知导师，导师以此来进行教学和评估。培训后的反馈考核也有助于加强学员的参与度。

（夏 迪）

第十四节 创建质量管理程序在不良事件 管理中的应用

质量管理程序能够协助团队更好地进行自我定位并改进，从而提高患者安全和医院竞争力，以下从PDCA管理循环的4个阶段，以术中心搏骤停为例，谈谈如何建立合理的不良事件管理系统（图2-11）。

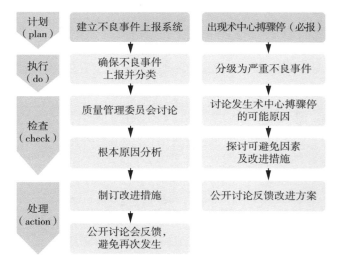

图2-11 创建质量管理程序在不良事件管理中的应用流程

（一）计划

制定不良事件上报制度：一是制度支持，建立不良事件上报系统；二是确立部门质量管理主管，组织不良事件管理团队，团队成员需要保持临床观点的多样性。

（二）执行

上报不良事件：质量管理团队的主要目标是确立重点审查的项目，如术后24小时死亡、硬膜外麻醉意外硬膜穿破、非计划返回ICU等，麻醉科已规定17个必报不良事件；进行针对不良事件和突发事件的第一层同行审查。建立自下而上的收集系统，首要目标是确保所有麻醉相关的不良事件都得到上报。一旦出现不寻常的病例、不良事件和严重损伤病例，要求必须上报质控小组。

（三）检查

对不良事件分类及分析：对上报不良事件进行排序和分类。低等级或重复发生的事件，如硬脊膜穿破后头痛、牙齿脱落，应该记录，无须单独讨论，如果发生率有所上升，需要进一步审查发生原因。一些更严重的情况，如神经损伤、角膜擦伤、非计划二次入院、术中心搏骤停等，应提交质量管理委员会讨论。讨论的重点应该放在事件是孤立发生的还是惯例事件中的一部分，能否通过临床中的流程整改进行预防，是否应该在科室公开讨论会议上呈现出来。如术中心搏骤停，讨论应进行根本原因分析，尽可能排除个人主观因素，寻找可能导致术中心搏骤停的原因，以及可改进的因素，并制定改进模式，降低类似错误再发生。

（四）处理

制订改进措施，公开反馈：科室质量管理的最后一步是对收集到的信息做出反馈，无论是对电子数据做定量分析，还是对不良事件进行简单汇总，质量管理人员最终目的都是将这些信息转化为实践，将实践改善提高，概括起来就是：发现问题，量化分析，专家讨论，方案汇总，实现变革和持续评估。如术中发生心搏骤停，根本原因分析之后通常会在公开的讨论会议上进行教学演示，与整个科室共同分析心搏骤停原因及可改进因素，通过公开讨论会议、实现案例教学、及时识别并承认错误可以帮助其他人避免相同的错误。

总结：质量管理程序建设的最终目标是在麻醉实践中创建质量持续改善的科室安全文化，使得每个成员的绩效表现得以评估、报告和反馈，不良事件分析需要重点关注全局而非个别的结果，通过渐进式的变化促进科室和质量安全的可持续发展，这样质量管理程序才能真正落地，麻醉科将为患者提供更好的医疗保障。

（郎珈馨）

第十五节 质量调控在美国医疗卫生支付体系建立中的作用解析

医疗需求一直是人类最基本的需求,随着医疗技术的进步,医疗花销也随之提高,但是花费越高医疗结果并非越好。为了提高医疗质量,让患者获得更好的医疗结局,同时节省医疗花销,美国政府采取了一系列措施调控医疗体系,指导医疗行为(图2-12)。

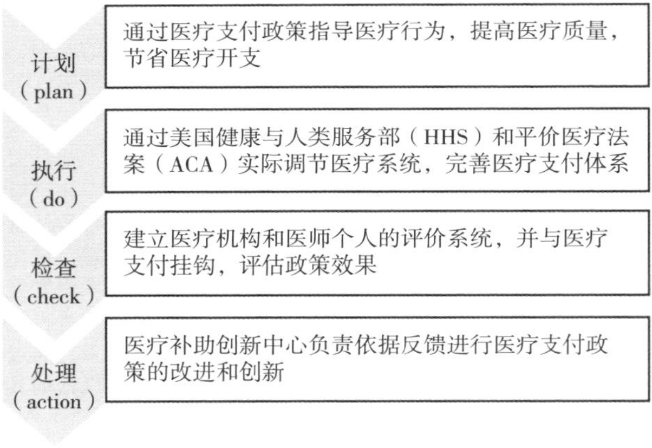

计划 (plan)	通过医疗支付政策指导医疗行为,提高医疗质量,节省医疗开支
执行 (do)	通过美国健康与人类服务部(HHS)和平价医疗法案(ACA)实际调节医疗系统,完善医疗支付体系
检查 (check)	建立医疗机构和医师个人的评价系统,并与医疗支付挂钩,评估政策效果
处理 (action)	医疗补助创新中心负责依据反馈进行医疗支付政策的改进和创新

图2-12 质量调控在美国医疗卫生支付体系建立中的作用流程

(一)计划

1983年出台的诊断相关组(DRG)政策说明支付政策可以引导医疗行为,限制费用应以保证医疗质量为前提进行改革。因此,美国政府计划通过美国健康与人类服务部(HHS)管理美国主要的医疗支出,每4年为美国制定医疗政策以适应解决新出现的问题。

(二)执行

HHS在2014—2018年的战略计划为:①强化健康护理;②推进科学知识和创新;③推进美国人民的健康、安全、福利;④保证HHS项目的效率、透明、可信、效果。2010年美国出台平价医疗法案(ACA),辅助实现以上4点目标。

（三）检查

2013年，美国政府将一项临床评估体系纳入支付系统中决定3200家医院的报销额度。该评估体系包括两部分，医疗过程评估占70%，使得专业能力成为主要评估内容，同时患者体验占30%，使得医疗从业者个体也可以从患者体验方面贡献评分。这个评估体系就让DRG付费的金额真正降低了1%。

医师个人获得的医疗服务补贴，也会受到另一套评估体系的调控，这个体系称为年度保险费用补贴表。它将医师个人提供医疗服务的花销和质量信息上报后会得到最终的一个补贴金额。最开始这个评价体系不适用于参与医疗共享储蓄计划（MSSP）等医保项目的医师，但最终逐渐覆盖所有医师，以此去改良医师的医疗行为。

（四）处理

医疗保险和医疗补助服务中心（CMS）创立的医疗补助创新中心，从反馈结果中研发并测试各种创新的医疗支付方式，发展新的模型，方便各个医疗机构间的合作；同时开发以预防为主要出发点的医疗和支付模型。另外，这个中心还成立了独立付费咨询委员会，为包括私营机构在内的医疗机构医保支出提供建议。比如，这个中心就将负责任的医疗组织（ACO）付费方式从MSSP向人群支付模型转换，还启用了关注基层医疗的综合基层医疗刺激计划，着重解决基层医疗机构需要重点关注的问题。

（贺渝森）

第十六节 麻醉医师的疲劳管理

中国每万人中拥有麻醉医师的数量是0.5人，而美国是2.5人，英国是2.8人。我国1966—2015年公开报道的29位医师猝死事件中，麻醉医师为14名。在麻醉医师已成为一种刚需时，因人才数量短缺而引发的一系列相关问题尤其需要得到重视。人员不足导致的长时间工作会产生疲劳，而疲劳又反过来影响工作表现，增加医疗失误，甚至对患者造成无可挽回的结局。在患者诱导和苏醒期高强度的认知需求、手术过程中保持高度警觉及长时间的工作和频繁的值班等，使麻醉医师相对容易产生疲劳。但疲劳管理过于复杂，单一方法无法解决。我们以整个PDCA循环管理流程为例（图2-13），简述科室层面对于职工疲劳的管理。

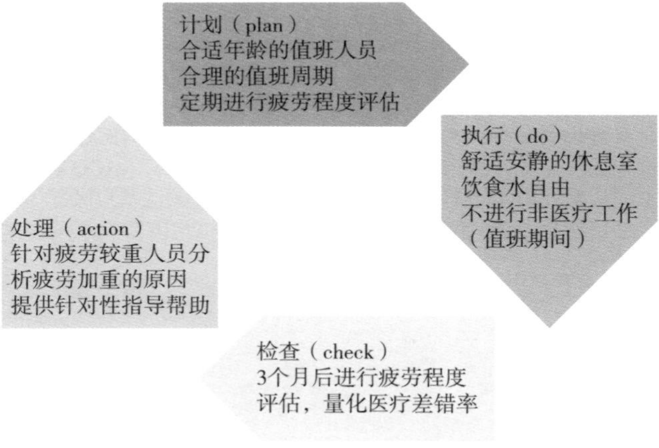

计划（plan）
合适年龄的值班人员
合理的值班周期
定期进行疲劳程度评估

执行（do）
舒适安静的休息室
饮食水自由
不进行非医疗工作
（值班期间）

处理（action）
针对疲劳较重人员分析疲劳加重的原因
提供针对性指导帮助

检查（check）
3个月后进行疲劳程度评估，量化医疗差错率

图2-13 疲劳管理的应用流程

（一）计划

为减少疲劳对职工生理心理的影响、降低医疗差错率、提高医师职业幸福感和患者安全度，基于科室现有条件，选择合适年龄的职工、设置相对合理的值班周期，并定期对值班人员进行疲劳程度评估。

（二）执行

值班期间，为值班人员提供舒适安静的休息室，保证饮食水相对自由，并尽可能保证睡眠质量和身心愉悦。鼓励值班人员在值班期间不进行其他非医疗工作。

（三）检查

政策执行3个月后，再次进行值班疲劳程度评估，量化精神状态、疲劳程度、医疗差错率等。

（四）处理

针对疲劳程度较重的职工，调查分析其疲劳加重的原因，是来自工作、家庭、社会因素或者身体疾病。可以组织人员对其进行针对性指导帮助。

（朱阿芳）

第十七节 帮助住院医师面对和处理
干扰性的行为的方法研究

手术室快速的工作节奏和复杂多变的情况常导致干扰性的行为的发生，而住院医师由于年资较低、经验较少，常在遭遇干扰性的行为时手足无措，情绪低落，影响工作效率甚至危害患者安全。以下从PDCA循环管理流程的4个阶段对帮助住院医师群体掌握面对和处理干扰性的行为的方法进行描述。

（一）计划

建立关于"干扰性的行为"宣讲和处理的工作小组，定期对住院医师进行培训宣讲，界定干扰性的行为和不适当的行为的范畴，说明本机构目前建立的对此类行为进行管理的相关制度，介绍遭遇干扰性的行为时可以采取的报告机制。

（二）执行

通过高度逼真的情境模拟讨论，以小组为单位，对一个既往出现过的案例进行介绍和分析，帮助住院医师初步掌握面对干扰性的行为的处理方法；鼓励住院医师们在实际工作经历中对相关事情进行总结，在定期举办的交流会上分享经验教训。

（三）检查

通过导师一对一沟通，了解住院医师在工作中是否遇到干扰性的行为，是如何面对和解决的，培训内容是否对住院医师有所帮助，培训方案在哪些方面还需要改进。

（四）处理

汇总意见和建议，对培训和管理方案进行改进，对住院医师遭遇到的一些难以解决的问题尝试在更高级别医师层面进行沟通和努力。

（王若曦）

第十八节　处理临床不良事件的第二受害者效应的方法研究

　　每一件发生在医院的不良事件都有受害者。患者和家属是第一受害者，当事医师和护士是第二受害者。我们往往更关注患者及其家属，却忽略了当事医师和护士也是需要帮助的。

　　普遍认为，医务人员在经历灾难性事件后会出现诸如焦虑、抑郁、自我怀疑等不良情绪反应，甚至疲惫、头痛、心悸、睡眠障碍等躯体反应。无论是情绪反应还是躯体反应，每一种反应都可能损害医师之后的诊疗能力。尽管医务人员在临床方面有着丰富的经验，但是对于怎样面对和处理严重不良事件带来的不良情绪仍然缺乏经验。每个医疗机构或科室都应该制定相应的政策，合理地处理临床不良事件，妥善地安抚当事医务人员的不良情绪。

　　以下将从 PDCA 循环管理流程的 4 个阶段对如何处理临床不良事件的第二受害者效应进行分析。

（一）计划

　　建议医疗机构或科室提供一个开放性的平台，对每一件发生在医院的不良事件进行公开、真实的讨论；建议全体当事医务人员均参与病例讨论，以从中吸取经验教训；机构、科室、上级和同事应对当事医师和护士提供情绪支持和专业支持，避免责备、控告、质问、指责当事医务人员，引导年轻医师学会如何处理不良事件，如何处理不良事件带给自己的不良情绪。

（二）执行

1. 医疗机构层面

　　（1）设立调查处理重大事件的程序，对不良事件进行客观专业的整理、分析、反思。

　　（2）委派监督负责人核查不良事件处理情况，与当事医务人员、患者及家属保持联系，积极处理医患关系。

2. 科室层面

　　（1）成立不良事件处理小组，由组长或经验丰富的上级医师统筹负责，组织分配任务，直到事件结束。

　　（2）立即安慰患者及家属，充分告知诊疗信息，告知任务不应由实习生、助理医师完成。

　　（3）积极讨论下一步诊疗计划，提出可行性建议，给当事医务人员提供帮助和支持。

　　（4）详细询问当时医务人员是否适合继续参与临床工作。

（5）小组成员负责记录诊疗过程中的所有细节。

（6）关心、照顾同事情绪，与同事讨论、认真倾听。

3. 当事医务人员个人层面

（1）不要压抑自己的情绪，积极寻求上级和同事帮助。

（2）积极参与病例讨论，以从中吸取经验教训。

（3）如果可能，与患者及家属在公开场合进行沟通。

（三）检查

在整个不良事件处理过程中，机构要有监督负责人核查不良事件的处理情况，科室要有负责监管的上级医师。医疗机构和科室与当事医务人员应保持有效沟通，及时评估当时医务人员的情绪反应和身体状况，详细询问当事医务人员在经历不良事件后是否适合继续参与工作，如果不适合，需要多长时间去调整情绪。

（四）处理

医疗机构和科室应全面总结分析造成不良事件的原因，分析此类原因是否可以得到解决，是否可以通过完善相应的制度以避免后续此类事件的发生。医疗机构和科室应总结是否从此次不良事件中吸取到经验教训，反思后续如何进一步提升临床安全。医务人员个人应总结经验教训，后续如何避免此类不良事件的发生，如何妥善地处理不良事件及不良事件带给自身的不良情绪。

（胡　媛）

第十九节　了解"火灾三要素"在减少手术室火灾中的应用

　　任何火情的发生，包括手术室火灾的发生，均需要3个要素的参与：火源、氧化剂、燃料（图2-14）。因此，预防和控制火灾发生的关键是切断这三要素。手术室火灾虽然是罕见事故，但仍无法完全避免，且一旦发生往往会给患者构成很大威胁。同时绝大多数的手术室火情均为可预防的事件，因此探讨如何减少手术室火灾，以及发生火情后如何尽量减少患者的损伤极为重要。以下将从PDCA流程分析如何通过了解和控制火灾三要素减少手术室火灾发生（图2-14）。

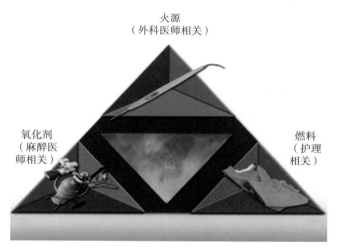

火源
（外科医师相关）

氧化剂
（麻醉医师相关）

燃料
（护理相关）

图2-14　火灾三要素示意

（一）计划

　　手术室的主要三方面人员（手术医师、麻醉医师、护理人员）均应熟知手术室火灾发生的三要素；熟知相关手术类型、操作类型，以及这些手术和操作所涉及的外科设备、麻醉设备等所存在火灾高风险情况；熟知高风险手术和操作可以降低火灾风险的途径；熟知出现火情的征兆及发生火情时如何做出迅速反应。手术室应组织至少每年一次的学习，使相关人员充分掌握。

（二）执行

手术室的三方面人员应该在真实的高风险手术和操作当中（如气道手术、胸部以上手术、非闭合环路供氧系统等），切实地进行术前风险分析和讨论。术前讨论（必要时应该在三方核对时讨论）时，每一部分人员在操作中从火灾三要素方面讨论应控制的要点。例如，气道手术在应用电气设备进入气道之前外科医师应至少提前2分钟告知麻醉团队，从而有时间降低气道内氧浓度；在非闭合环路通氧时，外科团队和护理团队的手术铺巾应尽量减少氧气局部蓄积，铺巾应将富氧环境与术野分隔等。

可设置三方面人员参与的火灾相关危机资源管理案例，在实操中实践手术室火灾应对流程。

（三）检查

经过培训后专业人员应该对初学者进行考核。在高风险手术和操作前的火灾风险讨论中，高年资的外科医师、麻醉医师、护理人员、质控专家也应对一线人员的风险讨论进行评估和指导。专业人员和初学者均应该不断进行总结，作为此后培训和降低风险的基础。

（四）处理

手术室的三方面人员不仅应该把自己相关工作中的火灾高风险因素（三要素）控制好，还应该了解其他专业人员相关的火灾高风险因素，三方面人员都可以逐渐成为全面的管理者，在高起火风险的实践过程中发挥主导沟通，起到管理作用。

在高风险操作前的讨论，操作中的处理，出现危机事件的紧急处理流程均应在初学者中做到从了解到熟知，再到形成习惯，而这些需要反复培训和练习才能达到。

（刘宇超）

第三章
临床麻醉规范与
管理流程

第一节 疑难危重罕见病麻醉亚专业组

一、嗜铬细胞瘤/副神经节瘤切除术的麻醉

(一)概述

1. 嗜铬细胞瘤/副神经节瘤是一种能够产生儿茶酚胺的肿瘤。

2. 本节主要涵盖:①嗜铬细胞瘤/副神经节瘤切除术。②合并嗜铬细胞瘤/副神经节瘤的患者行其他手术。

3. 此类患者需进行特殊的术前准备流程,术前访视时需特别关注其术前准备是否充分。

4. 此类患者容易发生大幅度的血压和/或心率波动。因此,围手术期血流动力学管理是麻醉的要点。

(1)除常规无创血压、心电图、脉搏氧饱和度监测外,由于嗜铬细胞瘤/副神经节瘤患者在全麻诱导及气管插管期间即可能出现较大的血流动力学波动,因此建议在进行全麻诱导前完成动脉置管。嗜铬细胞瘤/副神经节瘤患者一般均应放置中心静脉导管,提供通路泵注血管活性药物,使药物迅速进入体内发挥作用。此外,可根据患者的血容量、心功能情况及本单位的硬件条件选择适当的循环监测方法,如中心静脉压(CVP)、脉压变异率(PPV)、每搏量变异率(SVV)、经食管超声心动图(TEE)、脉搏指示连续心输出量监测(PiCCO)等。

(2)准备好血管活性药物,包括但不限于酚妥拉明、硝普钠、艾司洛尔、阿托品、去氧肾上腺素、去甲肾上腺素、肾上腺素等。

5. 疼痛或紧张都会诱发此类患者的血流动力学剧烈波动,因此需要较深的麻醉深度及充分的镇痛,如在区域麻醉下进行手术,则需要给予适当镇静。

6. 嗜铬细胞瘤/副神经节瘤血供丰富,有时紧邻大血管和重要脏器,术中出血风险较高,术前应备好血制品、建立较粗的静脉通路,必要时可准备术中自体血回输装置。

(二)麻醉实施

1. 麻醉准备

(1)药品

1)全麻常规药物,如在区域麻醉下进行手术则需准备镇静药。

2)肿瘤切除前可能用到的血管活性药物:酚妥拉明(单次

用药可以从1mg开始，如血压控制不佳可增加剂量）、硝普钠、艾司洛尔。

3）肿瘤切除后可能用到的血管活性药物：去氧肾上腺素、去甲肾上腺素、肾上腺素。

4）肿瘤切除前应避免使用刺激儿茶酚胺分泌的药物，如麻黄碱、吗啡、琥珀酰胆碱、阿曲库铵、糖皮质激素等。

（2）设备耗材

1）气管插管相关物品：喉镜、气管插管、吸引器、口咽通气道。

2）粗外周通路（每个通路至少接2个三通）。

3）中心静脉穿刺相关物品：穿刺包、穿刺套装、两路液体（无须延长管，每路液体至少接2个三通）。

4）至少3个输液泵。

5）输血输液加温装置。

6）术中自体血回输设备：机器、一次性耗材。

2. 术中监测

（1）无创血压。

（2）心电图。

（3）脉搏氧饱和度。

（4）呼气末二氧化碳分压（全麻时）。

（5）BIS（如果选择全静脉麻醉）。

（6）体温监测。

（7）连续动脉压。

（8）CVP、PPV、SVV及其他容量监测。

（9）如遇心功能不好情况可考虑选择经食管/经胸超声心动图、PiCCO或肺动脉漂浮导管监测。

（三）术前评估

1. 肿瘤相关

（1）肿瘤分泌激素的种类及量。

（2）肿瘤的大小、位置、与周围血管及脏器关系。

2. 临床表现　患者是否有发作性高血压/心悸，发作时血压/心率水平。

3. 其他脏器情况

（1）是否合并儿茶酚胺心肌病或其他心脏疾病。

（2）有无头晕/晕厥史、是否合并脑血管疾病。

（3）肾功能是否受累。

（4）血糖及其他代谢相关指标。

4. 术前用药情况

（1）酚卞明剂量及服药时间。

（2）是否联合使用β受体阻滞药及用药剂量。

（3）其他长期用药。

5. 术前准备充分的标准

（1）血压/心率达标：可以有轻度直立性低血压；坐位血压＜120/80mmHg、心率为60～70次/分时；立位收缩压＞90mmHg、心率为70～80次/分时，以上目标值可结合患者年龄和基础疾病做适当调整。

（2）心电图：无ST-T改变；室性期前收缩＜1次/5分钟。

（3）血管扩张及血容量恢复：鼻塞；肢端温暖；出汗减少；血细胞比容下降；体重增加。

（4）高代谢症状群及糖代谢异常得到改善。

（四）术中管理

1. 麻醉诱导

（1）镇静、镇痛及肌松药物充足，尽可能减少插管刺激。

（2）按需给予酚妥拉明或去氧肾上腺素。

（3）正压通气时尽可能避免将气体挤入食管/胃，以免机械性刺激肿瘤释放激素导致的血流动力学波动：APL阀低于20cmH$_2$O；新鲜气体流量为6L/min；必要时使用口咽通气道。

2. 麻醉维持
肿瘤切除前应维持较深的麻醉深度。

3. 血流动力学管理

（1）术中血流动力学不稳定的危险因素：肿瘤体积大；高儿茶酚胺水平；术前未控制的高血压；术前严重的直立性低血压。

（2）容易发生血流动力学波动的时间点：体位摆放；切皮；建立气腹；肿瘤探查；肿瘤静脉血运阻断或肿瘤切除后。

（3）升压药和降压药从中心静脉分两条通路给予，可采取单次和/或连续泵入方式。

4. 容量及血液管理

（1）建议采用目标导向的液体治疗。

（2）肿瘤分泌肾上腺素者适当控制入量。

（3）根据预计出血量及患者情况，选择使用急性等容血液稀释和/或术中自体血回输。

（4）出血量大时需监测血红蛋白水平及凝血功能［可行血栓弹力图（TEG）检测］，根据检测结果选择输注合适的血制品。

5. 麻醉苏醒

（1）全麻患者术后通常情况下带气管插管返回ICU，转运前应特别注意血管活性药物泵注情况及载液流速。

（2）若患者血流动力学平稳，术后不需要泵注血管活性药物维持血压，也可考虑按照常规流程拔除气管插管，返回病房后需适当延长心电监护时间。

（五）术后管理

术后需警惕以下并发症并给予相应治疗。

1. 血流动力学不稳定。
2. 反射性低血糖。
3. 肾上腺皮质功能减退。

（虞雪融）

二、可视化引导脊髓性肌萎缩患者鞘内注射

（一）概述

脊髓性肌萎缩（SMA）是一种罕见遗传性神经肌肉疾病，发病率约为1/10 000。该病因运动神经元存活基因1（*SMN1*）的致病性变异，导致患者出现进行性肌无力和肌萎缩，大多幼年起病，逐渐丧失运动能力。2018年5月，SMA被列入我国《第一批罕见病目录》。

诺西那生（Nusinersen）注射液是全球首个获批的SMA基因治疗药物，这一基于反义寡核苷酸技术的药物，通过调整与*SMN1*基因高度同源的*SMN2*基因的剪切过程，增强其同源基因的代偿功能，从而发挥治疗作用。由于该药无法通过血脑屏障，因此必须通过鞘内注射给药的方式发挥作用。2019年2月，诺西那生通过我国罕见病药物有限审评审批程序在中国快速获批上市。2019年10月，该药物正式用于中国患者的治疗。同月，作为全国罕见病诊疗协作网国家级牵头单位，同时作为首批中国SMA诊治中心联盟成员，北京协和医院获准使用诺西那生。

2019年，首批在北京协和医院尝试新药治疗的成人患者均存在严重的脊柱复杂性畸形。与婴儿相比，成人SMA患者难以通过传统解剖定位进行椎管内穿刺，药物鞘内注射难度更大、风险更高。在此背景下，北京协和医院SMA多学科团队迎难而上，为患者进行全脊柱X线检查、腰椎MRI、脊柱CT三维重建等全面检查，摸清患者脊柱侧凸的具体情况，评估可能的穿刺入路。北京协和医院麻醉科经充分准备，创新性地利用超声实时引导穿刺技术，为合并严重脊柱畸形的SMA成人患者多次成功实施难度极高的诺西那生鞘内注射给药，自此拉开了中国成人SMA患者鞘内注射治疗的序幕。

尽管国外有研究报道CT和X线检查可用于引导此类患者腰椎或颈椎穿刺给药，但由于诺西那生需要反复多次给药，累积的放射线暴露给患者和医护人员健康带来的潜在危害不容忽视。超声实时引导穿刺技术具有避免放射线损伤、操作者可实时观察并调整穿刺路径、避免血管损伤等优势。简而言之，超声实时引导

第三章 临床麻醉规范与管理流程

下鞘内注射诺西那生，具有可精准定位、操作安全、患者舒适度高、免于医患放射线暴露、节省医疗空间和资源等优势，现已成为SMA患者鞘内注射治疗的常规辅助穿刺手段（图3-1）。另外，对于过于病态肥胖或脊柱畸形矫形手术后的患者，北京协和医院麻醉科已探索利用不同穿刺路径及辅助穿刺工具实现穿刺成功率100%。

（二）术前评估

1. X线检查 依据X线检查结果对脊柱畸形进行分型、初步评估骨质钙化程度。

2. 3D-CT检查 可读取有关椎间隙、椎板间隙及椎间孔等穿刺靶点局部空间大小的详细信息，预先判断是否存在穿刺间隙及穿刺间隙的大小。

3. MRI检查 是评估软组织的最佳方法。横轴位成像可显示脊髓、蛛网膜下腔脑脊液、硬脊膜、硬膜外间隙的断面形态及信号强度。通常读取T2加权像图像信息，选择脑脊液信号均一、无缺损（反之提示可能存在密度不同的组织结构，如占位、马尾增粗或粘连等），硬脊膜内外无占位的节段进行穿刺。高位节段（如颈段）穿刺时，选择脊髓距硬脊膜距离相对较宽的节段（在高位节段穿刺时避免穿刺针碰到脊髓）或一侧为目标穿刺节段或穿刺侧。此外，还可依据MRI图像初步评估目标穿刺间隙距皮肤的距离，辅助评估穿刺难易程度及可行性。

4. 超声检查 可辅助判断脊柱节段、评估可穿刺的间隙，为进一步制订穿刺策略提供更直接的信息。超声具有遇骨质无法透射的特性，因此当超声探头在棘突间隙水平横断面或椎板间隙水平矢状倾斜面扫查时，若超声图像可呈现椎管内结构，则提示该间隙为可穿刺间隙；反之则提示该间隙浅层可能被骨化的韧带或骨刺包绕或覆盖，非优选穿刺间隙。

（三）超声引导下SMA患者鞘内注射操作

1. 仪器设备 成像质量好的超声仪，凸阵探头（婴幼儿可用线阵探头）。

2. 无菌条件 穿刺区域应常规碘酒、酒精或碘伏（2遍）消毒并铺无菌洞巾；超声探头及探头导线应以无菌探头套覆盖；操作者应刷手、穿手术衣。

3. 穿刺针 可选用22G腰穿针进行穿刺。有条件时可选择具备超声显影功能的22G带针芯的穿刺针进行穿刺。

4. 穿刺后平卧时间 完成鞘内给药后，拔出穿刺针，以带敷料的无菌贴膜覆盖穿刺点，令患者采取舒适的体位静卧3～5小时。如患者出现穿刺后头痛，可给予输液治疗并延长静卧观察时间。

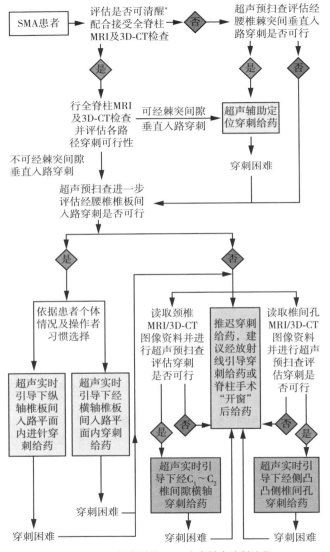

图3-1 可视化引导SMA患者鞘内注射流程

注：*确诊SMA的新生儿或幼儿可能无法清醒状态下配合完成全脊柱MRI及3D-CT检查。

（四）经腰椎椎板间入路超声实时引导穿刺方法

读取MRI、3D-CT影像资料，制订穿刺路径及方案；超声预扫查进一步评估并预设穿刺路径，确定穿刺节段并体表定位穿刺位点；首选侧卧位、椎板水平纵轴（长轴）旁正中倾斜矢状位扫查、自尾端向头端平面内进针穿刺；如患者唯一舒适侧卧体位（左侧或右侧）与操作者利手一致（例如，操作者右利手，即右手持针、左手持探头，患者只能右侧卧位），建议选择侧卧位椎间隙横轴（短轴）扫查，自外侧向内侧平面内进针穿刺。

（陈　思　崔旭蕾）

三、围手术期严重过敏反应的诊治筛查流程

（一）概述

术前门诊是对患者进行全面评估和优化指导的重要节点，加强多学科在术前门诊的沟通与合作，可对提升临床质量起到促进作用。对于既往可疑发生围手术期严重过敏反应的术前评估患者，需要多学科医师共同判定本次手术的麻醉过敏风险。如需要麻醉医师根据麻醉记录单分析围手术期用药及操作的所有细节，制订可疑致敏麻醉药物及替代药物皮试筛查清单，需要变态反应专科医师评估患者的检测结果、免疫状态等因素，需要药剂科医师提供用药建议。为节约患者时间成本，提高术前风险评估与防范的质量与效率，北京协和医院自2022年12月以来，麻醉科、变态反应科、药剂科联合开设"术前联合评估（过敏）"门诊单元，实现患者实时转诊、联合评估、高效决策的目的。

联合门诊患者的转归分为两种：①综合既往麻醉记录、病情描述、化验检查等临床证据，患者符合术前筛查麻醉药物变应原筛查指征，择期尽早安排变应原皮试，根据皮试结果制订麻醉方案及给出术前用药建议。②综合既往麻醉记录、病情描述、化验检查等临床证据，判断患者既往"过敏性休克"诊断不能成立，且无围手术期过敏危险因素，充分交代围手术期风险，择期手术。

（二）诊治

1. **定义**　严重过敏反应是指由某种物质触发的威胁生命的全身性超敏反应，临床可表现为危及生命的呼吸和循环衰竭，通常伴有皮肤和黏膜症状。严重过敏反应多为突发，难以预测。因此，需要麻醉医师及时诊断，迅速和正确地做出处理，才能维持患者生命体征平稳。

过敏反应的机制分为3种：①IgE介导的机制，约占围手术

期全身性过敏反应的60%。②非IgE介导的免疫机制（曾称类过敏反应），这类反应包括由IgG或IgM抗体介导的反应，或者由抗原抗体复合物及补体介导的反应。③非免疫机制（曾称类过敏反应），涉及肥大细胞及嗜碱性粒细胞直接释放组胺及其他炎症介质。

2. **发生率** 在我国，围手术期严重过敏反应的发病率并没有确切数据。在国外，不同研究报道的发病率数据差异较大，为1/18 600～1/353。研究表明，引起围手术期过敏反应的主要药物或物质为肌松药（首先是琥珀酰胆碱，其次为罗库溴铵、维库溴铵、米库氯铵、阿曲库铵和顺阿曲库铵）、抗生素、乳胶、明胶、酯类局麻药、血液制品和鱼精蛋白等。发病率女性高于男性，为男性的2.0～2.5倍。即使进行及时有效的救治，严重过敏反应的死亡率仍可达3%。

3. **诊断** 围手术期严重过敏反应大部分发生在麻醉诱导期间，患者往往出现皮肤、黏膜症状，严重者可出现支气管痉挛、循环衰竭等。根据围手术期速发超敏反应的严重程度，其临床表现可分为以下4级。

Ⅰ级：仅出现皮肤、黏膜症状。表现为大片皮肤潮红、红斑和广泛的荨麻疹，可伴或不伴有血管性水肿。

Ⅱ级：出现多个器官系统中度受累表现。除皮肤、黏膜症状外，可伴有低血压、心动过速、支气管痉挛或胃肠道症状等。

Ⅲ级：出现危及生命的单个或多个器官系统临床表现。表现为危及生命的低血压、心动过速或心动过缓、心脏节律紊乱；可伴有严重的支气管痉挛、皮肤和黏膜症状或胃肠道症状。

Ⅳ级：心搏骤停和/或呼吸停止。

4. **治疗** 见表3-1。

表3-1 围手术期严重过敏反应的治疗流程

即刻处理	
迅速排查原因	停用抗生素、肌松药、静脉造影剂、血液制品、乳胶暴露
呼救告知	告知手术团队，停止操作，推抢救车，抽抢救药，头低足高位
保护/建立气道	吸100%氧气
建立通路	粗外周通路，中心静脉，有创动脉监测
肾上腺素	单次（一支肾上腺素1mg稀释到10ml）：每次50～100μg（0.5～1.0ml）

即刻处理	
	持续泵注（3支肾上腺素共3mg稀释至50ml）：起始泵速0.1μg/（kg·min）（速度＝kg×0.1ml/h）
液体复苏	最快速度（5～10分钟内）入液1000～2000ml
	晶体液10～25ml/kg，胶体液10ml/kg，如需要，继续补液至50ml/kg（儿童20ml/kg）
	补液2000ml后考虑进行高级血流动力学监测评估
留取血样	1小时内留取血样（红头管留存4ml血后续检测类胰蛋白酶），联系围手术期过敏会诊手机

其他治疗	
沙丁胺醇	对于肾上腺素治疗无效的支气管痉挛，沙丁胺醇（万托林）4～8揿吸入
糖皮质激素	甲泼尼龙80mg[1～2mg（kg·d）]或氢化可的松250mg静脉注射
H_1抗组胺药	苯海拉明50mg
长期服用大量β受体阻滞药	垂体后叶素（1U单次给药或1U/ml泵注滴定至起效）
难以纠正的低血压	垂体后叶素或去甲肾上腺素（2～10μg/min滴定至起效）
	应用TTE或TEE排查低血压难以纠正的原因

后续处理
手术是否需要终止：与手术医师和家属沟通，取得统一意见
是否需要返ICU：3～4级严重过敏反应（出现血流动力学不稳定或心搏骤停），建议返ICU继续观察
建议6周后至麻醉过敏联合门诊筛查变应原

（三）筛查

1. 门诊及会诊患者

（1）重点评估以下两类患者：①明确既往围手术期相关药物诱发严重过敏反应病史的患者，拟于近期行手术麻醉。②明确过敏体质且有严重过敏反应史患者（过敏性休克、喉头水肿、气道痉挛等），拟于近期行手术麻醉。

（2）麻醉评估门诊认为围手术期严重过敏反应高风险并记录

相关病历资料。

（3）利用院内转诊系统转诊至变态反应科及药剂科。

2. 术中患者

（1）严重过敏反应时，血中类胰蛋白酶30～90分钟即达到峰值，其半衰期为2小时。在出现临床症状2小时内（急性期）和24小时后（基线水平）取血测定类胰蛋白酶水平。如果其血中浓度＞11.4ng/ml或＞（2＋1.2×基线值）ng/ml即为阳性。

（2）可抽血测定药物的特异性IgE抗体。但由于致敏物质并不一定会真正引起过敏症状，因此还需结合病史及其他检测结果才能确诊。目前临床科研可测试的IgE抗体的围手术期药物包括氯己定、乳胶、明胶、琥珀酰胆碱、吗啡、头孢克洛、胰岛素。

（3）在严重过敏反应发生后4～6周，机体恢复正常后，完成可疑药物的皮肤点刺和皮内试验，以确定变应原（常用麻醉药物的皮试浓度见表3-2）。皮肤试验的假阳性率偏高，存在诱发全身严重过敏反应的潜在风险，但其阳性结果对判断变应原有较高诊断价值。

在出院前请麻醉科和变态反应科会诊，共同制订皮试方案，预约复诊测试时间。

表3-2　部分常用麻醉药物的皮试浓度

药物	原液（mg/ml）	点刺试验（最大剂量，mg/ml）	皮内注射（最大剂量，μg/ml）
肌松药			
琥珀酰胆碱	50	10	100
阿曲库铵	10	1	10
顺阿曲库铵	2	2	20
米库氯铵	2	0.2	2
泮库溴铵	2	2	200
罗库溴铵	10	10	50
维库溴铵	4	4	400
镇静催眠药			
依托咪酯	2	2	200
咪达唑仑	5	5	500
丙泊酚	10	10	1000
硫喷妥钠	25	25	2500

药物	原液 （mg/ml）	点刺试验 （最大剂量， mg/ml）	皮内注射 （最大剂量， μg/ml）
麻醉性镇痛药			
阿芬太尼	0.5	0.5	50
芬太尼	0.05	0.05	5
吗啡	10	1	10
瑞芬太尼	0.05	0.05	5
舒芬太尼	0.005	0.005	0.5
局麻药			
布比卡因	2.5	2.5	250
利多卡因	10	10	1000
罗哌卡因	10	2	200

（4）体外测试——嗜碱性粒细胞活化试验（BAT）。由于各种机制介导的严重过敏反应均可导致嗜碱性粒细胞脱颗粒，使得嗜碱性粒细胞上的标记分子CD203c的表达明显增加，CD63出现新发表达，此二者是嗜碱性粒细胞活化的最佳观测指标，可直接反映嗜碱性粒细胞的活化程度。BAT利用以上原理，在嗜碱性粒细胞受到待测物刺激后，用流式细胞技术观测其标记分子CD63的新发表达和/或CD203c的表达增加，检测嗜碱性粒细胞的特异性活化，有效识别诱发严重过敏反应的药物或物质。BAT特异性较高但敏感性欠佳，可用作皮试的补充。目前此检测方法在国内尚处于研究阶段。在严重过敏反应发生后4～6周可抽血进行BAT检测（图3-2）。

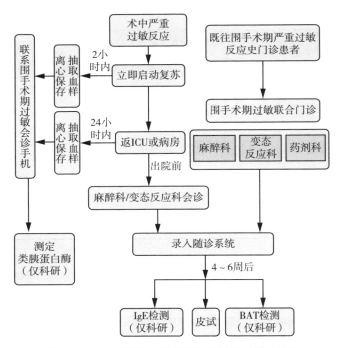

图 3-2 北京协和医院围手术期严重过敏反应诊治流程

(李　旭)

第二节 老年麻醉亚专业组

一、老年衰弱患者术前评估与麻醉策略

(一)概述

《老年患者衰弱评估与干预中国专家共识》提出，衰弱是指老年人生理储备下降导致机体易损性增加、抗应激能力减退的非特异性状态。衰弱老年人经历外界较小刺激即可导致一系列临床负性事件的发生，如失能、功能下降、住院和死亡的风险增加，还可导致老年人对长期照护的需求和医疗费用增加。

术前评估和围手术期管理应该以识别风险、术前优化、精细管理3部分为核心。

(二)术前评估

老年患者多合并多种慢性疾病，除常规的术前评估以外，还需要额外进行以下几方面的评估。

1. **肺功能** 老年患者围手术期易发生低氧血症、高二氧化碳血症和酸中毒。另外，老年患者呛咳、吞咽等保护性反射下降，或合并认知功能障碍，易发生反流误吸性肺炎。故需要术前正确评估肺功能，结合人体新陈代谢率（MET）、脉搏氧饱和度（SpO_2）、肺功能测定（PFT），必要时参考血气结果。正常老年人PaO_2（mmHg）= 104.2-0.27×年龄，故应正确认识老年患者的PaO_2、SpO_2水平。同时评估吞咽功能，筛查术前存在的饮水呛咳和吞咽障碍。

2. **心功能** 老年患者多合并心血管基础疾病。年龄超过75岁围手术期心血管事件风险显著增加。术前应对心功能进行全面评估，必要时进行超声心动图检查、冠状动脉CTA检查明确心脏功能和围手术期对心肌缺血事件的承受能力。

3. **脑功能** 对于术前合并急/慢性脑卒中病史、短暂脑缺血发作（TIA）、中重度颅脑血管狭窄、阿尔茨海默病、帕金森病等疾病患者，建议准确获得基线血压方便术中管理，通过Essen评分评估围手术期脑缺血事件风险，并通过简易智力状态评估量表（表3-3）对患者的基线认知功能予以评估。

表3-3 简易智力状态评估量表（Mini-Cog）

1. 请受试者仔细聆听和记住3个不相关的词，然后重复
我说三样东西，您记住一下，一会儿我会再问您："手表""天气""鸡蛋"

2. 请受试者在一张空白纸上画出钟的外形，标好时钟数，给受试者一个时间让其在钟上标出来

请您画出8：20

3. 请受试者说出先前所给的3个词

"手表""天气""鸡蛋"

3分：能记住3个词，画钟试验正确

2分：能记住3个词中的1～2个，画钟试验正确

1分：能记住3个词中的1～2个，画钟试验不正确，认知功能正常

0分：一个词都回忆不出

结果判定：2～3分，无失智；1分，可疑失智；0分，失智

4. **衰弱筛查**　临床最简单易行的方法为Fried衰弱表型（表3-4）：每条积分（是代表1分；否代表0分）。

表3-4　Fried衰弱表型

1. 不明原因体重下降：过去1年中非有意的体重下降＞3kg或5%

2. 疲乏：过去1周内，您感觉做事很累或感觉开始做一件事很难的频率是：≥2分为阳性；0分几乎无或很少（＜1天）；1分偶尔（1～2天）；2分有时（3～4天）；3分大多数时候（≥5天）

3. 握力下降：使用握力计测量双手握力。握力男性＜22.4kg，女性＜14.31kg

4. 行走速度下降：测量患者6米最快步行速度。步行速度＜1.0m/s

5. 躯体活动降低（体力活动下降）：体力活动男性每周＜383kcal（约散步2.5小时）女性每周＜279kcal（约散步2小时）

总分：0分，无衰弱；1～2分，衰弱前期；3～5分，衰弱

5. **营养评估**　老年患者常合并因疾病或摄入不足导致的营养不良，需要术前进行营养筛查并对有营养风险的老年患者进行优化，可考虑使用简易营养评估量表（表3-5）完成。

表3-5　简易营养评估量表MNA-SF

1. 您过去3个月内有没有因为食欲缺乏、消化问题、咀嚼或吞咽困难而减少食量？

0＝食量严重减少；1＝食量中度减少；2＝食量没有改变

2. 过去3个月体重下降情况

0＝体重下降＞3kg；1＝不知道；2＝体重下降1～3kg；3＝体重没有下降

3. 活动能力
0＝需要长时间卧床或坐轮椅；1＝可以下床或离开轮椅，但不能外出；
2＝可以外出

4. 您在过去3个月内有没有受到心理创伤或患上急性疾病
0＝有；2＝没有

5. 精神心理
0＝严重痴呆或抑郁；1＝轻度痴呆；2＝无精神心理问题

6. 体重指数（BMI）
0＝BMI＜19.1kg/m²；1＝BMI＜21.2kg/m²；2＝BMI＜23.3kg/m²；3＝BMI≥23.3kg/m²
（若无法获取BMI，测量小腿围（CC）——0＝CC＜31cm；3＝CC≥31cm）

总分：12～14分为正常营养状况；8～11分为有营养不良的风险；0～7分为营养不良

6. 术前贫血考虑围手术期血液优化 老年患者多合并贫血，应当在明确手术需求后尽早开展术前贫血筛查、诊断和对症优化以增加围手术期氧供水平，减少氧供氧耗失衡相关的并发症，并减少异体血输注率。

（1）贫血（采用WHO定义）：Hb男性＜130g/L，女性＜120g/L。

（2）明确贫血诱因：测定铁四项、红细胞生成素（EPO）、叶酸、维生素B_{12}水平。

（3）请血液科辅助诊治：如存在铁缺乏，考虑围手术期静脉补铁；如存在铁利用度降低（炎症相关贫血），考虑结合铁四项结果给予围手术期静脉补铁＋EPO。

（三）麻醉策略选择

1. 2020年《中国老年患者围手术期麻醉管理指导意见》指出，尽管既往研究认为全麻与椎管内麻醉对患者的转归影响并无差别，但基于老年患者脑功能相对脆弱，推荐在能够满足外科手术的条件下，优先选用区域麻醉技术（包括椎管内麻醉、周围神经阻滞等）。对于术前应用抗凝治疗的患者，如果进行抗凝治疗替代转化时间紧迫，可优先选择周围神经阻滞麻醉。对于下肢骨折患者，为减轻摆放手术体位过程中患者不适，可提前实施周围神经阻滞麻醉以减轻疼痛（如髂筋膜间隙阻滞等）。

2. 如果选择全麻，全静脉麻醉在术后认知功能保护方面可能具有潜在优势。

3. 最好给予短效镇静镇痛药物维持麻醉，以避免中长效麻醉药物残余效应对患者苏醒期呼吸功能的影响。

4. 老年患者如果考虑实施椎管内麻醉或外周神经阻滞麻醉，局部麻醉药物优选罗哌卡因。

（四）衰弱相关围手术期麻醉风险和其相应的围手术期监测预防手段

老年衰弱患者围手术期个体化精细化管理方案见表3-6。

表3-6　老年衰弱患者围手术期个体化精细化管理方案

事项	具体措施
脑保护	老年患者推荐监测麻醉深度 考虑使用右美托咪定 对于术前合并急/慢性脑卒中病史、TIA、中至重度颅脑血管狭窄、阿尔茨海默病、帕金森病等疾病患者，建议行近红外光谱（NIRS）无创脑氧饱和度监测 脆弱脑功能患者，围手术期血压应维持在平静状态血压水平基线至＋20%
诱导后低血压	明确术前禁食禁水时间及补液情况 诱导前备去氧肾上腺素（100μg/ml）、麻黄碱（6mg/ml） 诱导药物可考虑依托咪酯 如使用丙泊酚则采用小剂量多次滴定麻醉深度的原则，或使用靶控输注（TCI）诱导
术中呼吸功能监测	特别是合并慢性肺部疾病时，$ETCO_2$准确反映$PaCO_2$的能力会受到限制，通气水平是否合适，需要监测动脉血气加以校准 氧合指数（PaO_2/FiO_2）监测，是对肺通气功能及心肺交互效应的综合评定，正常值应该至少大于300mmHg。如果术前正常，术中出现低于300mmHg的状况，应该进行病因诊断与处理，早期发现及处理对于患者苏醒期拔管或者术后早期脱机至关重要
心血管监测	对于怀疑心肌缺血患者，可采用五电极双导联系统，如Ⅱ＋V_5导联，可发现80%以上标准12导联心电图检测的异常 对血压管理要求高的患者推荐有创动脉监测，SVV＞13%提示容量不足
体温保护	推荐使用体温检测装置和主动加温装置对患者术中的体温进行保护，避免核心体温低于35.5℃

（车　璐　许　力）

二、老年患者联合门诊与术前优化

（一）概述

老年患者基础合并症多、基础用药复杂、营养状态不佳，是围手术期并发症和不良事件的高危人群，他们尤其可从多学科门诊中获益。同时，高危患者常需多次来院就诊，至多个专科门诊评估基础疾病，为避免术前重复检查，减轻患者时间成本，为此北京协和医院自 2022 年 12 月以来，麻醉科联合老年医学科、康复医学科等多学科通力协作，开展老年联合评估门诊，探索出了老年术前评估的新模式。

老年患者联合门诊通过"一站式"前置风险评估，包括麻醉风险评估与优化、预康复宣教、精细功能评估、康复管理与建议、常见基础疾病评估与营养优化等多项服务，为老年手术患者平稳地度过围手术期保驾护航。

（二）适用人群与就诊流程

1. 适用人群

（1）年龄≥65岁。

（2）术前合并症多，基础用药复杂，营养不良患者。

（3）计划接受择期手术且手术时间预计2小时以上。

（4）计划接受全麻/椎管内麻醉和/或神经阻滞麻醉。

2. 就诊流程 见图3-3。

（三）评估要点与预康复

1. 麻醉科 通过全面评估患者心血管系统、呼吸系统、内分泌系统等合并症，以及是否合并衰弱等，组织高效的联合门诊评估，搭建患者、外科医师、麻醉医师之间的有效沟通平台，共同为患者制订个体化的治疗建议并评估手术时机。

评估的内容包括：老年患者的一般状态，如BMI、是否吸烟、ASA分级，同时结合年龄、手术类型和手术的紧急程度，对患者进行初步危险分层和制订预康复计划。

老年患者合并症多，注意评估有无高血压、糖尿病、心脑血管疾病（冠心病、心律失常、安装起搏器、脑卒中等病史）、慢性阻塞性肺疾病（COPD）、外周血管病、骨关节疾病等，以及其合并症的严重程度和治疗情况，包括血糖控制情况、既往用药史及冠状动脉支架植入术/冠状动脉旁路移植手术等其他治疗，必要时请专科医师会诊，优化围手术期用药与治疗。

在老年评估中，特别关注患者整体功能状态。心肺适能是指身体摄取氧气及利用氧气的能力，体现呼吸系统、循环系统、肌

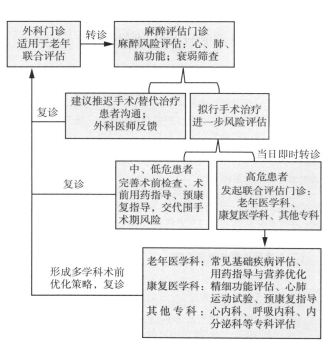

图3-3 老年患者联合门诊就诊流程

肉系统、神经系统、内分泌系统的综合功能状态和活动能力。心肺运动试验（CPET）是评估心肺适能的金标准，但需要专业设备和人员，一般患者推荐进行简易运动试验，如6分钟步行试验（6MWT）、爬楼梯试验、递增穿梭步行试验（SWT）等。6MWT操作有标准规范可依，不需特殊设备，简便易行，耐受性好，且更能反映日常活动能力。目前认为6MWT不足400m是术后并发症的高危因素。

2. **老年医学科** 对老年常见慢性疾病给予评估并调整患者围手术期常用药物，包括降压药、降脂药、二级预防用药、血栓预防策略等；进行NRS2002营养风险筛查评分等围手术期营养筛查，对于营养风险高危的患者给予营养干预建议；评估患者的心理及认知功能。

3. **康复医学科** 对于高危患者，康复医学科可进行CPET。峰值摄氧量（$VO_2\,peak$）>20ml/（kg·min）患者围手术期发生并发症风险较低。通过进行CPET等物理评估与功能训练，可为术前评估提供更多信息，同时帮助患者制订术前最优化的呼吸、心血管、肌肉系统功能训练计划，以更好地适应麻醉及手术的需要。实践证实，早期的预康复理念宣教与指导，可有效减少围手术期功能下降并促进老年患者更快更好地恢复。

（刘子嘉）

第三节　机器人手术麻醉亚专业组

一、机器人辅助胰腺手术的麻醉

（一）概述

1. 机器人辅助胰腺手术主要涵盖以下手术类型。

（1）机器人辅助胰十二指肠切除术（Whipple术）。

（2）机器人辅助胰体尾切除术。

（3）机器人辅助胰岛素瘤切除术。

2. 机器人手术有较高医源性损伤风险，机械臂进入患者体内后要避免手术台上的不同步运动，需严格制动。

3. 胰腺手术难度较高，常毗邻大血管，术中循环波动及出血风险均较高。

（二）麻醉实施（以机器人辅助Whipple手术为例）

1. 麻醉准备

（1）术前评估：除患者基础疾病、气道等术前常规评估外，还需对肿瘤大小、位置、毗邻重要结构、有无内分泌功能进行评估。

（2）麻醉药品：咪达唑仑（1mg/ml，5ml），芬太尼（50μg/ml，4ml），地塞米松（5mg/ml，1ml），利多卡因（20mg/ml，5ml），丙泊酚（10mg/ml，20ml），瑞芬太尼（20μg/ml，50ml泵），罗库溴铵（10mg/ml，5ml），麻黄碱（6mg/ml，5ml），阿托品（0.5mg/ml，1ml），去氧肾上腺素（100μg/ml，单支10ml＋50ml泵），舒更葡糖钠（100mg/ml，2ml）或新斯的明＋阿托品（2mg/ml，4ml＋0.5mg/ml，2ml，共6ml）。

（3）术中监测：心电图、脉搏氧饱和度、无创血压＋有创动脉监测（建议进行有创动脉监测，获取实时血压，同时方便监测动脉血气、PPV。穿刺部位建议与PICC同侧上肢，血气监测频率：1次/1～2小时），ETCO$_2$，BIS（如为全静脉麻醉则推荐使用），体温（首选测温导管持续动态监测）。

（4）其他：可视喉镜，适当型号气管插管，吸引器，粗外周针（16G灰针，流速约210ml/min）。

2. 麻醉诱导

（1）给药：咪达唑仑1～2mg，地塞米松5～8mg，芬太尼2μg/kg，利多卡因1.0～1.5mg/kg，丙泊酚2mg/kg，罗库溴铵0.6～0.9mg/kg。

（2）气管插管：使用可视喉镜插管，根据呼吸机摆放位置将气管插管固定于一侧口角，听诊确认气管插管位置适当。可视喉镜辅助下放置胃管。

（3）其他诱导后操作

1）建立中心静脉：建议建立中心静脉通路（PICC或颈内静脉双腔中心静脉导管），Power PICC最大300psi加压时流速可达300ml/min。

2）连接输液管路：中心静脉输液管路增加限速调节器，血管活性药物连接在中心静脉通路侧管三通上，限速30～50ml/h，非必要不调节带泵液速度。用彩色标识区别标注外周/中心主路/中心侧路，理清管路，确认无打折、缠绕。

3. 麻醉维持

（1）药物

1）吸入麻醉维持目标MAC值0.9～1.3，全静脉麻醉监测BIS，一般丙泊酚TCI 3.0～4.0μg/ml，目标BIS 40～60。

2）按需追加芬太尼，每次50～100μg。

3）每小时追加肌松药10mg，确保患者术中无体动。

4）可使用多模式镇痛，瑞芬太尼按需泵入，利多卡因1～2mg/（kg·h）泵注，单次给予NSAID类药物。

5）根据术中血压情况调整血管活性药泵注剂量，目标为平素血压±20%。

（2）麻醉深度：Whipple手术主要步骤包括"四切三吻合"。切除胰腺、胆道、胃、肠（十二指肠及空肠起始15cm），吻合胰腺-肠、胆总管-肠、胃-肠，切除步骤刺激相对较大，需适当加深麻醉深度；吻合步骤刺激相对较小，需适当减浅麻醉深度。

（3）肺复张

1）呼吸参数设置：潮气量6～8ml/kg，呼吸频率10～12次/分，维持$P_{ET}CO_2$ 35～45mmHg。

2）3个关键时间点：气管插管后至建立气腹前；取标本停气腹间歇期；气腹停止至肌松拮抗前。

3）相对禁忌证：容量不足、循环不稳定、心功能差；边缘性肺大疱等自发气胸高风险患者；肌松已恢复并出现明显自主呼吸。

4）方法：①健康人群可采用气道压40cmH₂O，维持7～15秒。②气道压20cmH₂O，PEEP 0，10个呼吸周期或40秒后PEEP增加5cmH₂O，直至PEEP为20cmH₂O，目标PaO_2/FiO_2＞400mmHg，之后调节PEEP至4～8cmH₂O，恢复正常呼吸参数。

（4）血糖管理

1）血糖管理目标7.8～10.0mmol/L，上限13.9mmol/L，下限4.0mmol/L。

2）干预：低血糖时输注葡萄糖溶液；高血糖（血糖

≥10mmol/L）时开始胰岛素治疗，首选持续静脉泵注，从小剂量起始，频繁监测，个体化调节。

（5）体温保护：手术部位消毒前充气升温毯预保温，术中头颈胸部充气升温毯主动保温，术中输血输液加温。

4. 麻醉苏醒和术后管理

（1）麻醉苏醒

1）手术结束前10分钟开始排醚。

2）视血压情况逐渐减停血管活性药。

3）随着醚的排出，适时给予全量舒更葡糖钠或新斯的明＋阿托品拮抗。

4）患者苏醒后，可遵嘱睁眼张嘴，自主呼吸潮气量＞5ml/kg后可拔除气管插管，吸引口腔分泌物。

5）术后送恢复室吸氧监护15～20分钟，无特殊情况可返回病房。

（2）术后管理：关注术后急性疼痛，采用多模式镇痛方式。

（三）胰岛素瘤切除手术特殊注意事项

1. 胰岛素瘤患者手术过程中需监测血糖，监测时间点为入室后、肿瘤切除后即刻、肿瘤切除后每15分钟测一次直到患者出室。肿瘤切除后血糖升高，是判断胰岛素瘤切除完整的重要依据（以入室后与肿瘤切除后即刻血糖平均值为基础值，切除后血糖升高至基础值的2倍，或血糖绝对值升高至5.6mmol/L）。

2. 为避免药物造成的血糖波动影响手术切除效果判断，诱导时不使用地塞米松。

（张　雪　申　乐）

二、机器人辅助泌尿外科手术的麻醉

（一）概述

1. 机器人辅助泌尿外科手术主要涵盖以下类型。

（1）机器人辅助肾部分切除术。

（2）机器人辅助肾癌根治术。

（3）机器人辅助前列腺癌根治术。

（4）机器人辅助根治性膀胱切除术。

2. 机器人手术有较高医源性损伤风险，机械臂进入患者体内后要避免手术台上的不同步运动，严格制动。

3. 机器人肾脏手术大多采用侧卧位，前列腺癌根治手术大多采用头低足高的Trendelenburg体位，不同体位对患者术中管理均有一定影响。

（二）麻醉实施（以机器人辅助肾部分切除术为例）

1. 麻醉准备

（1）术前评估：术前访视应关注患者是否术前已有肾功能受损，如已经存在肾功能不全，则术中用药尽量避免使用加重肾损伤的药物，同时关注患者电解质是否异常。

（2）麻醉药品：咪达唑仑（1mg/ml，5ml），芬太尼（50μg/ml，4ml），地塞米松（5mg/ml，1～2ml），利多卡因（20mg/ml，5ml），丙泊酚（10mg/ml，20ml），瑞芬太尼（20μg/ml，50ml泵），罗库溴铵（10mg/ml，5ml，如肾功能不全患者可以考虑顺阿曲库铵，1mg/ml，10ml），麻黄碱（6mg/ml，5ml），阿托品（0.5mg/ml，1ml），去氧肾上腺素（100μg/ml，单支10ml＋50ml泵），舒更葡糖钠（100mg/ml，2ml）或新斯的明＋阿托品（2mg/ml，4ml＋0.5mg/ml，2ml，共6ml）。

（3）术中监测：心电图，脉搏氧饱和度、无创血压/有创动脉监测（建议合并症较多或时间较长的手术进行有创动脉监测，防止无创压频繁测量造成的压力创伤，同时方便获取动脉血气、PPV，以根据血气结果及时调节患者容量和内环境），$ETCO_2$，BIS（如为全静脉麻醉则推荐使用），体温。

（4）其他：可视喉镜，适当型号气管插管，吸引器。

2. 麻醉诱导

（1）给药：咪达唑仑1～2mg，地塞米松5～8mg，芬太尼2μg/kg，利多卡因1.0～1.5mg/kg，丙泊酚2mg/kg，罗库溴铵0.6～0.9mg/kg或顺阿曲库铵0.15mg/kg。

（2）气管插管：可视喉镜插管，根据呼吸机摆放位置将气管插管固定于一侧口角，听诊双肺明确插管位置。摆放侧卧/头低足高体位后再次听诊双肺呼吸音，此时气管插管位置可能发生变化，确认并调节气管插管的位置。

3. 麻醉维持

（1）药物

1）吸入麻醉维持目标MAC值0.9～1.3，全静脉麻醉监测BIS，一般丙泊酚TCI 3.0～4.0μg/ml，目标BIS 40～60。

2）按需追加芬太尼，每次50～100μg。

3）每小时追加罗库溴铵10mg，或持续泵注顺阿曲库铵0.1mg/（kg·h），确保患者术中无体动。

4）可使用多模式镇痛，利多卡因1～2mg/（kg·h）泵注，单次给予NSAID类药物。

5）根据术中血压情况调整血管活性药泵注剂量，目标为平素血压±20%。

（2）呼吸

1）呼吸参数设置：潮气量6～8ml/kg，呼吸频率10～12

次/分，维持 $P_{ET}CO_2$ 35 ～ 45mmHg。

2）关注气道压及 $ETCO_2$ 数值及波形变化，腹膜后操作空间较小，警惕患者出现皮下气肿、膈肌损伤。

（3）其他

1）肾部分切除时会阻断肾动脉，此时需要关注患者肾动脉阻断时长，维持血流动力学和灌注压稳定，密切监测尿量，保证 0.5 ～ 1.0ml/（kg·h）。

2）手术侧卧位常使用腰桥及将手术床俯屈以充分暴露手术区域，抬高的腰桥可能导致下腔静脉受压，术中警惕低血压发生。

4. 麻醉苏醒和术后管理

（1）麻醉苏醒

1）手术结束前10分钟开始排醚。

2）视血压情况逐渐减停血管活性药。

3）随着醚的排出，适时给予全量舒更葡糖钠或新斯的明＋阿托品拮抗。

4）患者苏醒后，可遵嘱睁眼张嘴，自主呼吸潮气量＞5ml/kg后可拔除气管插管，吸引口腔分泌物。

5）术后送恢复室吸氧监护15 ～ 20分钟，无特殊情况可返回病房。

（2）术后管理：关注术后急性疼痛，采用多模式镇痛方式。

（三）其他注意事项

1. 膀胱根治性切除术中会进行输尿管重建，尿液直接进入腹腔，无法准确评估术中尿量情况，此时需要借助血压、PPV等协助判断患者的容量情况，谨防出现容量过负荷。

2. 如术中出现皮下气肿，拔管前应充分通过机械通气尽可能排出二氧化碳，谨防拔管后高碳酸血症导致呼吸抑制。

（夏　迪　张　雪　申　乐）

三、机器人辅助减重手术的麻醉

（一）概述

减重手术是通过手术方式改善肥胖患者全身症状（如超重、高血压、高血脂、糖尿病等）的方法，主要术式包括胃限制手术（如胃束带手术、袖状胃切除术等）及胃减容和诱发营养吸收障碍性手术（如 Roux-en-Y 胃分流术、胆胰分流术等）。

（二）麻醉实施

1. 麻醉准备

（1）术前访视：重视相关代谢综合征及患者通气状态的评估。

1）高血压、高血糖、高血脂严重程度，用药及平素控制水平，肝功能异常结果等。

2）均按困难气道处理，仔细评估患者通气及插管条件。

3）睡眠呼吸监测 AHI（每小时睡眠内呼吸暂停加上低通气的次数）＞30代表严重睡眠呼吸暂停，诱导时可能发生迅速且严重的血氧饱和度下降。

4）平素睡眠时需使用无创呼吸机，CPAP＞10cmH$_2$O 的患者可能存在面罩通气困难。

（2）麻醉药品：咪达唑仑（1mg/ml，5ml），芬太尼（50μg/ml，4～6ml），地塞米松（5mg/ml，2ml），利多卡因（20mg/ml，5～10ml），丙泊酚（10mg/ml，20ml），瑞芬太尼（20μg/ml，50ml泵），罗库溴铵（10mg/ml，10ml），麻黄碱（6mg/ml，5ml），阿托品（0.5mg/ml，1ml），去氧肾上腺素（100μg/ml，单支10ml＋50ml泵），舒更葡糖钠（100mg/ml，2～4ml）或新斯的明＋阿托品（2mg/ml，4ml＋0.5mg/ml，2ml，共6ml）。

（3）术中监测：心电图、脉搏氧饱和度、无创血压＋有创动脉监测（BMI≥35kg/m^2、存在相关合并症、无创血压测量困难、体形或体位相关的袖带无法正确放置等，均建议对患者进行有创动脉监测），ETCO$_2$，吸入麻醉采用MAC监测，全静脉麻醉采用BIS监测，体温（首选测温尿管持续动态监测）。

（4）其他

1）均按困难气道处理，按需准备可视喉镜（大号喉镜片）、大号口咽通气道及大号气管插管。

2）吸引器。

3）对于有明显误吸风险的患者，使用H$_2$受体激动药或质子泵抑制剂，必要时可考虑清醒纤维支气管镜插管。

2. 麻醉诱导

（1）给药：咪达唑仑1～2mg，地塞米松8mg（减轻PONV与炎症反应），芬太尼2μg/kg，利多卡因1～1.5mg/kg，丙泊酚1.5～2mg/kg，罗库溴铵0.6～0.9mg/kg。

（2）气管插管

1）头高足低位利于预氧合及预防反流，可视喉镜插管。

2）根据呼吸机摆放位置将气管插管固定于一侧口角。

3）可视喉镜辅助下放置胃管。

3. 麻醉维持

（1）药物

1）吸入麻醉维持目标MAC值0.9～1.3，全静脉麻醉监测BIS，一般丙泊酚TCI 3.0～4.0μg/ml，目标BIS 40～60。

2）按需追加芬太尼，每次50～100μg。

3）开台前追加肌松一次，游离胃大弯（尤其靠近贲门His角处）时追加肌松一次。

4）可使用多模式镇痛，瑞芬太尼按需泵入，利多卡因1～2mg/（kg·h）泵注，单次给予NSAID类药物。

5）根据术中血压情况调整血管活性药泵注剂量，目标为平素血压±20%。

（2）肺复张

1）插管完成并调整好机械通气参数后，进行第一次肺复张，肺复张后查动脉血气分析，目标氧合指数（PaO_2/FiO_2）＞300mmHg。

2）复张后呼吸参数设置：潮气量6～8ml/kg（IBW），呼吸频率10～12次/分，维持$P_{ET}CO_2$ 35～45mmHg，PEEP 6～8cmH_2O，术中氧气＋空气吸入，氧气浓度为40%～50%，维持至拔管期。

3）气腹结束至肌松拮抗前进行第二次肺复张，复张后查动脉血气。

4）相对禁忌证：容量不足、循环不稳定、心功能差；边缘性肺大疱等自发气胸高风险患者；肌松已恢复并出现明显自主呼吸。

5）方法：①健康人群可采用气道压40cmH_2O，维持7～15秒。②气道压20cmH_2O，PEEP 0，10个呼吸周期或40秒后PEEP增加5cmH_2O，直至PEEP为20cmH_2O，目标PaO_2/FiO_2＞400mmHg，之后调节PEEP至6～8cmH_2O，恢复正常呼吸参数。

（3）容量管理

1）以PPV指导补液，监测尿量。

2）可先予1000～1500ml晶体液预充，之后按照晶胶比2:1维持补液。

（4）体温保护：手术部位消毒前充气升温毯预保温，术中头颈胸部充气升温毯主动保温，术中输血输液加温。

4. 麻醉苏醒和术后管理

（1）麻醉苏醒

1）手术结束前10分钟开始排醚。

2）视血压情况逐渐减停血管活性药。

3）气腹结束后改头高足低位，有助于改善呼吸力学与气体交换。

4）随着醚的排出，适时给予全量舒更葡糖钠或新斯的明＋阿托品拮抗。

5）患者苏醒后，可遵嘱睁眼张嘴，自主呼吸潮气量＞5ml/kg后可拔除气管插管，吸引口腔分泌物。

6）术后送恢复室吸氧监护15～20分钟，无特殊情况可返回病房。

（2）术后管理

1）关注术后急性疼痛，采用多模式镇痛方式，PCA泵术后第一天停用。

2）术后早期吸氧，头高位或半坐位，监测呼吸暂停发作频率。

3）术前使用无创呼吸机或术后SpO_2无法维持的患者，可与外科沟通术后采用CPAP。

（三）其他

1. 体重的不同计算方式

（1）实际体重（TBW）：实测体重。

（2）理想体重（IBW）：男性＝身高-100，女性＝身高-105。

（3）瘦体重（LBW）：≈120%×IBW。

（4）校正体重（ABW）：＝IBW＋0.4×（TBW-IBW）。

2. 不同药物给药剂量与体重的关系

（1）水溶性药物：如丙泊酚、罗库溴铵、维库溴铵，使用IBW。

（2）脂溶性药物：如咪达唑仑、琥珀酰胆碱、顺阿曲库铵、芬太尼、舒芬太尼，使用TBW。

（3）瑞芬太尼：是脂溶性药物，但代谢与分布容积无关，使用IBW。

（4）特殊：丙泊酚维持剂量计算使用TBW，舒芬太尼维持剂量计算使用IBW。

（张 雪 申 乐）

第四节　日间手术麻醉亚专业组

一、腹腔镜胆囊切除术的麻醉

（一）概述

1. 腹腔镜胆囊切除术（LC）是以一种特制导管插进腹膜腔，再注入二氧化碳，达到一定压力后在腹部开几个0.5～1.5cm的小洞，解剖胆囊三角区结构，离断并夹闭胆囊管、胆囊动脉，然后切除包括结石在内的整个胆囊的微创手术方式。LC的主要适应证是胆囊良性疾病，后者是我国的常见病、多发病。LC具有创伤小、痛苦轻、恢复快、伤口愈合后瘢痕微小、疗效肯定等优点，是一种常规的治疗手段。全麻是目前LC的首选麻醉方法。

2. 胆囊周围迷走神经分布密集，在胆囊周围手术操作时可能出现胆心反射，引起心动过缓甚至心搏骤停。术中应加强心电监测，若术中操作时突然心动过缓，应立刻与外科医师沟通，暂停手术刺激，同时检查麻醉深度，及时加深麻醉，必要时用阿托品提升心率，待心率提升后再行外科手术操作。

3. 腹腔镜手术对肌松有要求，手术时间短，日间手术患者出院较快，建议多模式镇痛（如切口和腹膜罗哌卡因局部浸润麻醉、非甾体抗炎药、适量阿片类药物），高危患者常规预防PONV，术后快速康复。

（二）麻醉实施

1. 麻醉准备

（1）药品：常规全麻药品、瑞芬太尼（50ml泵注，20μg/ml）。

（2）设备耗材：麻醉机、呼吸回路、喉镜、口咽通气道、气管导管或喉罩、BIS监测仪（选择性）。

（3）术中监测：无创血压、心电图、脉搏氧饱和度、BIS监测（选择性）、$ETCO_2$。

2. 术前评估

（1）一般评估：日间手术患者术前访视和签字，术前宣教在麻醉门诊完成，术前在HIS系统查看术前访视单和麻醉知情同意书，了解患者情况，做好麻醉计划。手术当日入院后对患者进行再评估，再次判断是否符合日间手术标准，应询问近况，近期有无病情变化、有无呼吸道感染，并确认术前禁食禁水时间。

（2）器官功能评估：评估各器官生理功能，是否合并高血压、冠心病、糖尿病等，应对呼吸及循环、消化系统功能充分评估。

3. 术中管理

（1）麻醉诱导：常规静脉诱导气管插管或置入喉罩。胆道外科日间手术需要良好的术中肌松，但由于手术时间较短，应尽量避免给予长效肌松药物，选用短效的非去极化肌松药物。建议预防性应用预防PONV的药物。

（2）麻醉维持：全静脉或吸入麻醉维持均可，间断追加阿片类药物如芬太尼，持续泵入瑞芬太尼，BIS维持在40～60。注意监测心率，若突然出现心动过缓，观察是否因为外科医师正在刺激胆囊引起胆心反射，可与术者沟通暂停手术刺激，及时加深麻醉，必要时用阿托品（0.3～0.5mg）提升心率。术中可能根据手术需求改变体位，要注意患者头部及气管导管的安全。关注术中二氧化碳气腹可能造成气道压力增高、高碳酸血症、酸中毒、皮下气肿，若出现要注意对症处理，充分通气，排出二氧化碳后再拔出气管插管。

4. 术后苏醒和术后管理

（1）充分拮抗肌松，等待呼吸和肌力完全恢复后，拔出气管插管。

（2）术后返PACU继续观察患者意识、呼吸、肌力恢复情况，监测循环血氧和其他外科情况。

（3）术后疼痛管理，评估疼痛强度，若VAS＞3分，给予疼痛治疗，原则上以口服、局部镇痛为主，无禁忌证应首选非阿片类药物，推荐使用选择性环氧化酶2抑制剂（片剂）作为口服序贯镇痛药物。提倡非阿片类和阿片类药物联合应用，减少阿片类药物用量。一般不需要自控镇痛。

（4）预防PONV，对于有发生PONV中度风险的患者，应采用1～2种干预措施进行预防。对于高风险患者，需采用多形式联合预防治疗（≥2种干预措施）。

（李敏娜　谭　刚）

二、吸脂面部填充术的麻醉

（一）概述

脂肪抽吸术是通过皮肤小切口或穿刺点，用负压吸引器吸取皮下堆积脂肪组织，特点为封闭、钝性、非连续性切割。抽吸出来的脂肪颗粒可以注射移植至面部，属于体形和面部雕塑手术。全麻是目前吸脂面部填充术的首选方法，部分面部填充范围较小、吸脂量不多的手术可选择局麻＋静脉镇静，术前与整形外科医师和患者充分沟通，共同确认麻醉方式。

术前通过局部小切口向吸脂部位注入大量膨胀液，为利多卡因＋低浓度肾上腺素＋生理盐水，一般3000～5000ml较安全，注液量与抽吸量比例一般（1.5～2）：1，又称肿胀麻醉或超量灌注麻醉，镇痛效果较确切，但需注意局麻药和肾上腺素的反应。

每次的吸脂量最好控制在2000～3000ml，不要超过安全极限5000ml。因为吸脂量越多，手术风险越大。

（二）麻醉实施

1. 术前评估

（1）一般评估：日间手术患者术前访视和签字一般已在麻醉门诊完成，术前在HIS系统查看术前访视单和麻醉知情同意书，了解患者情况，做好麻醉计划。手术当天见到患者后应询问近况，近期有无病情变化、有无呼吸道感染，并确认术前禁食禁水时间。

（2）气道评估：吸脂患者通常有肥胖的特点，应重点关注气道情况有无通气或插管困难，有无睡眠打鼾、睡眠呼吸暂停、舌体大等困难气道的情况，评估张口度、颈部后仰度。

（3）器官功能评估：肥胖患者除体形和体重变化外，可能伴有各器官生理功能改变，如合并高血压、冠心病、糖尿病等，应对呼吸、循环及内分泌系统功能充分评估。

2. 麻醉准备

（1）药品：常规全麻药品、瑞芬太尼（50ml泵注，20μg/ml）、去氧肾上腺素（50ml泵注，100μg/ml）。

（2）设备耗材：麻醉机、呼吸回路、可视喉镜、适合面部大小的面罩、口咽通气道、气管导管或喉罩、BIS监测仪。

（3）术中监测：无创血压、心电图、脉搏氧饱和度、$ETCO_2$、BIS、体温监测（可选）。

3. 术中管理

（1）麻醉诱导：常规全麻诱导，肥胖患者注意诱导前充分氧合，预防反流误吸，警惕困难气道，备可视喉镜。诱导时可给予常规插管剂量的中效肌松药罗库溴铵，避免给予长效肌松药。提前与术者沟通面部脂肪填充的部位，贴胶布尽量避开，一般贴在下唇中间，胶布向下固定，不影响术者观察患者面部左右对称，贴膜固定，或用丝线固定在门齿上。导管套囊用胶布固定在管子上。

（2）麻醉维持：全静脉或吸入麻醉维持均可，推荐术中持续泵注短效瑞芬太尼维持，间断追加芬太尼，由于术中复合局麻，所以注意控制阿片类药物总量，BIS维持在40～60。多模式镇痛，局部麻醉加NSAID超前镇痛减少阿片类药物。手术对肌松要求不高，注意控制肌松药追加剂量，以维持最低耐管剂量即可。由于手术刺激不大，又有充分的局麻药，术中血压可能偏低，注意维持适当麻醉深度，避免术中知晓，必要时可以泵注去氧肾上腺素维持血压水平。局麻肿胀液可能留存在第三间隙，混有组织液和血液，患者容量状况和出血量不易准确估计，应注意补液量和补液速度，避免过量液体加重心脏负担导致心力衰竭。肥胖患者更要关注呼吸和循环管理。

4. 术后苏醒和术后管理

（1）术后通常严密包扎创面，面部有填充脂肪的针眼，且脂肪已塑形，对苏醒有更高的要求，应充分拮抗肌松，等待意识、呼吸和肌力完全恢复后，充分吸引并拔出气管插管。

（2）拔管后尽量避免面罩加压通气，以免影响填入的脂肪塑形。

（3）进行胸部和上腹部吸脂术的患者应警惕拔管后低通气综合征。

（4）术后警惕肺栓塞和脂肪栓塞综合征。

（5）围手术期镇痛以NSAID为主，尽量少用长效阿片类药物，注意预防PONV，加速术后康复。

（李敏娜　谭　刚）

三、复杂牙科治疗的麻醉

（一）概述

第三磨牙俗称智齿，受局部或全身因素影响，其萌出容易受阻，造成邻牙龋坏、冠周炎、神经压迫症状、间隙感染，正畸后第三磨牙萌出影响正畸效果，故较多患者选择拔除。大多阻生齿拔除在门诊局麻下完成，但通常每次只拔1颗，特别是偏低、偏后位置拔牙难度大，时间长，给患者带来生理和心理的负面影响。少数患者需全麻拔除，选择全麻的原因包括成人牙科恐惧、无法配合手术的儿童、智力障碍、癫痫、咽部敏感、局麻药物过敏和有紧张晕厥病史、一次需要拔除多颗牙、复杂阻生齿、埋伏多生牙等。

阻生齿在口腔内偏后位置，手术医师要求患者充分张口，对肌松要求较高。一般采用多模式镇痛，手术医师进行局部浸润麻醉或神经阻滞，NSAID超前镇痛（推荐术前1小时口服对乙酰氨基酚或NSAID预防性镇痛），控制阿片类药物用量，避免术后恶心呕吐及过度镇静等不良反应。地塞米松有利于预防术后恶心呕吐和减轻拔牙后肿胀。

由于拔牙需口内操作，可能需要经鼻或经口插入异形气管导管。术中口咽部分泌物较多、出血及术中液体冲洗，全麻需要警惕误吸。

（二）麻醉实施

1. 术前评估

（1）一般评估：日间手术患者术前访视、签字和宣教一般已在麻醉门诊完成，术前在HIS系统查看术前访视单和麻醉知情同意书，了解患者情况，做好麻醉计划。手术当天见到患者后应询问近况，近期有无病情变化、有无呼吸道感染，并确认术前禁食禁水时间。

（2）气道评估：关注气道情况有无通气或插管困难，有无牙列畸形、睡眠打鼾、睡眠呼吸暂停等困难气道的情况，评估张口度、颈部后仰度、Mallampati分级，经鼻插管者需要评估有无鼻中隔偏曲、鼻腔易出血等鼻部疾病或畸形。询问患者两侧鼻孔通气是否有区别，选用通气较好的一侧鼻孔进行插管。

2. 麻醉准备

（1）药品：常规全麻药品、瑞芬太尼（50ml泵注，20μg/ml）；鼻插管用滴鼻剂：麻黄碱1ml＋利多卡因2ml配至3ml，奥布卡因凝胶。

（2）设备耗材：麻醉机、呼吸回路、喉镜、经口或经鼻气管插管（插管钳，纤维支气管镜或可视喉镜），气管导管延长管。鼻插管需提前放进暖箱加温软化。

（3）术中监测：无创血压、心电图、脉搏氧饱和度、$ETCO_2$、BIS。

3. 术中管理

（1）麻醉诱导：滴鼻剂滴鼻，预防鼻插管出血，避免棉签遗留。常规静脉全麻诱导，避免使用长效肌松药。诱导时可给予常规插管剂量的中效肌松药罗库溴铵。经鼻气管导管的固定方法：鼻孔垫一块防压垫，胶布向额头方向粘贴，贴膜固定，不要影响患者张口和术者操作，棉垫保护患者面部、眼部，防压伤，可能需要气管导管延长管。若经口插管，根据拔除智齿位置决定固定气管导管的位置。该手术操作及经鼻插管容易引起水肿，常规给予地塞米松。术后恶心呕吐高危患者可以给予止吐药进行预防。

（2）麻醉维持：全静脉或吸入麻醉维持均可，持续泵入瑞芬太尼。多模式镇痛，口腔科医师局麻注射，NSAID超前镇痛，术中一般仅需少量阿片类药物，监测BIS维持在40～60为宜。一般手术时间短不需追加肌松药物，若阻生齿拔除困难或张口不理想可能需要追加。

4. 术后苏醒和术后管理

（1）口内操作可能引起口腔分泌物多、出血以及口咽、舌、牙龈水肿，牙床部位填塞纱条需要患者咬住，对苏醒有更高的要求，应充分拮抗肌松，充分吸引口内、鼻内、气管内分泌物及血液，确认口腔内无牙齿残片、牙石等异物，等待意识、呼吸和肌力完全恢复后，充分吸引并拔出气管插管。

（2）拔管后嘱患者咬住口内纱条以止血。

（3）阻生齿拔除术为日间手术，患者当日出院，术后苏醒质量要求高，注意控制阿片类药物用量，避免术后恶心呕吐及过度镇静等不良反应。

（李敏娜　谭　刚）

第五节　妇产科麻醉/分娩镇痛亚专业组

一、急诊全麻剖宫产术的管理

（一）概述

1. 紧急全麻剖宫产通常是危及胎儿生命的紧急情况，需要在 5 ～ 10 分钟内娩出胎儿。

2. 其他需要全麻剖宫产的情况包括：未能通过分娩镇痛的硬膜外导管实施硬膜外麻醉；椎管内穿刺禁忌证（如凝血功能异常、穿刺部位感染、穿刺节段腰椎异常、患者无法配合穿刺等）；椎管内麻醉失败或效果无法满足手术需求等。

3. 孕晚期产妇气道评估分级上升，警惕遭遇困难气道。

4. 孕晚期腹内压增高，需特别警惕反流误吸风险。

（二）麻醉实施

1. 麻醉准备

（1）药品：丙泊酚、罗库溴铵/琥珀酰胆碱。胎儿娩出后，需要芬太尼、咪达唑仑、瑞芬太尼。术毕需要肌松拮抗药。

（2）监护：基本生命体征监护，包括心电图、无创血压、脉搏氧饱和度及 $ETCO_2$；推荐采用 BIS 监测。如果产妇有大量出血或血流动力学不平稳的情况，推荐使用有创血压监测。

（3）气道设备：特别需要准备独立吸引器、可视喉镜、6.5号及 7 号气管导管；备用设备包括喉罩，甚至是困难气道车（含纤维支气管镜）。

（4）静脉通路：在上肢建立至少一条18G静脉通路。

2. 麻醉诱导

（1）体位：产妇插管前需要良好的头颈位置，尤其是肥胖产妇，可采用斜坡卧位，使耳屏与胸骨对齐。

（2）预氧合：通过麻醉回路给予100%氧气3分钟，或进行4次最大深呼吸。

（3）团队确认：确认产科医师已完成消毒铺单，准备切皮。

（4）快速顺序诱导（RSI）：持续环状软骨加压，静脉推注丙泊酚2.0 ～ 2.5mg/kg或依托咪酯0.2mg/kg，用于血流动力学不稳定的产妇，随后静脉推注罗库溴铵0.9mg/kg或琥珀酰胆碱1.5mg/kg。当产妇意识消失后，迅速进行气管插管并给予套囊充气。确认气管导管位置后，停止环状软骨加压。

3. 麻醉维持

（1）胎儿娩出前，使用0.75 ～ 1.0MAC七氟烷维持麻醉。

（2）胎儿娩出后，静脉追加芬太尼0.1～0.2mg和咪达唑仑1～2mg，将七氟烷降至0.5MAC，术中可静脉泵注瑞芬太尼镇痛。

4. 麻醉复苏和拔管

（1）残余肌松拮抗：使用舒更葡糖钠或新斯的明＋阿托品充分拮抗残余肌松作用。

（2）拔管注意事项：采用清醒拔管策略，避免误吸，同时可采用头高半坐位。拔管后经面罩吸入纯氧，适当延长观察时间。

5. 术后镇痛　建议术后采用多模式镇痛方式，复合使用对乙酰氨基酚/NSAID类药物和神经阻滞（如双侧腹横肌平面阻滞等）或切口局麻药物浸润。

（三）其他注意事项

1. 若产妇合并其他系统性疾病（如子痫前期、重度妊娠期高血压、颅内压增高等）无法耐受插管造成的高血压反应，可考虑在插管前加用硝酸甘油1～2μg/kg、艾司洛尔1～2mg/kg静脉推注，或瑞芬太尼1.5μg/(kg·min)静脉持续泵注。

2. 对于合并严重系统性疾病的产妇，谨慎评估风险与获益时，也可在麻醉诱导期胎儿娩出前，静脉使用芬太尼或舒芬太尼等中效阿片类药物，但需新生儿科在胎儿娩出后即刻对新生儿的呼吸状态进行评估与支持。

（张　砒　裴丽坚）

二、椎管内麻醉剖宫产术的管理

（一）概述

1. 椎管内麻醉是目前剖宫产的首选麻醉方法。

2. 术前访视重点关注产妇既往病史、此次孕期是否合并妊娠期并发症、体格检查、本次入院的实验室检查等。①病史：了解产妇基本情况、既往病史、麻醉手术史、药物过敏史等，重点关注此次孕期是否有合并症及处理情况。②体格检查：气道评估，腰椎间隙等有无异常，穿刺部位有无感染灶或压疮等椎管内操作禁忌证情况，产科异常或并发症等。③实验室检查：重点查看血常规、凝血功能、肝肾功能、心电图等有无异常，有合并症的产妇需做相应的特殊检查。

3. 择期剖宫产术前需严格禁食禁水（禁食6～8小时，禁清饮2小时）。

4. 对产妇进行宣教，包括操作配合与相关并发症，签署麻醉知情同意书。

（二）操作实施

1. 操作准备

（1）药品：利多卡因注射液、布比卡因注射液、罗哌卡因注射液、10%葡萄糖氯化钠注射液、去氧肾上腺素（10mg→100ml，抽取20ml加入输液泵；抽取10ml单支）、阿托品、麻黄碱等。

（2）监护：基本生命体征监护（心电图、无创血压及脉搏氧饱和度），胎心监护由产科医师实施。

（3）气道设备：麻醉机、呼吸回路、气管插管及喉罩（备用）。

（4）静脉通路：18G，上肢静脉通路。

2. 操作过程

（1）三方核对后，产科医师监测胎心无异常，开始操作。

（2）产妇取右侧卧位，低头抱膝，通常选择 $L_3 \sim L_4$ 间隙穿刺行腰硬联合麻醉。

（3）消毒铺巾，再次确认穿刺点，以1%利多卡因逐层浸润麻醉。硬膜外穿刺针进针过程避免对韧带进行横向切割，使用无阻力注射器判断是否到达硬膜外腔（生理盐水或空气体积需小于2ml）。

（4）硬膜外穿刺针到达硬膜外腔后，经硬膜外穿刺针置入腰麻针，待脑脊液顺畅流出后，经腰麻针给予重比重腰麻药（速度约为5秒静脉推注1ml）。

（5）腰麻给药完毕后，经硬膜外针置入导管，进入硬膜外腔内深度3cm，确定导管回抽无血或脑脊液后，贴膜固定。

（6）迅速将产妇置于左斜位。

（7）调整麻醉平面。使用酒精棉签测试产妇的麻醉平面，必要时尽快调整平面。剖宫产推荐温度觉平面达到 T_4 水平，以减轻术中牵拉反应等不适。其间需关注产妇循环状态，可在腰麻给药后经静脉泵注去氧肾上腺素，或单次静脉注射麻黄碱以维持合适血压。

（8）术中给药。当腰麻药物效果逐渐消退时，需经硬膜外导管及时追加硬膜外用药。当胎儿娩出后，可经硬膜外导管给予吗啡2mg，作为术后镇痛用药。产科给予卡前列素氨丁三醇或卡贝缩宫素等促宫缩药物后，产妇可能出现恶心、呕吐，可给予昂丹司琼。

3. 术后拔管与随访

（1）术毕：打腹带前拔除硬膜外导管，注意观察导管尖端是否完整。

（2）随访：当日或次日对产妇进行再次随访，评估感觉和运动神经功能恢复情况、并发症及不良反应。

4. 其他注意事项

（1）硬膜外穿刺时，进针需仔细体会组织层次感，避免快速进针导致意外穿破硬脊膜。

（2）胎儿娩出后可尽早经硬膜外导管给予吗啡，以便有充分时间观察是否出现延迟的呼吸抑制。

（3）产妇为意外硬脊膜穿破后头痛高危人群，术前应充分沟通与交代风险。一旦发生，可经硬膜外针直接给予腰麻药，或换椎间隙重新穿刺。术后无须严格卧床，根据产妇情况，自行饮水与活动。发生头痛时，可口服NSAID类药物镇痛。仅当出现难治性头痛时，才考虑硬膜外补丁治疗。

（4）产妇为高凝人群，剖宫产术后需警惕血栓风险。

（5）产妇在使用去氧肾上腺素时，需警惕心动过缓、心搏骤停等严重并发症，注意给药速度和剂量。

（张　砭　裴丽坚）

三、椎管内分娩镇痛术

（一）概述

1. 椎管内分娩镇痛术的适用人群为拟经阴道试产的产妇。

2. 镇痛操作前查看患者，根据病史、体格检查、实验室检查评估分娩镇痛适应证和禁忌证。①病史：了解产妇基本情况、既往病史、麻醉手术史、药物过敏及妊娠合并症等情况。②体格检查：气道评估，腰椎间隙等有无异常，穿刺部位有无感染灶或压痛等椎管内镇痛禁忌证情况，产科异常或并发症等。③实验室检查：血常规、凝血功能、肝肾功能、心电图等有无异常，有合并症的产妇需做相应的特殊检查。

3. 了解镇痛前进食情况，椎管内分娩镇痛实施后不推荐摄入一般固体食物，推荐产妇进食高能量无渣流食，以减轻分娩期间恶心、呕吐的风险。

4. 与产妇本人或被委托人签署分娩镇痛知情同意书。

（二）操作实施

1. 操作准备

（1）药品：利多卡因注射液、罗哌卡因注射液、舒芬太尼或芬太尼注射液、阿托品、麻黄碱等。

（2）监护：基本生命体征监护（包括心电图、无创血压及脉搏氧饱和度），持续胎心监护由产科医师实施。

（3）气道设备：麻醉机、呼吸回路、气管插管及喉罩（备用）。

（4）静脉通路：18G，上肢静脉通路。

2. 操作过程

（1）体位：于转运平车上进行穿刺操作。产妇取侧卧位，消毒铺巾，推荐选择 $L_2 \sim L_3$ 间隙进行硬膜外穿刺，穿刺针进入硬膜外腔后，向头侧置管 4～5cm，回抽无血后贴膜固定。

（2）试验量：无宫缩时，经硬膜外导管注入试验剂量的 1% 利多卡因 3～5ml。等待 5 分钟，观察有无局麻药中毒及全脊麻征象。

（3）给药方案（供参考）：推荐经硬膜外导管手动推注给予负荷剂量：0.08%～0.125% 罗哌卡因＋0.4～0.5μg/ml 舒芬太尼或 2μg/ml 芬太尼，给予 8～12ml，然后连接镇痛泵。PCA 设置：背景 6ml，单次给药剂量 6ml，锁定时间 20 分钟，1 小时限量 20ml。

（4）镇痛泵配方（供参考）：①罗哌卡因＋舒芬太尼配药方法：0.09% 罗哌卡因＋0.45μg/ml 舒芬太尼（即 1% 罗哌卡因 20ml＋舒芬太尼 100μg/2ml＋200ml 生理盐水＝222ml）。②罗哌卡因＋芬太尼配药方法：0.09% 罗哌卡因＋1.8μg/ml 芬太尼（即 1% 罗哌卡因 20ml＋芬太尼 400μg/8ml＋200ml 生理盐水＝228ml）。

（5）效果观察：负荷剂量给药后，于产房观察产妇 30 分钟，明确镇痛效果并填写分娩镇痛记录单：每 5 分钟监测生命体征（BP、HR、SpO_2），每 15 分钟测量镇痛平面（控制在 T_{10} 以下为佳）、Bromage 评分和 VAS 评分。确定产妇无不适主诉、无生命体征异常、胎儿无胎心异常后，由产科医师决定产妇去向。教会产妇使用镇痛泵，按需自控镇痛。

3. 镇痛后观察与随访

（1）产妇在产程中，根据需求与产程进展情况，与产科医师充分协商沟通，必要时调整镇痛药物的浓度与剂量。

（2）分娩镇痛结束后，拔除硬膜外导管、撤镇痛泵、完成分娩镇痛记录单填写。镇痛泵撤回后，丢弃耗材，将镇痛泵归还至操作间。分娩镇痛结束当日或次日对产妇进行再次随访，评估感觉和运动恢复情况、并发症及不良反应。

（三）其他注意事项

1. 重视对产妇的宣教，包括饮食要求、判断下肢肌力与感觉（避免跌倒与意外伤害）、疼痛减轻后如何配合宫缩用力等。

2. 产程可能会有不顺利的情况，一旦需改行剖宫产术，应立即禁食禁水。

3. 穿刺及置管操作尽量轻柔，有困难时及时呼叫上级医师，避免暴力操作。置管困难时，应同时拔出硬膜外穿刺针与导管，避免切割致导管断裂。

（张　砥）

四、卵巢癌肿瘤细胞减灭术的麻醉

（一）概述

1. 上皮性卵巢癌（EOC）包括卵巢、输卵管和腹膜的上皮性、生殖细胞与间质癌。目前减瘤手术和化疗是大多数Ⅱ期、Ⅲ期或Ⅳ期EOC患者的基础治疗。

2. 患者可从积极的初始肿瘤细胞减灭术中获益，即便是晚期疾病患者，包括：① 减少瘤负荷，术后全身性治疗效果可能最理想。② 改善疾病相关症状，如腹痛、腹胀、呼吸困难等，切除大块病灶可迅速缓解症状和改善生活质量。③获取准确的病理诊断。

3. 根据患者具体情况，肿瘤细胞减灭术可分为如下几种。

（1）肿瘤细胞减灭术：通常是指化疗前实施减瘤术。

（2）中间型肿瘤细胞减灭术：新辅助化疗后实施减瘤术。

（3）再次肿瘤细胞减灭术：疾病复发后实施减瘤术。

（4）完全性肿瘤细胞减灭术：减瘤术实现无肉眼可见病灶。

（5）最佳减瘤术：残余病灶的最大直径≤1cm。

（6）次优减瘤术：残余病灶的最大直径＞1cm。

4. 晚期EOC患者常可伴有腹外或广泛的腹膜后病灶、大网膜饼、腹膜转移、膈转移、肠系膜挛缩、肠和/或胃浸润、肝转移等。评估患者时，重点关注为肿瘤相关情况及肿瘤本身对患者功能状态的影响（如压迫症状、呼吸系统症状、消化道/泌尿系统梗阻情况），还应关注患者年龄、日常体能状态、合并症及术前营养状况，以评估患者是否能耐受肿瘤细胞减灭术。

5. 与其他恶性肿瘤不同，妇产科肿瘤细胞减灭术患者是深静脉血栓形成（DVT）、肺栓塞（PE）的高危人群，有些特殊类型肿瘤发生率高达40%，甚至以血栓起病、以动脉系统栓塞（如脑梗死）为首发症状。术前合并血栓性肺动脉高压者有发生右心衰竭、梗阻性休克的风险，应谨慎评估。

6. 标准的肿瘤细胞减灭术包括盆腔大块病灶切除术、淋巴结清扫术、全子宫及双附件切除术、大网膜切除及阑尾切除术，预计失血量500～1500ml。根据患者肿瘤累及情况，可能还包括脾切除术、肠切除术、肝部分切除术、膈肌部分切除术、膀胱输尿管修补术等，术中以失血性休克、感染性休克常见，或二者均可能出现，此时术中关注点为器官保护，应根据手术、个体实际情况调整相应的监测方法与治疗目标。

（二）麻醉实施

肿瘤细胞减灭术后镇痛，以静脉阿片类药物为基础，辅助可通过腹横肌平面阻滞、腹直肌鞘阻滞。较少使用椎管内镇痛，以减少或避免术后低血压。

1. 麻醉准备

（1）药品：根据手术范围，受累器官和术中器官保护择优选择麻醉相关药品，制订个体化麻醉与镇痛方案。

（2）监护：除基本生命体征监护外，推荐有创动脉压和/或中心静脉压监测、心输出量监测（Flowtrac适用于无心房颤动等心律失常者）、麻醉深度（BIS、Narcotrend等）、体温监测（膀胱温、直肠温监测通常不准确）、凝血功能监测（TEG等）、动脉血气分析，必要时监测肺动脉漂浮导管（PACS）、混合静脉血氧饱和度等。

（3）气道设备：常规气管插管。

（4）静脉通路：在上肢建立至少一条16G静脉通路，还应建立中心静脉通路（首选）、经外周静脉穿刺的中心静脉导管（PICC）或连接好的输液港。注意：①不推荐在下肢建立静脉通路。②化疗后外周静脉建立困难，即便有PICC或输液港（流速不满足手术要求时使用），必要时仍需建立中心静脉导管（CVC）（警惕导丝尖端钩住PICC，可反向使用导丝，避免暴力操作）。

2. 麻醉诱导

（1）预氧合：通过麻醉回路给予100%氧气3分钟，或进行4次最大深呼吸。伴有胸腔积液或大量腹水的患者氧储备较差，因此预氧合尤为重要。

（2）警惕诱导后低血压：患者术前常进行一定程度的肠道准备，液体丢失较多。此外，患者可能合并恶病质、低蛋白血症，对麻醉药物耐受性差。以上均可能导致患者在诱导后出现异常严重的低血压，应注意防范。

3. 麻醉维持与术中注意事项

（1）麻醉维持：常使用0.75～1.0MAC七氟烷维持麻醉，间断追加或持续泵注镇痛药物。由于手术范围过大，术中需维持合适肌松程度。

（2）循环管理：适当补充容量，泵注小剂量血管活性药物，维持合适的灌注压。避免晶体液过量导致的肠道肿胀及围手术期相关感染。低蛋白血症患者可在术中补充白蛋白，维持血浆渗透压。观察术野，监测TEG，考虑输注新鲜冰冻血浆、纤维蛋白原改善凝血功能，给予凝血酶原复合物时，需警惕术后高凝状态、DVT和/或PE。若血红蛋白水平＜70g/L，考虑输注浓缩红细胞。

4. 麻醉复苏与拔管或转运至ICU

（1）残余肌松拮抗：使用舒更葡糖钠或新斯的明＋阿托品充

分拮抗残余肌松作用。

（2）转运至ICU：注意所有静脉动脉置管的三通不得裸露。如果转运至ICU路程较长，应充分镇静镇痛，可考虑途中持续泵注丙泊酚。

5. 术后镇痛

鉴于手术通常创伤大，目前多采用患者自控静脉镇痛（PCIA）方式，还可采用常规舒芬太尼或吗啡泵，辅助镇痛可通过腹横肌平面阻滞、腹直肌鞘阻滞。

（三）其他注意事项

1. 通常肿瘤细胞减灭术手术范围大、时间长，可能涉及多科联合手术，术前需结合患者基本情况与此次手术情况进行全面评估，针对术中可能出现的情况（如失血性休克、感染性休克、梗阻性休克等）做出预案。

2. 术中除常规监测项目外，应进行一定频率的血气分析，指导电解质紊乱的纠正、容量治疗及输血治疗等。

3. 高度重视容量治疗与凝血功能纠正，但同时要避免过度导致术后容量超负荷、血栓加重。谨慎使用凝血酶原复合物。

4. 重视体温保护。术野范围过大、冲洗液多、手术时间长、液体出入量大等会导致围手术期低体温，进一步影响凝血功能及术后复苏质量等。

（张　砭　裴丽坚）

五、宫腔镜检查及治疗的麻醉

（一）概述

1. 日间手术对于患者及其家庭、医院和整个医疗体系均有很多益处。成本效果比的计算越发重要，控制医疗成本的同时还优质、可及、高效是日间手术的特征。

2. 日间手术患者已接受过麻醉门诊的评估与知情同意，请核查相关就诊记录及电子医疗文书。

3. 多数接受宫腔镜检查及治疗术的患者为日间手术患者或24小时出入院患者。该人群为术后恶心呕吐（PONV）高风险人群。

4. 24小时出入院患者需在麻醉访视时重点关注患者BMI、心肺功能、困难气道、胃食管反流史等。

5. 手术时患者采用头低截石位，需按要求禁食禁水，降低反流误吸风险。

（二）麻醉实施

1. 麻醉准备

（1）药品：丙泊酚（规格500mg/50ml）、芬太尼、咪达唑仑、肌松药及拮抗药（视具体手术情况）。

（2）监护：基本生命体征监护，包括心电图、无创血压、脉搏氧饱和度及$ETCO_2$；不推荐采用BIS等监测，国内外研究表明只增加医疗成本而患者并无显著获益。

（3）气道设备：多采用喉罩通气。$BMI > 30kg/m^2$的患者可能需行气管插管。

2. 麻醉诱导

（1）预氧合：通过麻醉回路给予100%氧气3分钟，或进行4次最大深呼吸。

（2）用药及气道管理：以芬太尼＋丙泊酚靶控输注为基础，可使用小剂量肌松药或无肌松药。麻醉深度合适后，置入喉罩或插入气管插管。

（3）体位：截石位，术中需头低位。

3. 麻醉维持

靶控输注丙泊酚维持麻醉深度，可使用阿片类药物辅助镇痛。

4. 麻醉复苏与拔管

（1）残余肌松拮抗：如有必要，使用新斯的明＋阿托品拮抗残余肌松作用，不推荐采用舒更葡糖钠拮抗，以便降低医疗成本。

（2）拔管注意事项：恢复体位后再拔喉罩或气管插管，边吸引，边拔出喉罩。

（三）其他注意事项

1. 围手术期疼痛管理：术前预先镇痛常用NSAID。术后常用NSAID和对乙酰氨基酚，必要时合用一种弱阿片类药物，如可待因－对乙酰氨基酚。

2. 术后恶心呕吐（PONV）预防：PONV发生风险通过Apfel评分预测，每项1分：①女性。②术后需要使用阿片类药物。③非吸烟者。④PONV病史或晕动症者。计算总分：1分为20%风险；2分为40%风险；3分为60%风险；4分为70%～80%风险。基础PONV风险超过20%～40%的患者常规给予PONV预防药物。择期日间手术常规使用抑酸药，可能带来有益的临床结果。除长期服用者外，对于禁食后出现严重反酸、肥胖患者要考虑术前预防性使用抑酸药。

3. 警惕迷走神经反射：扩张宫颈口可引起迷走神经兴奋，会出现严重窦性心动过缓或其他心律失常。

4. 其他：宫腔镜检查及治疗术需使用膨宫泵持续灌注提供术野，避免患者术中低血压，及时核查出入量，警惕水中毒的发生。

（裴丽坚）

第六节　气道管理亚专业组

一、胸科患者困难气道处理流程

（一）适应证

1. 困难气道的患者拟行胸科手术。
2. 拟行胸科手术的患者出现困难气道。
3. 以上情况无论是可预料的困难气道还是非预料的困难气道，均适用本流程。
4. 困难气道包括困难通气和/或困难插管和/或困难拔管。

（二）处理原则

1. 胸科患者困难气道处理应遵循气道管理指南的总原则和基本处理方法。
2. 无论何时首要保证氧合是至关重要的。
3. 熟悉多种困难气道工具并熟练掌握其临床操作是成功的关键。
4. 建立气道的方法取决于患者的病情与术式、胸科医师的操作习惯与手术要求及麻醉医师最熟悉技术的原则。
5. 鉴于胸科手术及单肺通气病理生理的特殊性，团队合作和良好有效的沟通有助于保证患者安全。

（三）术前评估

1. 胸科患者术前的评估包括但不限于患者气道的基本评估，同时要考虑单肺通气对评估结果的影响。
2. 选择建立单肺通气的方法，包括但不限于双腔支气管导管、支气管封堵器以及其他组合包括喉罩等，特殊困难的患者可能需要在多种气道工具中进行转换。
3. 麻醉医师应通过仔细阅读患者的影像资料来决策使用何种单肺通气方法，具体详见胸科手术患者的麻醉管理。需要高度关注的是，患者的困难气道往往不仅限于上气道，声门下主气道及支气管的问题同样需要仔细评估，如狭窄、扭转屈曲、开口及位置畸形等。

（四）可预料或明确困难气道的胸科患者处理流程

1. 明确患者的通气是否存在受限及有通气不足造成低氧或缺氧的风险。
2. 明确患者是否保留自主呼吸下建立气道或麻醉诱导后建立气道。

3. 选择建立气道的方法。

4. 选择建立单肺通气的方法。

5. 具体如图3-4所示。

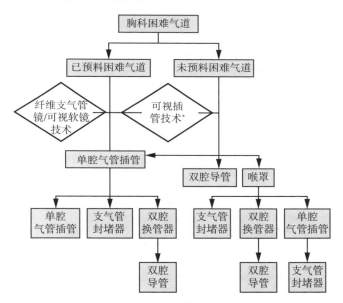

图 3-4　胸科患者困难气道处理流程思维导图

注：＊可视插管技术包括但不限于可视喉镜、可视管芯、可视喉罩、可视软镜等或联合技术。

（五）可疑或非预料困难气道的胸科患者处理流程

1. 对于可疑困难气道的患者明确是否保留自主呼吸下建立气道或麻醉诱导后建立气道。

2. 明确非预料困难气道患者的通气状况在初次尝试后是否存在通气受限及有通气不足造成低氧或缺氧的风险。

3. 选择建立气道的方法。

4. 选择建立单肺通气的方法。

5. 具体见图3-4。

注：可疑困难气道是指在术前气道评估指标中存在一项或几项异常，从而评估存在一定程度的通气或插管困难者，如肥胖、头后仰受限等。

（六）特殊胸科患者气道处理流程

1. 小儿患者

（1）小儿患者的胸科手术需要多方位考虑，包括小儿气道和呼吸生理与病理生理改变。切记小儿患者并非小号成人，同时需要与外科医师仔细沟通手术方式、单肺通气的要求等。

（2）8岁以上的小儿患者进行单肺隔离，可以考虑双腔气管导管，但仍需要术前根据影像学资料具体判断管号。

（3）8岁以下的小儿患者多以支气管封堵器实施单肺隔离为主，因此对于困难插管的患者先行单腔气管插管可以参考小儿困难气道处理流程。

（4）小儿型号的支气管封堵器对于6.0F的单腔导管可以行管内置入，置入更小号的单腔导管时往往需要将支气管封堵器置于气管导管外，避免通气效能的降低。

（5）无法实现支气管封堵器的小儿患者可以直接置入单腔导管进入一侧肺叶实现单肺通气，但术中膨肺及吸痰等管理则需要予以更多关注。

（6）小儿胸科困难气道的管理更多依赖小儿专科麻醉医师的经验，对于术中纤维支气管镜的使用要求也更高。

2. 气管切开患者

（1）术前需要通过患者病史及影像学资料了解气管切开具体情况，包括气管切开的病因、切开时间及伤口周围的情况。

（2）更重要的是了解气管切开下段是否合并气管狭窄，有条件的可以用纤维支气管镜检查明确。

（3）如果患者气管切开套管为金属套管，术前需请耳鼻喉科医师准备带标准15mm接口的气切套管，用于连接麻醉机呼吸回路。

（4）可以通过气切口置入短型双腔气管导管实施单肺隔离，或者置入相应型号的单腔管后再置入支气管封堵器实施单肺隔离。

（5）术后拔管后需要耳鼻喉科医师再次更换气管切开导管。

3. 经鼻气管插管患者

（1）如果困难气道患者无法经口插管，往往需要经鼻建立气道。

（2）经鼻插管的患者可以采用支气管封堵器实施单肺隔离。

（3）由于鼻部曲率的原因，必须关注支气管封堵器左右侧调整可能会出现一定的难度，同时应注意支气管封堵器的深度，因此需要有操作经验的麻醉医师参与管理。

4. 非插管胸科手术患者

（1）非插管胸科麻醉技术需要根据手术、患者情况及麻醉医师的气道管理经验综合考量，对于合并困难气道的患者不失为一种选择，但目前尚未形成常规流程。

（2）无论是在保留自主呼吸或是在喉罩置入＋支气管封堵器隔离单肺时，均需要严格监测患者的呼吸及氧合状态，并制订紧急处理预案。

（3）实施非插管麻醉需要保证患者完善多模式镇痛（如复合区域神经阻滞或内镜直视下肋间神经及迷走神经阻滞等）。

（4）具体麻醉管理可参见胸科麻醉管理流程图（图3-4）。

（易　杰）

二、阻塞性睡眠呼吸暂停低通气综合征患者困难气道处理流程

阻塞性睡眠呼吸暂停低通气综合征（OSAHS）是一种与睡眠相关的呼吸功能障碍，表现为部分或完全的通气暂停而导致间断性低氧甚至缺氧状态。男性及肥胖是OSAHS的独立危险因素。以低通气指数（AHI）即每小时所观察到发生的呼吸事件区分OSAHS的严重程度如下：①轻度，AHI 5 ～ 14.9/h。②中度，AHI 15 ～ 29.9/h。③重度，AHI ＞ 30/h。

（一）适应证

1. 临床诊断OSAHS的患者。

2. 临床表现有鼾症且疑似有潜在低通气或低氧血症风险的患者。

3. OSAHS患者即使严重程度较轻，也可按本流程管理。

（二）术前气道评估

1. OSAHS患者的气道评估可采用常规麻醉前气道评估的方法，包括但不限于张口度、甲颏距、Mallampati分级、头颈活动度及上唇咬合试验等。

2. 男性和肥胖是OSAHS的独立危险因素，其他还包括面部畸形、舌体肥大等，亚洲人也较其他种族易发OSAHS。

3. OSAHS患者可以通过STOP-BANG等问卷进行筛查。

4. 对于重度OSAHS的患者建议行呼吸睡眠监测，了解暂停时长及最低血氧饱和度值等。

（三）气道管理工具的准备与选择

1. OSAHS患者经过术前气道评估应该明确是否有通气困难和/或插管困难。

2. 根据操作者的临床气道处理经验应该充分准备熟悉的多种通气与插管工具。

（1）通气工具：型号适合的口咽通气道和/或鼻咽通气道、至少两种型号和大小的喉罩，包括插管型喉罩，高流量经鼻吸氧装置（HFNC）。

（2）插管工具：至少两种可视喉镜（包含两种大小的镜片），纤维支气管镜或可视插管软镜（根据用途准备相应粗细口径的内镜）。除非是非常有操作经验的麻醉医师，对于OSAHS患者不建议使用可视管芯类的插管工具。

（四）OSAHS气道管理流程

1. 首先判断OSAHS患者是否必须需要在气管插管下行手术或治疗。预先评估OSAHS患者是否有反流误吸的风险。

2. 预先评估OSAHS患者是否有反流误吸的风险。

3. 多学科综合评估手术或治疗过程中的气道风险，以最稳妥的气道管理方案实施。

4. 处理流程遵循气道管理指南，包括呼叫帮助、尝试次数等。

5. 简化流程见图3-5。

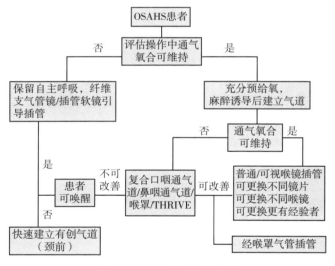

图3-5　OSAHS气道管理流程

（易　杰）

三、清醒气管插管操作流程

（一）清醒气管插管（ATI）适应证

1. 预计插管困难。
2. 预计通气困难。
3. 预计颈前气道困难。
4. 可疑困难气道伴反流误吸高风险。
5. 进行性气道损害。

（二）ATI 相对禁忌证

1. 需要快速控制气道时。
2. 局麻药过敏。
3. 气道出血。
4. 不合作的患者。
5. 颅底骨折患者尽量避免经鼻插管。

（三）ATI 知情同意

1. 务必与患者充分沟通，取得知情同意。
2. 与手术医师充分沟通，麻醉插管时间延长，讨论 ATI 操作失败的麻醉及手术方案。
3. ATI 失败风险高且失败后可能危及患者生命时，需与患者家属充分知情谈话，同时医务处备案，耳鼻喉科医师备好随时气管切开。

（四）操作前准备

1. **环境准备**　手术室环境或具备同等设备及医疗标准的场地。

2. **人员准备**　不少于 2 名麻醉医师，包括至少 1 名具有经验的麻醉医师；手术室护士 1 ～ 2 名或者更多；呼叫可迅速到场的上级医师及具备颈前紧急气道建立能力的团队。

3. **设备准备**

（1）纤维支气管镜：成人直径 3.8 ～ 4.2mm，可通过 ≥ ID 5.5 气管导管；儿童直径 2.2 ～ 3.1mm，可通过 ≥ ID 3.0 ～ 4.0 气管导管。

（2）可视/视频喉镜。

（3）鼻导管给氧或经鼻高流量吸氧装置。

（4）其他：麻醉机、监护仪（至少具备 ECG、NIBP、SpO_2、$ETCO_2$ 监测），不同型号气管导管、插管型喉罩、喷壶/雾化装置/喉麻管等、吸引器、口咽/鼻咽通气道、管芯、牙垫、导管固定装置或胶布等。

4. 药物准备

（1）表麻药物：2%利多卡因（雾化采用30ml＋表麻/环甲膜穿刺采用5ml注射器抽取，总量需＜9mg/kg）；10mg/ml麻黄碱溶液。

（2）视情况准备镇静药物（右美托咪定、瑞芬太尼、咪达唑仑等）。

（3）视情况准备干燥剂（阿托品、东莨菪碱等）。

（4）反流误吸风险预防（H_2受体拮抗药、枸橼酸钠等）。

（5）拮抗药物。

（6）全麻药物。

（7）抢救药物等。

（五）体位摆放和推荐的人员设备布局

体位摆放和推荐的人员设备布局见图3-6。

（六）操作要点

1. 吸氧　持续鼻导管吸氧（＞6L/min），或经鼻高流量吸氧（HFNC）30 ～ 70L/min。

2. 鼻腔准备　采用0.5%去氧肾上腺素溶液或10%麻黄碱溶液收缩鼻黏膜血管。

3. 镇静　是否使用镇静药应视具体情况而定。镇静的目标是提供抗焦虑、遗忘和镇痛作用，使患者可耐受操作和保持配合。注意：不能使用镇静来弥补表面麻醉的不足！推荐由专人负责患者的镇静，应尽量使用作用时间短、可被逆转的药物，并使用可达到临床需求的最轻的镇静程度。危重患者避免使用镇静药物。镇静方案推荐如下。

（1）瑞芬太尼：起始剂量0.05 ～ 0.1μg/（kg·min）或TCI浓度1.0 ～ 3.0μg/ml）单用或联合使用咪达唑仑0.5 ～ 1mg，必要时可重复使用，总剂量0.025 ～ 0.1mg/kg。

（2）右美托咪定：负荷剂量1μg/kg，泵注10分钟以上，随后0.2 ～ 1μg/（kg·h）输注，可单用或联合使用咪达唑仑，有呼吸抑制风险的患者不使用负荷剂量。

（3）咪达唑仑联合芬太尼：从小剂量开始，逐渐加量，分次静脉给药。

4. 气道表面麻醉　包括表面麻醉、鼻部麻醉、环甲膜穿刺术及神经阻滞表面麻醉推荐使用2%利多卡因或1%丁卡因溶液。注意要点如下。

（1）鼻腔表麻推荐使用蘸有局麻药的棉片或棉签。应注意的是，务必清点棉签及棉片数量，避免将棉片或棉签遗留在鼻腔。

（2）咽喉部表麻推荐使用雾化装置，或喷雾瓶连接橡胶喷壶

用物准备	药品准备
麻醉机、监护仪（ETCO$_2$监测必备） 表面麻醉用物、吸引器 纤维支气管镜、视频喉镜、可插管喉罩 鼻导管、经鼻高流量吸氧装置 不同型号气管导管、管芯 口咽/鼻咽通气道 牙垫、固定用胶布	2%利多卡因（雾化30ml、表麻/环甲膜穿刺5ml，总量<9mg/kg）或者1%丁卡因溶液（50mg稀释至5ml） 10mg/ml麻黄碱溶液 镇静药物（右美托咪定、瑞芬太尼、咪达唑仑等） 干燥剂（阿托品、东莨菪碱） 拮抗药物、全麻药物、抢救药物 反流误吸风险预防（H$_2$受体拮抗药、枸橼酸钠等）

体位摆放

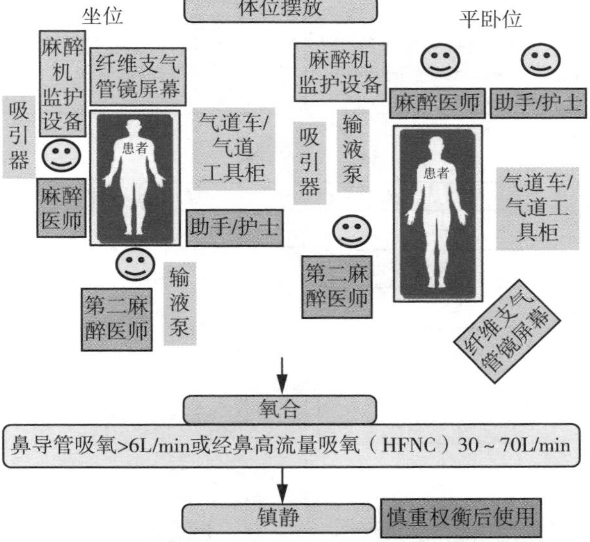

坐位

平卧位

氧合

鼻导管吸氧>6L/min或经鼻高流量吸氧（HFNC）30~70L/min

镇静　慎重权衡后使用

瑞芬太尼（恒速泵注0.05~0.1μg/（kg·min）或TCI Ce 1.0~3.0μg/ml）单用或联合使用咪达唑仑0.5~1mg
右美托咪定［负荷剂量1μg/kg，泵注10分钟以上，随后0.2~1μg/（kg·h）输注］单用或联合使用芬太尼
咪达唑仑联合芬太尼，小剂量开始，滴定式加量

图3-6　ATI操作流程

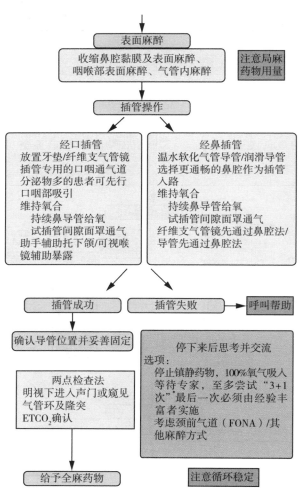

图3-6（续）

注：*至多尝试3＋1次，最后一次须由团队中经验丰富者经充分沟通及讨论后尝试。

球囊，或喷雾瓶连接吸氧装置即简易喷雾装置。分别对舌根、两侧软腭、扁桃体隐窝、咽后壁进行表面麻醉，如使用喷壶，每个部位2～3喷为宜，必要时使用清洁纱布协助患者伸舌。

（3）Spray-as-you-go技术：纤维支气管镜具备给药/吸引通道时，经通道边进镜边完善声门附近表麻，或可沿纤维支气管镜镜身固定一细硬膜外导管/微量泵泵管，末端与纤维支气管镜镜身齐平，边进镜边给药。

（4）环甲膜穿刺表麻：定位环甲膜位置，首先确定甲状软骨上缘——"喉结"位置，随后向下找到甲状软骨下缘，甲状软骨下缘与下方环状软骨之间即为环甲膜位置。进针前嘱患者憋气、不要吞咽，垂直进针约0.5cm，有明显落空感后回抽，回抽为空气时可确认针尖位于气管内，快速注入局麻药3～5ml后退针。此时嘱患者咳嗽，利于局麻药物扩散。

（5）神经阻滞技术包括舌咽神经阻滞、喉上神经阻滞、鼻腔神经阻滞等。

（6）需特别注意的是，气道表面麻醉或神经阻滞可损害气道的保护性反射。

5. 经口插管

（1）先将气管导管（ETT）套于纤维支气管镜上，将ETT穿过镜身到达手柄位置，并以胶带轻轻地固定。

（2）如果需要，可放置牙垫或纤维支气管镜插管专用的口咽通气道。

（3）插入纤维支气管镜前，若患者分泌物多，可先行口咽部吸引。

（4）助手配合患者张口，必要时辅助托下颌。调整纤维支气管镜方向，沿咽中线插入。注意：在纤维支气管镜到达舌根附近时，必须保持在中线位置。到达口咽后壁时，应当使其末端弯曲，沿舌根继续前进，直至显露会厌或声门。

（5）窥见声门后，可向声带喷射局麻药物，继续进镜，直至窥见隆突，然后沿纤维支气管镜推进ETT，再用纤维支气管镜观察到气管环，并协助确认导管深度后退镜。

6. 经鼻插管

（1）将ETT置于温水中数分钟使其软化。

（2）选择更通畅的一侧鼻腔，必要时可术前行鼻部CT确认其解剖学结构。

（3）充分润滑ETT表面。

（4）将ETT安于纤维支气管镜上，首先进行纤维支气管镜检查以确保更有利的经鼻途径。或者在插入纤维支气管镜前，将受热软化的ETT插入鼻孔至深度14～15cm，ETT的斜面应朝向鼻道的外侧壁。在推进ETT时将其向头侧牵引，以最大限度

141

地降低鼻甲损伤风险。随后将纤维支气管镜置入ETT，支气管镜末端从ETT穿出时便可观察到喉。

（5）窥见声门后，在通过喉腔前，向声带喷洒局麻药物。推进纤维支气管镜到达隆突水平，然后推进ETT，用纤维支气管镜观察到气管环并协助确认导管深度后退镜。

注意要点：使用纤维支气管镜时，始终保持纤维支气管镜方向正对操作者且镜身伸直。视野前方为红色或无法辨别形态时，不要盲目进镜，适当退镜，定位明确后再进镜。退镜有阻力时，首先确认镜身前端是否复位到伸直状态。

7. 可辅助开放上气道和改善视野的方法

（1）放置纤维支气管镜插管专用的口咽通气道。

（2）托下颌法。

（3）用纱布或Magill钳轻柔地将舌头向前拉出，避免下齿损伤舌部。

（4）伸颈（如无禁忌证）。

（5）外部调整喉的位置。

（6）插入直接或视频喉镜片，可创造空间并可协助抬起会厌。

（7）对于清醒患者，嘱其进行嗅、吞咽、发声或深呼吸动作。

（七）两点法确认气管导管位置

1. ATI：纤维支气管镜方法时，观察可见气管腔内结构，或可见隆突；ATI：可视喉镜方法时，明视下确认气管导管通过声门（任何间接征象均不可靠）。

2. 机械通气时规律的ETCO$_2$波形。

注意：务必确认导管位置且套囊充气，并妥善固定后再给予全麻或肌松药物！

（八）ATI失败的应对策略

ATI失败的处理流程见图3-7。

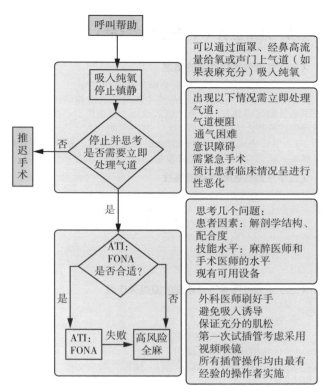

图3-7 ATI失败的处理流程

注：做好紧急颈前气道的准备，一旦发生危及患者生命的上气道梗阻，立即实施紧急颈前气道。

1. 呼救。
2. 吸入100%氧气。
3. 停下来后思考并交流。
4. 至多尝试3＋1次ATI，最后一次必须由经验丰富的术者实施。
5. 停止镇静药物或拮抗其作用，尽可能去除气道梗阻因素。
6. 颈前气道FONA建立，推迟手术，如可能改用神经阻滞或其他麻醉方式。

（龚亚红　杨　璐）

四、危重患者（生理性困难气道）气道处理流程

（一）生理性困难气道的概述

1. 患者气道评估不一定存在解剖性困难气道。

2. 患者合并危及生命的病理生理改变或脏器储备功能降低使围插管期间容易发生严重的低氧血症、低血压、心律失常、心搏骤停或死亡。

3. 尽快完成并保证首次插管成功至关重要，插管延迟或反复喉镜试插管可能导致严重并发症，甚至导致患者死亡。

（二）生理性困难气道的挑战

1. 面对危重患者，医务人员心理压力大，处理经验少。手术室外危重患者插管，设备和环境熟悉度差。

2. 危重患者气道管理的前期准备时间和插管操作时间十分紧迫。

3. 危重患者不推荐清醒气管插管（除非明确存在解剖性困难气道），诱导插管失败后再唤醒患者的可行性低。

（三）生理性困难气道管理的重点关注点

1. 团队合作。

2. 改良的气道评估。

3. 保证预氧合和插管期间的氧合。

4. 优化循环及其他病理生理状态。

5. 恰当的快速顺序诱导流程，插管失败后实施统一的计划B和计划C。

6. 选择合适的喉镜，保证首次插管成功率，准备好合适的颈前气道设备。

（四）知情同意

1. 时间允许的情况下，务必与患者家属充分沟通，取得知情同意。

2. 情况紧急时，团队合作完成知情同意。

3. 插管失败风险高且失败后可能危及患者生命时，呼叫耳鼻喉科医师做好建立颈前气道的准备，同时在医务处备案。

（五）操作前准备

1. **环境准备** 手术室环境或具备同等设备及医疗标准的场地。

2. **人员准备** 不少于两名麻醉医师，包括至少一名具有经验的麻醉医师；手术室护士1～2名或者更多；呼叫可迅速到场

的上级医师及具备颈前紧急气道建立能力的团队。

3. 设备准备

（1）直接喉镜，可视/视频喉镜。

（2）鼻导管给氧或经鼻高流量吸氧装置（HFNC）。

（3）其他：麻醉机、监护仪［至少具备心电图（ECG）、无创血压（NIBP）、有创血压（IBP）、SpO_2、$ETCO_2$、不同型号气管导管、插管型喉罩、颈前气道设备、吸引器、口咽/鼻咽通气道、管芯、牙垫、导管固定装置或胶布等。

4. 药物准备　①全麻药物。②抢救药物等。

（六）改良的气道评估

即使情况紧急，也应快速评估气道（快速气道评估——MACOCHA评分法见表3-7），包括插管条件、通气条件、颈前气道条件和误吸风险。

第三章　临床麻醉规范与管理流程

表3-7　快速气道评估——MACOCHA评分

评分项目	最高分值
患者相关因素	
Mallampati气道分级Ⅲ或Ⅳ级	5
睡眠呼吸暂停综合征	2
颈部活动度受限	1
张口度＜3cm	1
合并的病理因素	
昏迷	1
严重的低氧血症	1
手术相关的因素	
非麻醉医师	1
总分	12

注：评分项目共7项，7个项目的总分为0（简单）～12分（最难）；评分＞3分提示该危重患者存在困难插管。

（七）插管计划A

插管前准备、预氧合、麻醉诱导、面罩通气、插管（最多不超过3次）。

1. 插管前准备　插管前准备的核查表见表3-8，按照清单进行核对；确保现场团队人员都清楚气道管理的A、B、C、D具体方案（高危患者气道管理流程见表3-9）；预先通知可能被呼叫帮助的上级医师；商议决定如果插管失败，是否唤醒患者；同时开始预氧合。

表 3-8 插管前准备的核对表

患者准备	设备准备	人员准备	困难预案
可靠的外周静脉/中心静脉	连接监护	分配角色	如果插管失败，能否唤醒
优化体位	SpO₂/ETCO₂/ECG/BP	一人可承担几项任务	患者
坐位?	检查仪器设备	Team leader	核对气道管理的方案流程
硬床垫	气管导管×2，检查套囊	第一插管人员	方案 A:
气道评估	直接喉镜	第二插管人员	诱导和喉镜插管
确认环甲膜位置	可视喉镜	插管辅助人员	方案 B/C:
是否考虑唤醒插管	管芯/探条	给药人员	声门上气道
优化预氧	吸引器，吸力正常	关注患者生命体征	面罩通气
3分钟或ETO₂>85%	声门上气道设备	巡回	经喉罩纤维支气管镜插管
是否CPAP或面罩通气	口咽/鼻咽通气道	是否需要行颈前气道	方案 D:
鼻导管给氧	纤维电子软镜	如果需改变，应该呼叫谁帮忙	颈前气道套装
优化患者状态	颈前气道设备	谁未提醒时间	刀片-探子-导管技术
容量/血管收缩药/强心药	检查药物		
吸引胃管	依托咪酯/氯胺酮		谁还有什么疑问或问题
慢顺序诱导	肌松药		
过敏?	升压药/强心药(泵)		
高钾血症风险增加?	镇静维持药物		
避免使用琥珀酰胆碱			

表3-9 危重患者快速顺序诱导核对表

RSI前评估

- 预计喉镜暴露困难　　　　　　　　　　　　　　　　是/否
  （尽早呼叫上级医师帮助，准备困难气道车，考虑清醒插管）
- 预计面罩通气困难　　　　　　　　　　　　　　　　是/否
  [准备口咽通气道（OPA）、鼻咽通气道（NPA）、喉罩（LMA），有一个助手可以帮助面罩通气]
- 预计颈前气道困难　　　　　　　　　　　　　　　　是/否
  （触诊环甲膜并做好标记，考虑是否呼叫耳鼻喉科医师帮忙）

患者体位

- 优化体位，便于喉镜暴露，提高功能残气量　　　　（头高位/垫肩，嗅物位）　核对

优化生理指标

- 吸引胃管　　　　　　　　　　　　　　　　　　　　核对
- 充分预氧合　　　　　　　　　　　　　　　　　　　核对
- 鼻导管给氧（15L/min）进行窒息氧合　　　　　　　核对
- 如果患者SpO_2<97%，采用无创通气或肺复张　　　核对
- 如果患者躁动，考虑给予氯胺酮0.25～0.5mg/mg以改善预氧合　　　　　　　　　　　　　　　　　　　核对
- 优化血容量、心输出量和外周血管阻力　　　　　　核对

监测

- ECG、SpO_2、NIBP（避开输液和测血氧的肢体，1～3分/次）/IBP　　　　　　　　　　　　　　　　　核对
- $ETCO_2$监测仪正常　　　　　　　　　　　　　　　核对
- 循环不稳定的患者建立有创动脉监测，必要时建立中心静脉　　　　　　　　　　　　　　　　　　　　核对

设备

- 两个氧气源　　　　　　　　　　　　　　　　　　　核对
- 吸引器放在患者的枕头下　　　　　　　　　　　　　核对
- OPA×2，NPA×2，LMA　　　　　　　　　　　　　核对
- 喉镜，ETT×2，润滑剂　　　　　　　　　　　　　核对
- 探条、注射器和胶布　　　　　　　　　　　　　　　核对
- 外科环甲膜切开术（10号尖刀片，探条、6号ETT）核对

药物

- 两条静脉通道（考虑可能需要使用血管活性药物）　核对
- 诱导药物（休克患者使用氯胺酮或依托咪酯）　　　核对
- 镇痛药物　　　　　　　　　　　　　　　　　　　　核对
- 肌松药物（推荐罗库溴铵1.2～1.5mg/kg）　　　　　核对
- 紧急用药（正性肌力药物、阿托品、麻黄碱等）　　核对
- 插管后镇静、镇痛和血管活性药物　　　　　　　　核对

总结：分配角色、手法固定颈椎？环状软骨按压？插管计划A、B、C、D，团队成员有没有疑问

2. **患者体位** 循环容量允许的情况下，头抬高25°～30°，使头部呈嗅物位；肥胖患者垫高肩部和头部使外耳道水平和胸骨切迹在同一水平，使头部后仰，暴露颈部环甲膜。

3. **连接监护** 包括SpO_2、ECG、NIBP、IBP、$ETCO_2$。

4. **预氧合** 危重患者对低氧血症的耐受性差，同时预氧合有效性也比较差。

（1）非呼吸衰竭患者：密闭良好的面罩吸入10～15L/min的纯氧，持续3分钟以上，或直至呼气末氧浓度＞85％。

（2）合并低氧血症的患者：采用持续气道正压通气（CPAP）（5～$10cmH_2O$）、面罩辅助通气或经鼻高流量提高预氧合效果；同时躁动不配合的患者可给予小剂量镇静药（指南推荐氯胺酮，临床可应用1mg咪达唑仑），辅助有效的预氧合。

（3）严重低氧血症的患者：已经采用CPAP、面罩辅助通气或HFNC的患者仍无法改善氧合时，尽快诱导插管，因为延迟插管可能导致低氧血症继续恶化。

（4）插管期间持续鼻导管给氧（15L/min）或经鼻高流量给氧。

5. **诱导期间的氧合维持**

（1）无面罩通气禁忌的患者可行面罩通气＋CPAP。

（2）通气困难的患者可行双人通气，放置口咽/鼻咽通气道，考虑松开环状软骨按压。

（3）试插管失败时，尽快面罩通气＋CPAP。

6. **麻醉诱导** 误吸高风险的危重患者指南推荐改良快速顺序诱导。

（1）误吸高风险患者：胃管吸引（对于摄入液体或消化液潴留的患者）；头部抬高20°～30°，准备粗吸引器；由经验丰富的医师正确地按压环状软骨；无低氧血症患者不进行面罩通气，低氧血症患者进行小潮气量低压面罩通气（气道峰压＜18～$20cmH_2O$）；使用罗库溴铵（1.0～1.5mg/kg）/琥珀酰胆碱可尽量缩短通气时间。

（2）环状软骨按压方法

1）位置和方向：环状软骨，向后方颈椎方向。

2）压力：患者清醒时给予10N，意识消失后给予30N，头高位给予20N，40N可导致气道梗阻。

3）按压时机：准备给药前开始，插管确认成功，套囊充气终止。

4）不良影响：喉镜暴露困难，面罩通气困难，困难声门上通气工具置入困难。

5）影响插管操作时，调整按压手法。

6）处理方法：暂时放开，但需随时准备按压，大吸引器，反流时头低位。

7. 诱导药物的选择 休克患者：依托咪酯＋罗库溴铵（1.0～1.5mg/kg）＋芬太尼；必要时泵注血管活性药物。

8. 插管 为保证首次插管成功率，应由经验丰富的麻醉医师插管，采用视频喉镜，管芯合理塑形。

9. 插管后肺复张 必要时可进行。

（八）计划B/C

试插管失败时，采用声门上气道设备或面罩通气维持氧合。

1. 试插管失败时，可根据患者情况及麻醉医师的经验选择声门上气道（SGA）或面罩通气维持氧合。

2. SGA通气不满意可改为双人面罩通气，保证足够的麻醉深度和肌松效果，或更换SGA的型号和类型，但总尝试次数不能超过3次。

3. 如果通气满意，停下来思考讨论下一步处理方案，可供选择的方案包括：唤醒患者；经可插管型喉罩进行气管插管；等待高年资专家来决定下一步处理方案；建立颈前气道。

4. 如果通气效果仍不满意，随时准备启动建立颈前气道。

（九）计划D

紧急颈前气道。

1. 宣布插管失败氧合失败（CICO）的危重患者，应尽快建立颈前气道，避免延误。

（1）一次试插管失败后，将颈前气道设备拿到床旁。

（2）面罩或SGA通气出现一次失败，打开颈前气道设备套装。

（3）一旦宣布CICO，立刻实施颈前气道。

（4）同时存在解剖性和生理性困难气道的患者，气道管理开始前就准备好建立颈前气道所需要的设备、患者体位和操作人员。

2. 建立颈前气道后，要确认气管导管位置是否正确，妥善固定导管，并检查切口部位有无外科出血或损伤；行气管内吸引，循环稳定时行手法肺复张，之后还需行胸部X线检查，并监测可能发生的并发症。及时向上级医师汇报气道处理的结果。

危重患者气道管理流程（简明版）见图3-8；危重患者气道管理流程（详细版）见图3-9；危重患者"不能插管，不能氧合"的处理流程见图3-10。

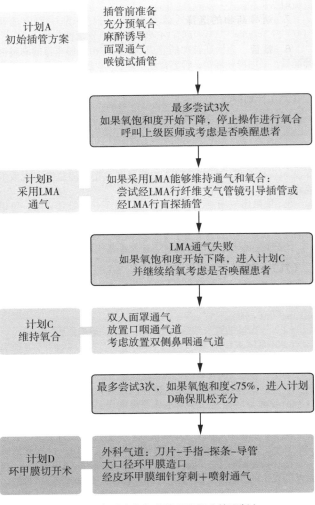

计划A
初始插管方案

插管前准备
充分预氧合
麻醉诱导
面罩通气
喉镜试插管

最多尝试3次
如果氧饱和度开始下降，停止操作进行氧合
呼叫上级医师或考虑是否唤醒患者

计划B
采用LMA
通气

如果采用LMA能够维持通气和氧合：
尝试经LMA行纤维支气管镜引导插管或
经LMA行盲探插管

LMA通气失败
如果氧饱和度开始下降，进入计划C
并继续给氧考虑是否唤醒患者

计划C
维持氧合

双人面罩通气
放置口咽通气道
考虑放置双侧鼻咽通气道

最多尝试3次，如果氧饱和度<75%，进入计划
D确保肌松充分

计划D
环甲膜切开术

外科气道：刀片-手指-探条-导管
大口径环甲膜造口
经皮环甲膜细针穿刺+喷射通气

图3-8 危重患者气道管理流程（简明版）

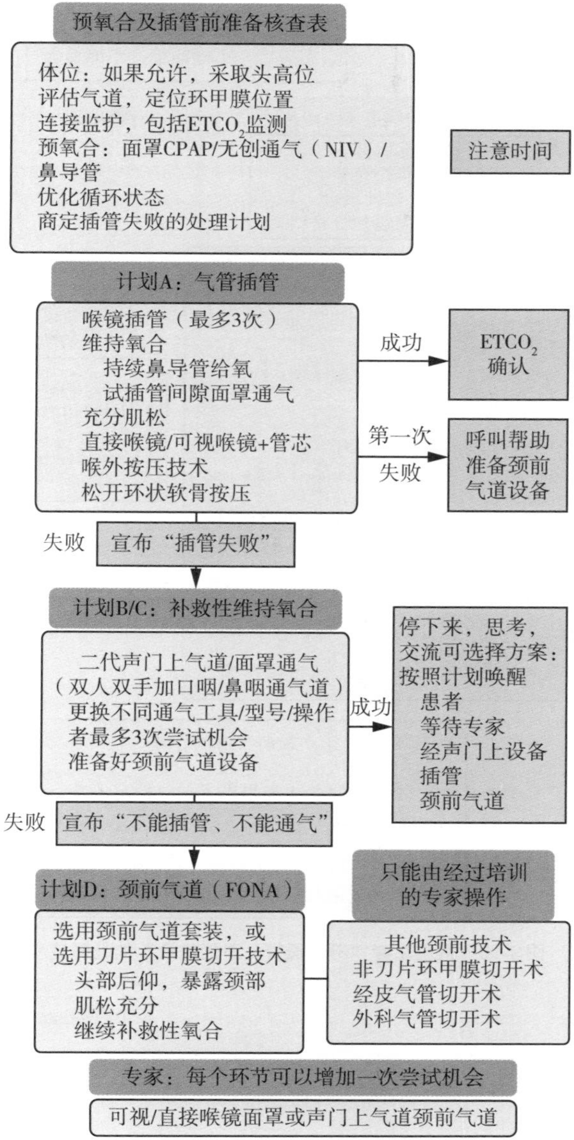

预氧合及插管前准备核查表

体位：如果允许，采取头高位
评估气道，定位环甲膜位置
连接监护，包括ETCO₂监测
预氧合：面罩CPAP/无创通气（NIV）/
鼻导管
优化循环状态
商定插管失败的处理计划

注意时间

计划A：气管插管

喉镜插管（最多3次）
维持氧合
持续鼻导管给氧
试插管间隙面罩通气
充分肌松
直接喉镜/可视喉镜+管芯
喉外按压技术
松开环状软骨按压

成功 → ETCO₂确认

第一次失败 → 呼叫帮助准备颈前气道设备

失败 宣布"插管失败"

计划B/C：补救性维持氧合

二代声门上气道/面罩通气
（双人双手加口咽/鼻咽通气道）
更换不同通气工具/型号/操作
者最多3次尝试机会
准备好颈前气道设备

成功 → 停下来，思考，交流可选择方案：
按照计划唤醒患者
等待专家
经声门上设备插管
颈前气道

失败 宣布"不能插管、不能通气"

计划D：颈前气道（FONA）

选用颈前气道套装，或
选用刀片环甲膜切开技术
头部后仰，暴露颈部
肌松充分
继续补救性氧合

只能由经过培训的专家操作

其他颈前技术
非刀片环甲膜切开术
经皮气管切开术
外科气管切开术

专家：每个环节可以增加一次尝试机会

可视/直接喉镜面罩或声门上气道颈前气道

图3-9 危重患者气道管理流程（详细版）

呼叫帮助

宣布患者"不能插管，不能氧合"

计划D：颈前气道（FONA）
颈部后仰
确保肌松充分
持续补救性氧合
排除氧气源问题和管路堵塞

刀片环甲膜切开术
设备：
刀片（尖刀片，型号10号或20号）
探条（<14F）
气管导管（5～6号带套囊导管）
握手法定位环甲膜位置
能够触及环甲膜
　在环甲膜处横向刺入刀片
　90°旋转刀片使刀刃朝向患者足侧
　将探条沿刀片旁置入气管内
　将润滑好的气管导管经探条置入气管内
　套囊充气，确认导管位置是否在气管内
不能触及环甲膜
　在颈部中线做纵向长切口
　用手指钝性分离软组织
　暴露并固定喉部
　找到环甲膜并按照上述方式行切开术

只能由经过培训的专家操作

其他颈前技术
非刀片环甲膜切开术
经皮气管切开术
外科气管切开术

建立颈前气道的管理
气管内吸引
手法肺复张（如果患者循环稳定）
胸部X线片
监测并发症
检查FONA的位置有无外科出血
向上级医师汇报气道处理的结果

图3-10　危重患者"不能插管，不能氧合"的处理流程

（龚亚红）

第七节 心脏外科麻醉亚专业组

一、心导管室小儿右心导管测压的麻醉

（一）概述

1. 肺动脉高压小儿右心导管检查的目的：①获得直接准确的血流动力学参数。②对比治疗前后肺动脉压变化。③除外术前未发现的心脏疾病。

2. 手术特点：①此类手术时间短、刺激小。②年龄＞14岁患者通常可以在局麻监护下完成。③儿童特别是6岁以下的学龄前儿童常无法配合，需要在深度镇静或全麻下进行（本流程管理主要适用于年龄＜6岁儿童）。

3. 避免任何加重肺动脉高压或降低右心灌注的因素包括：①预镇静避免诱导期哭闹。良好的预镇静可以极大地减少气道分泌物、减少气道高反应、减少应激、避免肺动脉压进一步升高、提高患儿苏醒质量、提高家长满意度。②达到足够麻醉深度后再进行气道操作和手术。③条件允许的情况下，尽可能采用喉罩减少气道刺激。④术中避免低血压或高碳酸血症。⑤采用深拔管技术减少小儿苏醒期躁动、减少喉痉挛。

4. 重度肺动脉高压或合并严重先天性结构性心脏病患者（如巨大房间隔缺损、室间隔缺损、法洛四联症）应当监测有创动脉血压。

5. 按年龄段进行术前禁食禁水，通常术前4小时禁食，2小时禁水。

（二）麻醉管理

1. 麻醉准备

（1）药物清单：①咪达唑仑。②瑞芬太尼。③地塞米松。④利多卡因。⑤丙泊酚。⑥罗库溴铵。⑦昂丹司琼。⑧麻黄碱。⑨阿托品。⑩丙泊酚（泵）。⑪氟马西尼。⑫右美托咪定。⑬去氧肾上腺素。

（2）监护：①小儿一次性脉搏氧饱和度电极＋小儿无创袖带。②重度肺动脉高压或合并严重先天性心脏病需要监测有创动脉血压；心内科常进行股动脉穿刺测压，此时可不必单独进行桡动脉穿刺置管，但需注意股动脉鞘管操作可影响动脉波形。③五导联心电图。④$ETCO_2$。⑤低龄和低体重儿推荐进行体温监测和体温保护。

（3）其他：①吸引器、小儿用细吸痰管。②小儿面罩、螺纹

管、人工鼻。③小儿喉罩（可弯曲单管喉罩）。④可视喉镜、适宜型号气管插管。⑤小儿口咽通气道。⑥以5%葡萄糖氯化钠溶液作为外周输液并连接2个靠近穿刺点的三通。⑦至少2个麻醉泵。⑧推荐在载液上接精密输液器，以控制输液速度。

2. 麻醉实施

（1）预镇静（年龄大于6个月的学龄前儿童常有分离焦虑，通常需要在等候区与家长分离之前进行药物预镇静）。

1）在病房放置外周静脉留置针（上肢前臂）入手术室。

2）患儿与家长一同在等候区等候，避免激惹患儿。

3）在家长协助下，从静脉留置针给咪达唑仑（后用生理盐水冲管）：①体重＜15kg 0.2～0.25mg/kg。②体重15～20kg 0.15～0.2mg/kg。③体重＞20kg 0.1～0.15mg/kg（最大不超过5mg）。

4）待咪达唑仑起效后，患儿由麻醉医师抱入手术间或家长陪同进入手术间。

5）一般年龄＞6岁儿童可配合自行进入手术间，无须预镇静；但如果患儿有哭闹倾向，应在哭闹之前及时进行预镇静。

（2）麻醉诱导及推荐剂量：诱导前用纯氧预充呼吸管路、设置新鲜气体流量6L/min、检查呼吸参数设置为小儿、检查吸引器、检查监护导线。

1）咪达唑仑2～3mg（如已经采取预镇静则可跳过此步骤；起效后可耐受轻放面罩在口鼻处预氧合并连接监护）。

2）阿托品0.01～0.02mg/kg（最大不超过0.5mg）。

3）利多卡因（用于减少丙泊酚注射痛）1mg/kg。

4）丙泊酚3～4mg/kg静脉慢推（如分次给药或从下肢给药，则需要加量）。

5）瑞芬太尼1μg/kg。

6）地塞米松0.1mg/kg（最大不超过5mg）。

7）昂丹司琼0.1mg/kg（最大不超过4mg）。

8）10～20μg单次去氧肾上腺素维持体循环压力。

（3）建立气道：首选喉罩，如插喉罩失败，或无法通气，及时给予肌松药并改为气管插管。

1）自主呼吸消失后吸纯氧+面罩辅助呼吸。

2）待麻醉深度足够后放置可弯曲喉罩。

3）胶布固定喉罩在口唇正中位。

4）呼吸参数设置（目标$ETCO_2$ 30～35mmHg）：①潮气量8～10ml/kg。②频率20～25次/分。③吸呼比1:1.5或1:1（低龄）。④FiO_2维持在100%，或根据手术医师要求依次调整为21%、70%、100%，以对比不同吸氧浓度下肺动脉压力变化。⑤新鲜气体流量降为2L/min。⑥设置PEEP＝0，呼吸平台压不应超过 20mmHg。

5）不推荐使用面罩或鼻导管吸氧进行术中维持；不推荐保留自主呼吸。

（4）麻醉维持

1）容量：诱导期输液负荷剂量约 5ml/kg，续接输液速度约为 2ml/（kg·h）。

2）镇静：推荐持续泵注丙泊酚维持，泵速为 10～12mg/（kg·h）（单纯七氟烷维持在苏醒期易发生躁动、喉痉挛等）。手术开始前推荐入壶或泵注右美托咪定 0.2μg/kg。

3）肌松：此类手术一般不需要肌松药，如必须使用，推荐罗库溴铵以便随时可以拮抗。

4）镇痛：要求手术医师充分局麻后开始手术；推荐持续泵注瑞芬太尼维持，初始泵速为 10μg/（kg·h）（在无肌松药、无其他阿片类药物情况下低于该速度自主呼吸易恢复）。短时间手术不需要除瑞芬太尼外任何其他阿片类药物。

5）小剂量泵注去氧肾上腺素，以维持体循环血压大于肺动脉压。肺动脉压过高出现循环无法维持或心内科要求时，可在人工鼻与喉罩（或气管插管）间串联雾化器，吸入伊洛前列素以扩张肺血管。

（5）苏醒恢复

1）手术结束拔出鞘管开始压迫穿刺点时，停止泵注丙泊酚和瑞芬太尼（如使用罗库溴铵则应使用舒更葡糖钠拮抗）；停药约 10 分钟后患儿可逐渐恢复自主呼吸。

2）拔除喉罩指征：①自主呼吸规律。②潮气量至少为 5ml/kg。③每分通气量可维持 $ETCO_2 < 60mmHg$ 且持续下降。④血压和心率稳定。

3）拔除喉罩后使患儿侧卧位，清理口腔分泌物，面罩托下颌吸氧观察呼吸。

4）提前准备好恢复室吸氧鼻导管和监护仪。

5）确认患儿气道通畅、呼吸平稳后转移至转运床（保持侧卧位）。

6）转运至恢复室：鼻导管吸氧＋脉搏氧饱和度监测。

7）家长到达恢复室后，氟马西尼：咪达唑仑＝0.1：1拮抗。

8）约 20 分钟后逐渐苏醒，断开输液保留留置针，家长陪护下回病房。

（三）其他注意事项

1. 保证足够通气和氧合非常重要，低氧或通气不足可加重肺动脉高压。

2. 年龄越小则诱导时所需每千克体重丙泊酚的量越大，诱

155

导时丙泊酚量不足易造成喉痉挛、呃逆、喉罩放置失败、肺动脉压升高。可追加丙泊酚加深麻醉后再次尝试。可小剂量使用去氧肾上腺素对抗丙泊酚降低外周循环阻力作用。依托咪酯大剂量推注时由于会显著增加肺动脉压，不适合在此类患者中使用（表3-10）。

表3-10　常用全麻药物对体循环和肺循环压力影响

药物	心肌收缩	MAP	SVR	PAP	PVR
醚	↓	↓	↓↓	↓	↓
丙泊酚	↓	↓	↓↓	↓	↓
氯胺酮	—	↑	↑	↑	↑
依托咪酯	—	↑	↑	↑	↑
右美托咪定	—	↓	↓	—	—
阿片类	—	↓	—	—	—
苯二氮䓬类	—	↓	—	—	—

注：MAP，平均动脉压；SVR，外周循环阻力；PAP，肺动脉压；PVR，肺血管阻力。

3. 由于单纯导管检查时间短（<1小时）且充分局麻，不推荐使用芬太尼或舒芬太尼等长效阿片类，易造成患者苏醒延迟和呼吸抑制。如预计手术时间超过1小时或为复杂手术，则推荐进行气管插管。

4. 术中麻醉医师远在控制室，因此使用喉罩过程中如果患者出现自主呼吸恢复并引发人机对抗，后果将是灾难性的。建议术中维持足够的麻醉深度，或使用肌松药＋舒更葡糖钠组合，以避免患者术中出现人机对抗。

5. 浅麻醉下刺激声门或进行气管内吸痰会造成肺动脉压急剧升高，应避免在拔除喉罩或气管插管之前进行气管内吸痰操作，如必须吸痰则应当在维持足够深度时进行。

6. 患儿苏醒后哭闹常是由于穿刺腿强迫体位不能弯曲导致不适而非疼痛，这类患儿可能需要保持一定镇静状态返回病房，可不予以氟马西尼完全拮抗咪达唑仑作用，或使用右美托咪定维持一定镇静。

7. 肺动脉高压危象（PHC）是死亡率极高的围手术期并发症，一旦发生必须即刻进行抢救。PHC主要表现为：①肺动脉压极度升高>体循环压力。②体循环压力降低无法维持，且心率代偿性增快。③超声下可见右心扩张、室间隔压向左心、左心受压前负荷不足、心输出量下降。④心搏骤停。

8. PHC的治疗方法：①去除诱因。②吸入一氧化氮（NO）或伊洛前列素类药物降低肺动脉压。③正性肌力药物/心肺复苏。④及时ECMO支持（表3-11）。

表3-11　PHC救治措施

措施	原理
吸纯氧	提高动脉氧分压可降低PVR
过度通气	降低动脉二氧化碳分压可降低PVR
不使用PEEP且尽量降低呼吸平台压	避免肺泡内压力过高影响肺血管阻力
纠正酸中毒	氢离子浓度影响PVR
使用降肺动脉压药物	吸入NO、伊洛前列素类（后者可能同时降低体循环压力）
维持体循环压力和心肌收缩力	去氧肾上腺素、肾上腺素（都可能同时增加肺动脉压）
充分镇痛＋足够的麻醉深度	减少应激反应
ECMO	V-A ECMO可同时支持心肺

（宋锴澄）

二、心包剥脱术的麻醉

（一）概述

1. 缩窄性心包炎是累及心包脏层和壁层的慢性炎症，表现为心包增厚、挛缩，压迫、限制心室，损害心室舒张功能。病因包括炎症（细菌感染尤其是结核感染等）、肿瘤、自身免疫性疾病等，其中放射性损伤和心脏术后并发症等原因导致的缩窄性心包炎可能与术后不良预后相关。

2. 缩窄性心包炎的基本病理生理表现为心室舒张受限导致静脉回流受阻和心室充盈受限。静脉回流受阻会使静脉压上升、静脉扩张、血容量增加，组织间隙水肿和浆膜腔积液。胃肠道水肿会引起营养不良和低白蛋白血症。肝淤血会导致凝血功能障碍。

3. 心包剥脱术分为胸骨正中切口和左侧开胸。正中开口更常用，其优点包括显露均衡和容易建立体外循环，其缺点为左心室后壁显露不佳。左侧开胸优点为左心室后壁剥离容易，缺点包括不易建立体外循环及右侧房室沟无法剥离。

4. 心外剥脱术首选非体外循环下手术，其对凝血功能影响

157

小，但不易调整血容量，有时剥离困难。个别情况可能需要备体外循环，应提前与外科医师进行沟通。

（二）麻醉实施

1. 术前评估

（1）了解病因、病史和合并症情况，评估左心室收缩功能，进行风险评估。

（2）了解目前利尿治疗情况、电解质情况。

（3）与外科医师沟通，了解手术计划和难点，以及需要的特殊准备。

2. 入室前准备

（1）药品：按心脏手术常规准备，包括咪达唑仑、舒芬太尼、利多卡因、依托咪酯、罗库溴铵、阿托品、麻黄碱、去氧肾上腺素、肾上腺素、去甲肾上腺素。常用血管活性药配制见表3-12。

表3-12　常用血管活性药配制

药品	配法	泵速对应关系
肾上腺素	1mg×3 支/50ml	泵 ×ml/h，相当于（X/wt）µg/（kg·min）
多巴酚丁胺	3mg×wt（kg）/50ml	泵 ×ml/h，相当于Xµg/（kg·min）
去甲肾上腺素	2mg×1.5 支/50ml	泵 ×ml/h，相当于（X/wt）µg/（kg·min）
硝酸甘油	0.3mg×wt（kg）/50ml	泵 ×ml/h，相当于（0.X）µg/（kg·min）
硝普钠	0.3mg×wt（kg）/50ml	泵 ×ml/h，相当于（0.X）µg/（kg·min）
胺碘酮	150mg×2 支/50ml	泵 ×ml/h，相当于（6X）mg/h
米力农	0.3mg×wt（kg）/ml	泵 ×ml/h，相当于（0.X）µg/（kg·min）
3%～6% 氯化钾	1.5～3g/50ml	—

（2）脉搏指示连续心输出量（PiCCO）监护仪

1）PiCCO监护仪模块：准备好CCO/CO模块和连线、压力模块和连线。

2）PiCCO高值套装：分装在两个盒子中，压力传感线提前打开，股动脉穿刺导管无菌上台，"冷水传感器"配件取出备用。

3）准备三腔中心静脉穿刺高值套装。

4）提醒护士准备中心静脉消毒包2个，分别供股动脉穿刺和颈内静脉穿刺使用。

5）提醒护士准备冰盐水，打PiCCO时用。

6）麻醉单一般记录3次心输出量（CO）和心指数（CI），时间点分别为剥脱前、左心剥脱后和右心剥脱后。

7）打开冰盐水获取CO步骤：①完成股动脉和颈内静脉穿刺置管后通过接线连接监护仪模块。②监护仪设置：确保CO模块为激活状态，一般正确连线后模块会自动激活。③输入身高和体重：在监护仪"患者资料"处输入身高和体重，以便自动计算体表面积和CI，此步骤可提前进行。注意：现有监护仪默认身高和体重单位通常为英寸（in）和磅（lb）而非厘米（cm）和千克（kg），需换算：1cm＝0.3937in；1kg＝2.2046lb；如170cm/60kg，则为170×0.3937→67in；60×2.2046→132lb。④打开冰盐水：因通过"冷水传感器"无法回抽液体，因此应先将"冷水传感器"内部管路排气后再连接中心静脉通路。注意：从此通路给药需要推适量盐水以防管路积存药液，也可在管路中加入三通作为给药通路。⑤待监护仪显示"新测量准备就绪"时点击"启动CO"待显示"基线稳定，现在注射"此时快速注射15ml冰盐水，等待片刻会出现CO值和CI值，重复2次，排除操作所致的异常值，取平均值记录。PiCCO指标参考范围见表3-13。

表3-13　PiCCO指标参考范围

参数	参考范围	单位
心指数（CI）	3～5	L/（min·m²）
舒张末期容积指数（GEDI）	680～800	ml/m²
全身血管阻力指数（SVRI）	1200～1800	Dyn×s×cm⁻⁵×m²
全心射血分数（GEF）	25～35	%
心功能指数（CFI）	4.5～6.5	L/min
每搏量指数（SVI）	40～60	ml/m²
胸腔血容积指数（ITBI）	850～1000	ml/m²
每搏量变异率（SVV）	≤10	%
血管外肺水指数（EVLWI）	3～7	ml/kg
肺血管通透指数（PVPI）	1～3	—

（3）其他　准备脑电双频指数（BIS）、自体血回输机及高值耗材备用，提醒护士准备抢救车和除颤电极片及连线。

3. 入室后准备

（1）监护及建立静脉通路

1）输液：建立粗外周静脉通路，注意及时减慢输液速度。

2）监护：接好无创血压、心电图、脉搏氧饱和度后镇静镇痛吸氧下股动脉穿刺置管，获得有创动脉压力，并连接有创动导管和 PiCCO 模块。

3）提醒护士贴除颤电极片备用，备好电极片跟除颤仪的接线。

4）测初始血气，如有转机可能，同时测 ACT。

（2）其他

1）建议使用可视喉镜。

2）气管导管型号建议男性 8 号，女性 7.5 号。

3）若有大出血风险（如再次开胸手术），则准备自体血回输机。

4）BIS 及体温监测。

4. 麻醉诱导 在有创血压＋BIS 监测下缓慢给药，全程严格限液，维持偏低心率维持心输出量，缩血管药物维持血压。诱导给药方案参考：咪达唑仑 1 ～ 2mg、利多卡因 0.5 ～ 1mg/kg、依托咪酯 1.5 ～ 2.5mg/kg、舒芬太尼 5 ～ 30μg、罗库溴铵 0.7 ～ 1.0mg/kg。

5. 手术开始

（1）手术开始前及时追加足量镇痛肌松药物并加深麻醉。

（2）锯胸骨时停呼吸。

（3）二开手术摆动锯不需要停呼吸。

（4）开胸过程大出血风险高的患者提前做大出血抢救预案。

（5）手术牵拉或电刀刺激可诱发心律失常，严密监测心电图，及时提醒外科医师，必要时暂停手术，或使用抗心律失常药物，甚至经除颤电极片体外电除颤。

（6）游离左心室后壁、腔静脉入口等易低血压，严密监测血压，及时提醒外科医师，必要时暂停手术，也可提前适当提升血压，提高血压下降后的血压低限。

6. 循环管理

（1）全程严格限液，尽量避免使用白蛋白、血浆及其他胶体，以防循环负荷增加。

（2）剥脱前增加血管外周阻力维持 MAP。

（3）在剥离腔静脉入口前给予呋塞米 10 ～ 20mg。

（4）剥脱后积极强心、提升心率、避免负性肌力药物、积极利尿，维持心输出量，避免急性容量过负荷，可通过头高足低位暂时减少回心血量。

（5）监测尿量和血气，可重复给予呋塞米，并维持血钾 4 ～ 4.5mmol/L。

7. 术后转运 在术后转运至 ICU 过程中，需要注意以下事项。

（1）不要随意减停强心药，平稳过度至 ICU。

（2）注意输液管路通畅，避免打折、意外断开。

（3）记得带 PiCCO "冷水传感器" 套件至 ICU 并注意无菌。

（白　冰）

三、心脏术后开胸探查止血术的麻醉

心脏术后出血是心脏手术后情况紧急危重的并发症，往往出现心脏压塞及血流动力学不稳定。如果心脏手术后引流量超过150～200ml/h且持续不缓解，外科即认为有活动性出血需要立即行开胸止血术，此时麻醉需要注意的事项如下。

（一）术前准备

1. 心脏手术患者因病情和手术都相对复杂，因此术前应快速有效地与主刀医师及心脏麻醉医师了解患者术中心功能状况、血管活性药物应用及本次出血可能原因，如时间允许建议提前去监护室访视患者，了解患者现在的呼吸支持条件、血流动力学及血管活性药物泵注情况，并在手术室提前做好准备。

2. 在接到外科紧急开胸手术电话后，应迅速进行人员调配及手术间药品物品准备，同时通过病历系统了解患者此时一般情况及化验检查，告知护士并开具取血条，提前拿取血制品放置到术间冰箱内备用。详细术前准备情况见表3-14。

3. 患者转运：一般由ICU床位直接推入手术间，再进行过床，减少搬运次数以防加重出血程度。麻醉医师应在手术室换床区等候，并与ICU医师进行交接，同时与家属进行谈话签字，做好术前告知。

4. 患者入室后：患者带ICU监护模块及模块连接线路进入手术间后，直接将监护模块插入手术间的监护仪使用。将血管活性药物注射泵及载液转移至术间输液架。入室后将呼吸回路连接到术间麻醉机上，开始机械通气。

（二）术中情况（以非体外循环下开胸止血为例）

1. 患者带气管插管入室后直接连接麻醉机呼吸回路，吸醚维持镇静（推荐1%维持MAC值0.5～0.7），同时监测目标BIS在40～60。

2. 建立粗外周静脉通路（16G灰针）并直接串联输血器，如果有条件可建立两路粗外周静脉通路，术中可以快速扩容，输注血制品。

3. 入室后患者往往已经处于休克状态，根据患者目前的血流动力学状态酌情给予镇痛药物舒芬太尼0.3～0.5μg/kg，术中可根据情况间断追加剂量0.3～0.5μg/kg。

4. 入室后予以肌松药罗库溴铵1mg/kg，或哌库溴铵0.04mg/kg，术中维持深肌松，可单次追加罗库溴铵10mg，或哌库溴铵4mg。

注意：如果此时患者外周循环没有建立成功可以考虑从中心

表3-14 术前准备

项目	内容
药物	舒芬太尼 100μg/20ml 咪达唑仑 10mg/10ml 罗库溴铵 100mg/10ml 依托咪酯 20mg/10ml 丙泊酚 50mg/50ml 利多卡因 100mg/10ml 麻黄碱 30mg/20ml 阿托品 0.5mg/5ml 去氧肾上腺素 10mg/100ml 肾上腺素 3mg/50ml 去甲肾上腺素 3mg/50mg 艾司洛尔 0.2g/20ml 硝酸甘油 5mg/100ml 或硝普钠 0.3mg×wt/50ml 肝素 提前了解患者在监护室泵注药物浓度及速度情况，准备好非常规泵注的血管活性药物或其他重要药物 如果术中需要体外循环支持，则需准备好肝素、鱼精蛋白
监护	心电图（五导联） 无创血压+有创动脉压（大多都还保留有监护室ABP） 脉搏氧饱和度 BIS 中心静脉压（大多从监护室携带）
物品	麻醉机 因患者大多带气管插管从监护室转运至手术间，因此不需要麻醉医师进行气管插管，仅需备好麻醉机及通气管路，患者入室后直接连接麻醉机 自体血回输机注射泵 可视喉镜，气管插管 外周静脉（建议至少建立1个16G粗外周通路） 吸引器 测量活化凝血时间（ACT）的机器和一次性测量玻片 自体血回输机血液回收 加温输液仪，温毯

先给予药物，让手术医师尽快开始消毒，开胸快速止血。

5. 容量：优先输注血制品扩容。心脏术后患者对容量、供氧和灌注要求较高，范围较窄，因此需要密切监测患者情况，精准调控，如出血较多应及时优先补充血制品，纠正贫血和凝血；如出血量较大，或凝血功能异常可以进行血栓弹力图检查（具体参数解读详见表3-15），针对性补充血制品。同时监测中心静脉压（CVP）和尿量，及时了解患者容量情况。

表3-15　快速血栓弹力图监测参数解读

参数	定义	临床意义	异常原因及治疗
ACT（s）	参加凝血启动过程的凝血因子的综合作用，包含内源及外源通路的内容直至纤维蛋白凝块开始形成，振幅0～2mm的时间	监测凝血因子的指标	延长意味凝血因子缺乏，应补充新鲜冰冻血浆
R时间（min）	参加凝血启动过程的凝血因子的综合作用，振幅0～2mm的时间，但没有ACT精确		
K时间（min）	从R时间中电妙计振幅达20mm所需时间，反映血凝块形成的速率，以纤维蛋白的功能为主	监测纤维蛋白原功能的指标之一	K延长，Angle减小，纤维蛋白原缺乏，补充纤维蛋白原
Angle（°）	从血凝块形成至描记图最大曲线弧度做切线与水平线的夹角。与K参数相同，反映纤维蛋白和血小板在血凝块开始形成的共同作用结果。在极度低凝时比K更直观	监测纤维蛋白原功能的指标之一	
MA值（mm）	最大振幅，反映血凝块的最大强度，主要受血小板及纤维蛋白原两个因素影响。其中血小板的作用占80%	评估血小板功能异常造成的血栓或出血的风险	MA降低意味血小板功能和数量降低，应补充血小板

注：科室目前使用的血栓弹力图是快速血栓弹力图Rapid-TEG，R-TEG的激活剂为高岭土、组织因子，同时激活内源性和外源性凝血途径，检测时间更短，可在10分钟左右对患者凝血功能全貌进行评估。其比普通血栓弹力图多出ACT参数，与普通血栓弹力图的R时间相比，均反映参加凝血启动过程凝血因子的综合作用，但ACT更为精确。

6. 根据患者术中血流动力学情况调节血管活性药物的应用。患者大多从监护室带血管活性药物入室，如药量充足可继续使用，如药物用尽应及时更换。监护室带药物大多浓度较高，如更换需计算好药物浓度和泵速，更换时建议将新管药物连接到载液开始输注后，再撤旧管药物，避免出现因更换造成的血流动力学波动。

7. 监测患者体温，术中使用输液加温仪和温毯，如核心温度低于36℃应及时升温，体温保护。因为低体温也可能会影响患者的凝血功能，给止血造成障碍。

8. 每30分钟复查一次血气，关注血红蛋白、pH、电解质（K^+、Ca^{2+}）、血糖、乳酸等，根据情况酌情补充 K^+（因异体红细胞内有大量 K^+，长期存放会导致部分红细胞破损，细胞内 K^+ 外漏，大量输注时会导致血钾增高，因此如果补 K^+ 需慎重，并及时复查血气），Ca^{2+}（首选葡萄糖酸钙），如血糖＞11mmol/L 可根据实际血糖情况泵注胰岛素。

（三）术后转运

1. 手术后患者需回 ICU 继续监护，观察止血情况及进一步稳定患者的血流动力学。

2. 与外科医师共同将患者转运至 ICU。

3. 转运前保证患者的麻醉深度，提前追加镇静和肌松药物。

4. 转运期间继续监测心电图、血氧饱和度、有创动脉压；在搬动患者及交接输液管道时必需格外注意，防止因体位变动或血管活性药异常泵入造成血压波动。

5. 转运途中应备好充足的血管活性药物，充足的氧气，如患者呼吸功能较差依赖机械通气，可考虑使用转运呼吸机转运至 ICU。

6. 麻醉医师应将患者手术经过、液体出入量、出血止血情况及特殊情况跟 ICU 医师进行交接。

（四）其他注意事项

1. 如外科怀疑出血位于心脏或大血管且需要体外循环支持下进行止血手术，需做好体外循环下止血的麻醉准备。

2. 若患者已经拔除气管插管，则按照心脏麻醉诱导常规进行。

（夏　迪）

四、心导管室心房颤动射频消融术的麻醉

（一）概述

1. 介入下射频消融本质上是显微手术，此类手术对麻醉的总体要求是：深度肌松、中度镇静、轻度镇痛，如在射频前需要 TEE 检查的通常需要气管插管，否则可以在喉罩下完成手术。

2. 合并严重结构性心脏病（如二尖瓣重度狭窄）、心功能Ⅲ级或以上（EF＜40%）、重度肺动脉高压、不稳定性心绞痛的患者应当监测有创动脉血压。

3. 心房颤动患者在麻醉诱导期最重要的是控制心室率和维持后负荷，可根据情况联合使用小剂量去氧肾上腺素和艾司洛

尔，循环不稳定者应当使用依托咪酯诱导。

（二）麻醉管理

1. 麻醉准备

（1）药物清单：①咪达唑仑。②芬太尼。③地塞米松。④利多卡因。⑤丙泊酚或依托咪酯。⑥罗库溴铵。⑦艾司洛尔。⑧麻黄碱。⑨阿托品。⑩去氧肾上腺素。⑪舒更葡糖钠。⑫氟马西尼。

（2）监护：①脉搏氧饱和度。②血压（循环不稳定患者需要有创动脉）。③五导联心电图。④ETCO_2。⑤BIS（全凭静脉时推荐）。

（3）其他：①吸引器。②可视喉镜、气管插管。③喉罩（备用）。

2. 麻醉实施

（1）麻醉诱导（及推荐剂量）：①咪达唑仑$1 \sim 2mg$。②利多卡因$40 \sim 50mg$。③丙泊酚$2mg/kg$或依托咪酯$0.3mg/kg$。④芬太尼$50\mu g$。⑤地塞米松$5mg$。⑥罗库溴铵$0.6 \sim 0.9mg/kg$。⑦艾司洛尔$20 \sim 50mg$。⑧按需给予去氧肾上腺素。

（2）麻醉维持

1）容量：患者多有循环淤血、术中无尿管，且术中心内科使用消融电极冷却液（约1L或以上），应限制麻醉输液量，依赖持续泵注去氧肾上腺素维持血压，目标为平素血压。

2）镇静：推荐吸醚维持中度镇静，目标MAC值$0.5 \sim 0.7$；如采用全静脉推荐BIS监测，目标值为$50 \sim 70$（丙泊酚由于可抑制电风暴且对窦房结和房室结存在潜在抑制作用，可能不适合异位房性心动过速的麻醉维持）。

3）呼吸参数：目标$ETCO_2 35 \sim 40mmHg$，潮气量$8 \sim 10ml/kg$，频率$8 \sim 12$次/分（注：术中可能需要临时增大潮气量以便仪器同步呼吸）。

4）肌松：经TEE确认左心房无血栓后，续接罗库溴铵持续泵注维持深肌松。推荐速度：$0.4 \sim 0.5mg/（kg \cdot h）$。

5）镇痛：应与手术医师强调采用穿刺点周围局部麻醉，芬太尼总量$2\mu g/kg$（术中一般不再需要芬太尼或其他任何阿片类药物）。开始射频消融后可能需要额外加深镇静，并保持深肌松。

（3）苏醒恢复

1）手术结束前10分钟开始减停醚，同时停止泵注罗库溴铵。

2）视血压情况逐渐减停去氧肾上腺素泵，高龄患者推荐氟马西尼拮抗咪达唑仑作用。

3）随着醚的排出，患者出现苏醒迹象时可给予全量舒更葡糖钠拮抗。

4）患者出现呛咳等保护性反射时，即可拔除气管插管，吸尽口腔分泌物。

5）部分长程心房颤动患者窦房结功能不全，在术后出现顽固的窦性心动过缓或结性心律，应与外科医师沟通是否需要安装起搏器或使用药物提升心室率。

6）术后心动过缓患者由于心输出量下降可能有脏器缺血症状，应注意心电图ST段变化、神志变化和胃肠道反应（如恶心、呕吐或误吸）。

7）术后应送恢复间吸氧监护15～20分钟，无特殊情况后方可返回病房。

（三）其他注意事项

1. 此类患者多有长期应用抗凝药物，且术前使用低分子量肝素抗凝，可能存在出血倾向，气管插管等有创操作应尽量轻柔。

2. 在输液杆上可能还挂有心内科用的肝素冲洗冷却水，注意不要接错。

3. 输液液速尽量恒定，去氧肾上腺素泵应接最接近穿刺点的三通，避免载液速度变化引起血压剧烈波动。

4. 如果手术采用肺静脉冷冻消融，则术中要进行膈神经持续监测。此时，麻醉维持方案应避免使用醚类和肌松药物，应采用局麻强化或参考少肌松全麻（请参考脊柱侧凸手术的麻醉管理）。

（宋锴澄）

五、Stanford A 型主动脉夹层手术的麻醉

（一）概述

1. 急性 Stanford A 型主动脉夹层是一种起病急骤、病情凶险、进展快速的急性主动脉疾病。如不进行恰当和及时的治疗，破裂的风险大，死亡率高。一经确诊即有手术指征，属于绿色通道手术病种之一。

2. 急诊手术前应在有限的时间内应尽可能全面地了解患者的病史和一般情况，充分了解影像学资料，特别是超声心动图和主动脉增强 CT 结果，明确夹层累及的范围，评估夹层对循环和全身各脏器功能造成的影响。

3. 麻醉方式常规选择气管插管全麻。麻醉诱导的总体原则是维持稳定的血流动力学状态，避免出现高血压和心率过快，避免导致瘤体破裂和夹层进展。

4. 主动脉手术的术式复杂多样，常需要同时监测上下肢血压，具体有创动脉压的监测位置选择需要与外科医师协商后确定。中心静脉穿刺位点应避免在右侧锁骨下静脉进行，因为外科有可能需要右侧腋动脉插管建立体外循环。可以考虑提前放置深静脉鞘管以供术中快速输血输液。

5. 手术常需要深低温停循环和选择性脑灌注，围手术期麻醉管理的核心是维持血流动力学稳定，以及脑保护和血液管理。

（二）麻醉实施

1. 麻醉准备

（1）药品：按心脏手术大剂量阿片药物麻醉方案准备全麻药品，包括咪达唑仑、依托咪酯、丙泊酚、七氟烷、舒芬太尼、罗库溴铵、哌库溴铵等，还需要准备正性肌力药物、血管活性药物和辅助药物，如麻黄碱、多巴胺、多巴酚丁胺、肾上腺素、米力农、葡萄糖酸钙、硝酸甘油、硝普钠、尼卡地平、去甲肾上腺素、去氧肾上腺素、垂体后叶素、艾司洛尔、利多卡因、胺碘酮、地尔硫䓬、硫酸镁、肝素、鱼精蛋白、氨甲环酸、重组人凝血因子Ⅶa、甲泼尼龙、氯化钾、碳酸氢钠、呋塞米和甘露醇等。

（2）术中监测设备和耗材：除常规全麻物品外，还需要准备五导联心电监测、压力换能器（中心静脉压和上下肢动脉压）、深静脉导管（三腔）、体温监测（膀胱温和鼻咽温）、血液回收机、加温输血装置、冰帽、活化凝血时间（ACT）测定、脑电双频指数（BIS）、脑氧饱和度监测、经食管超声心动图（TEE）、血栓弹力图（TEG）等。

（3）血液和血制品：红细胞、血浆、血小板、白蛋白、人纤维蛋白原、人凝血酶原复合物。

2. 术前评估

（1）急诊手术评估：急诊手术应在有限的时间内应尽可能全面地了解患者的病史和一般情况，充分了解影像学资料，特别是超声心动图和主动脉增强CT结果，明确夹层累及的范围，以及对循环和全身各脏器功能造成的影响。如冠状动脉受累可引起心肌缺血或梗死；主动脉瓣受累可引起主动脉瓣反流和急性左心衰竭；心包受累可引起心脏压塞；颈动脉受累可出现偏瘫、昏迷；主动脉弓部病变的情况还会影响体外循环的插管方式；肾动脉受累可引起急性肾功能不全；胃肠道的供血血管受累可引起类似急腹症的表现；肢体血管受累可出现脉搏不对称或无脉搏；假腔内大量血栓形成可出现凝血因子耗竭。

（2）气道评估和呼吸功能：除常规气道评估判断有无困难通气或插管外，患者可能出现继发于喉返神经受压的声音嘶哑或饮水呛咳；严重时气管受压可出现呼吸困难和喘鸣。部分患者术前即存在低氧血症，原因是夹层破入胸腔导致的胸腔积血积液和全身炎症反应性肺损伤，或继发于急性左心衰竭。

3. 术中管理

（1）麻醉诱导

1）患者入手术室后实施手术安全核查，吸氧，连接五导联心电监测、袖带血压和脉搏氧饱和度，建立粗外周静脉通路（推荐16G静脉针）和有创动脉压监测。需同时监测上肢、下肢动脉压，左右侧的选择需根据患者具体病变情况和手术方式来选择，并与外科医师协商后确定。

2）建立静脉通路后可给予静脉注射咪达唑仑1～2mg镇静，和/或静脉注射舒芬太尼5～10μg镇痛。使用β受体阻滞药控制心率（有明显主动脉瓣反流时慎用），禁忌使用β受体阻滞药者，可选择地尔硫草，目标心率为60～80次/分。在镇静镇痛和控制心率的基础上，必要时可联合应用降压药控制收缩压在100～120mmHg，降压药可选用硝普钠、硝酸甘油、尼卡地平及乌拉地尔等，慎防血压升高导致夹层破裂。

3）诱导期间推荐大剂量阿片类麻醉性镇痛药的应用，酌减降压药物的用量，避免插管刺激导致的血压过高和心率过快。气管插管后优化机械通气参数，改善氧合。手术开始前预防性应用抗生素。

（2）麻醉维持：通常选择静吸复合维持麻醉，体外循环（CPB）期间可使用全静脉麻醉，间断追加肌松药及阿片类麻醉性镇痛药。切皮、锯胸骨等强手术刺激前应加深麻醉。

1）CPB前：麻醉诱导后检测血气分析、ACT等作为基础对照。诱导后切皮前常有低血压，应及时给予容量治疗和血管活性药物。手术开始时予抗纤溶药物以及抑酸剂。劈胸骨时暂停呼吸并使肺处于呼气末状态，以减少胸膜破裂；肝素化5分钟后复查ACT，CPB前需满足ACT＞480秒。CPB开始前追加麻醉药物和肌松药。心律失常和低血压常与手术操作有关，需和外科医师及时沟通处理。

2）CPB期间：输液和微量泵入的血管活性药物可暂停使用，但镇痛、镇静及肌松药物需维持。CPB开始后只要不影响外科操作，仍可维持通气，主动脉阻断后通常停机械通气。CPB期间维持合适的灌注压，成人通常维持平均动脉压50～80mmHg。CPB降温时BIS值也会随体温下降而下降，复温后适当加深麻醉以防发生术中知晓。CPB期间建议监测脑氧饱和度，若脑氧饱和度过低或过高应及时通知外科医师调整循环和选择性脑灌注策略。心脏复跳前调整体位，吸痰膨肺，配合充分排气。复跳后不影响手术操作的前提下尽早恢复机械通气，依据心功能状况给予血管活性药。待呼吸、循环状态稳定，鼻咽温和膀胱温大于

36℃时，考虑减流量停机。

（3）CPB后：①脱机后维持灌注压，保证器官组织充分灌注，关注脑氧饱和度、尿量和血乳酸水平，以及酸碱平衡、电解质和血糖变化。②实施严格的保温措施，维持核心温度不低于36℃。③鱼精蛋白中和肝素时，缓慢静脉输注，密切观察患者有无鱼精蛋白反应。止血关胸过程中根据ACT水平，通常需要间断追加鱼精蛋白。④做好血液回收和回输，调整凝血功能。根据血栓弹力图结果补充血小板、人纤维蛋白原、凝血酶原复合物等凝血物质。

4. 术毕转运和交接

（1）重症患者应从ICU推床，避免使用转运平车多次搬动患者。

（2）转运前保持患者处于良好的镇静、镇痛、肌松和血流动力学稳定状态。

（3）转运期间应连续监测心电图、脉搏氧饱和度和有创动脉血压。

（4）在搬动患者及交接输液管道时必须格外注意，防止因体位变动或血管活性药异常泵入造成血压波动。

（5）麻醉医师应向ICU医师详细交班，包括手术经过、术中输血补液量、特殊用药等。

（陆海松）

第八节　输血与血液保护亚专业组

一、急性等容血液稀释管理流程

（一）概述

急性等容血液稀释（ANH）是一种血液保护方法，即在麻醉诱导后不久抽取全血，并补充晶体液和/或胶体液维持正常血容量。ANH尽量减少或避免异体输血相关风险和费用，可减少手术期间失血并为患者输注含有活性血小板和充足凝血因子的自体新鲜全血。在一些心脏手术患者中，由于血液稀释降低血液黏度，ANH也可增加组织灌注，防止术后凝血病和/或血栓形成。

1. 原理：在手术大量失血发生之前降低血液中有形成分、凝血因子及纤维蛋白原浓度，从而尽量减少这些物质的丢失。等出血结束后，在术中或术后不久，回输患者自己的新鲜全血（包括红细胞、活性血小板和含充足凝血因子及纤维蛋白原的血浆）。

2. 适应证：对于初始血红蛋白水平正常或较高且预计术中失血量超过 500 ～ 750ml 的患者（心脏手术的患者推荐推 Hb > 120g/L 且体重 > 50kg）；因各种原因不能采用其他血液保护策略的患者；拒绝异体输血的患者。

3. 相对禁忌证：本技术无绝对禁忌证，但尽量避免用于以下患者：有血流动力学意义的心律失常、心功能不全（如 EF < 45%、严重主动脉瓣狭窄）；肾功能不全（少尿）；基线 Hb < 110g/L；先天性/遗传性异常血红蛋白病；凝血因子、纤维蛋白原或血小板浓度低，或凝血功能/血小板功能异常；无法监测 Hb 浓度、血小板数量和凝血功能；急性感染；血管通路不畅。

4. 不良反应：可能造成凝血因子稀释、血小板功能受损；如果术中大量出血，ANH 可能增加失血量；如果未发生预计的失血，则可能浪费采集的血液；如果将血液拿到手术间外输注，可能引起混淆，错误输注给另一受者。

（二）技术实施

1. 实施前准备

（1）血管通路：建立有创动脉置管用于监测或采血；建立中心静脉和/或两个大口径周围静脉通路，以便采血并及时补充容量。

（2）导尿管：留置导尿管，便于观察尿量，以判断血管内容量状态。

（3）根据采血量准备相应数量的采血袋＋输血器接头＋

三通。

2. **采血量** 通常为 200 ～ 800ml，甚至更多，可根据患者术前的 Hb 水平和体重估算。

ANH 采血量的计算公式如下：

$$V = EBV \times [(Hb\text{-}i - Hb\text{-}f) \div Hb\text{-}av]$$

式中，V ＝采血量（L），EBV ＝患者基线估计血容量（L），Hb-i ＝初始 Hb 值（g/L），Hb-f ＝最终理想 Hb 值（g/L），Hb-av ＝平均 Hb 值（Hb-i 和 Hb-f 的平均值）。

可设定的目标是 ANH 后 Hb 为 80 ～ 90g/L，心脏手术患者要求 ANH 后 Hb 为 Hb ＞ 100g/L。实际采血量取决于患者的初始血容量、血流动力学稳定性和预期需要的血量。

3. **ANH 的时机** 通常在麻醉诱导后开始，大出血前或心脏手术给予肝素前停止。

4. **补液** 可以使用胶体液或晶体液补充血容量。推荐补充等量胶体液。采血补液时需要监测患者生命体征和血管内容量状态，根据血流动力学稳定性、尿量和容量反应性指标（如 PPV、CVP）等因素调整实际补液量或暂停采血。

5. **采血操作** 将抽取的血液存入市售采血袋，其通常含有抗凝剂枸橼酸盐和添加剂，以便延长血液储存期限。

6. **血液处理** 应将装有患者自体血的血袋放在摇床上或用手轻轻摇晃采血袋，以防止血小板聚集，保留血小板功能。

7. **血液回输** 一般来说，患者需要输血时即可输注 ANH 血液。血液回输可以在大量失血停止后开始，如 Hb 水平较低或血流动力学不稳定时也可提前开始输注。回输顺序通常与采血顺序相反，应最后回输最先采集的血液，因其 Hb 水平最高且血小板和未稀释凝血因子最多。偶尔需要改变输注顺序，以确保最先抽出的血液在采血 8 小时内使用，不会浪费。

（三）其他注意事项

1. 血袋不要装得太满，因为防腐剂与抗凝剂比值降低时抗凝效果可能减弱，产生血凝块。一旦血凝块形成并扩散，则不能使用该血液。这将导致失血更多，违背了 ANH 的目标。

2. 采集的每单位血液都应立即标记患者姓名、病历号、采血时间，采血量超过 1U 时还要标记顺序编号。同时要在血袋标签上注明"仅限自体使用"，以免与其他血液混淆，造成输注错误。

3. ANH 采集的血液可在手术室室温条件下（约 22℃或 72°F）存放最长 8 小时，抽血后立即放入冰箱的血液可在 1 ～ 6℃（34 ～ 43°F）下储存不超过 24 小时。

4. 术中应定期监测 Hb 水平或血细胞比容（HCT），间隔时间取决于失血量的评估结果。如果没有明显的持续出血，通常在

Hb 为 70 ～ 80g/L（HCT 为 21% ～ 24%）时开始回输血液。在某些情况下，可能需要先回输血液，之后才可对 Hb 进行定量实验室评估（如快速大量失血时）。

（马满姣）

二、围手术期出凝血监测与管理流程

（一）概述

手术患者出凝血管理是围手术期的重要问题，包括围手术期出凝血监测、输血及药物治疗、一般及特殊手术患者围手术期出凝血管理。

（二）围手术期出凝血管理的通用原则

1. 术前评估

（1）出血筛查：是否有血肿（＞2cm）形成、出血史、月经过多、手术史、拔牙或分娩后的出血史及异常凝血的家族史 7 个方面，能快速预测围手术期出血风险。

（2）术前贫血治疗：术前贫血与增加异体输血、增加术后并发症发生率等风险有关，故在非急诊手术情况下应得到充分评估并积极纠正。术前应明确患者贫血原因，积极治疗基础病的同时，对症采用包括补充铁剂、叶酸或维生素 B_{12}、红细胞生成素和补血药物进行治疗。

2. 术中管理

（1）避免围手术期低温，尽量维持体温＞36℃。体温＜34℃将影响血小板功能和延长凝血酶激活时间。

（2）及时诊断并有效治疗严重酸中毒和严重贫血。pH＜7.10 时可显著影响机体凝血功能，HCT 明显下降影响血小板的黏附和聚集。

（3）大量回输自体血时要关注患者凝血功能。

（4）识别并启动大出血处理方案。

3. 术后管理

（1）维持正常的凝血功能，警惕术后出血。

（2）合理应用抗凝药物，防止术后血栓性并发症。

（三）围手术期出凝血监测

在考虑为患者选择恰当的围手术期出凝血功能监测前，应详细了解病史并进行恰当的体格检查。重点关注的病史包括：患者及其家族的出血性疾病史；慢性肝、肾功能不全等可能影响出凝血功能的疾病；目前用药情况。体格检查重点关注出血性疾病相关体征，包括但不限于紫癜、淤斑、皮下血肿等。在多数情况下，病史采集及体格检查给患者带来的益处甚至高于传统的活化部分凝血活酶时间（APTT）、国际标准化比值（INR）和血小板计数等术前检查。出凝血监测可大致分为以下几个方面。

1. 失血量监测 在外科医师的参与下，应实时对手术区域进行视觉评估，评估凝血或手术出血的情况。对失血情况做定量测定，包括检查吸引桶、纱布纱垫和外科引流管，并大致估计未来失血量。

2. 生命体征监测 应严密监测手术患者的生命体征，除常规监测血压、心率、脉搏氧饱和度和心电图等，必要时可行超声心动图、肾功能监测（尿量）、脑氧饱和度监测、动脉血气分析和混合静脉血氧饱和度等监测，以评估重要脏器的灌注和氧供。

3. 出凝血功能检测 包括凝血功能检测和血小板功能检测。

（1）对于有出血史或出血性疾病史患者建议术前进行标准实验室检查，包括全血细胞分析（血小板计数），凝血酶原时间（PT）、APTT、INR、血浆纤维蛋白原（Fib）、D-二聚体等检查，以评估手术出血风险并调整术前用药。

（2）术中有条件的情况下，推荐应用即时检测（POCT），包括ACT和血栓黏弹性检测（VHA）以获得更多信息。目前北京协和医院可用的VHA为血栓弹力图（TEG）。若没有条件行POCT，则应在有明确血制品输注阈值的前提下进行标准实验室检查以有针对性地进行成分输血。

（3）TEG结果的解读：见表3-16。

（四）围手术期出凝血异常的治疗

1. 血浆输注 常用的血浆制品为新鲜冰冻血浆（FFP），主要用于围手术期凝血因子缺乏的患者。其输注指征如下。

（1）PT或APTT＞正常值1.5倍或INR＞2.0，创面弥漫性渗血。

（2）急性大出血输注大量库存全血或浓缩红细胞（出血量或输血量相当于患者自身血容量）。

（3）患者病史或临床过程表现为先天性或获得性凝血功能障碍。

（4）紧急对抗华法林的抗凝血作用（FFP，5～8ml/kg）。

（5）凝血功能异常患者进行高出血风险的有创操作或术前，考虑预防性使用FFP。

输注FFP后，应重新进行临床评估和凝血检查，以决定是否需要再继续输注。

2. 血小板输注 用于血小板数量减少或功能异常伴有异常渗血的患者。

表3-16　TEG检查参数及其临床意义

检查类型	常用参数	正常范围	参数意义	临床意义
普通TEG	R时间	5～10分钟	凝血启动	R时间延长，提示凝血因子功能不足或受抗凝药物影响，血液低凝，出血风险高
	角（angle）	53°～72°	血凝块生成速率	角增大，提示纤维蛋白原功能亢进
	K时间	1～3分钟		K时间延长，提示纤维蛋白原功能减低
	MA值	50～70mm	最大纤维蛋白凝块强度主要代表血小板功能（80%）	MA值增大，提示血小板功能亢进
	LY30	＜7.5%	纤溶系统功能	LY30或EPL增大，提示纤溶亢进
	EPL	＜15%		
快速TEG	ACT	86～118秒	凝血启动	同普通TEG的R时间，其余参数（角、K时间、MA值和LY30）意义同普通TEG
肝素酶杯对比	R时间			普通杯R时间＞10分钟，且与肝素酶杯R'差值＞2分钟，提示患者体内有肝素残留/反跳，有助于判断出血原因

（1）血小板计数≥100×10⁹/L，不需要输注血小板。

（2）术前血小板计数＜50×10⁹/L，应考虑输注血小板。

（3）血小板计数为（50～100）×10⁹/L，应根据是否有自发性出血或伤口渗血决定是否输注血小板。

（4）如术中出现不可控性渗血，经检查（如TEG检测）确定有血小板功能低下，输注血小板不受上述指征的限制。

3. 其他药物

（1）纤维蛋白原：有明确出血并伴有纤维蛋白原水平或功能下降时，宜予以纤维蛋白原浓缩剂治疗。血浆纤维蛋白原浓度＜（1.5～2.0）g /L，TEG检测提示存在纤维蛋白原功能低下时，宜给予纤维蛋白原治疗。纤维蛋白原浓缩剂初次输注剂量宜为25～50mg/kg。

（2）四因子凝血酶原复合物：含凝血因子Ⅱ、Ⅶ、Ⅸ、Ⅹ，对于接受口服抗凝药物治疗的围手术期严重出血患者，宜先给予凝血酶原复合物（PCC）和维生素K，然后再考虑其他凝血管理措施。对于没有接受口服抗凝药物治疗的患者，若存在出血倾向和凝血时间延长，宜使用PCC（20～30）U/kg。INR/PT延长患者不宜作为PCC的适应证，尤其是危重症患者。对于接受新型口服抗凝药，如达比加群酯治疗的患者，在急诊手术、介入性操作或者出现危及生命或无法控制的出血并发症，急需逆转达比加群酯的抗凝效应时，首选其特异性拮抗药依达赛珠单抗，逆转效果不佳时给予PCC治疗也证明有效。PCC同样推荐用于紧急情况下逆转沙班类药物的抗凝作用。

（3）重组活化凝血因子Ⅶ（rFⅦa）：不推荐rFⅦa作为预防性用药，因其可增加血栓发生的风险。但在采用常规手术和介入性放射疗法止血无效和/或采取综合性治疗措施无效时考虑使用rFⅦa。rFⅦa还可用于治疗合并低温或酸中毒的凝血功能障碍，使用剂量为90～120μg/kg，可反复使用。

（4）凝血因子ⅩⅢ（FⅩⅢ）：在使用适量纤维蛋白原浓缩剂后仍存在进行性或弥漫性出血，血液仍呈低凝状态，这可能是FⅩⅢ活性严重低下所致。当FⅩⅢ活性明显低下时（＜60%），宜使用FⅩⅢ（30U/kg）。

（5）氨甲环酸：建议应用氨甲环酸预防和/或治疗大手术或纤溶亢进引起的出血。氨甲环酸使用剂量宜为20～25mg/kg。氨甲环酸可反复使用或静脉输注1～2mg/（kg·h）维持，大量应用可能引起癫痫样发作。

（6）去氨加压素（DDAVP）：DDAVP是合成的精氨酸加压素类似物，可提高血浆凝血因子Ⅷ和vWF的水平，并改善血小板黏附功能。在非先天性出血性疾病患者，通过使用DDAVP来减少围手术期出血或异体血液输注的证据不足，仅在特殊情况下，如获得性血管性血友病综合征时方宜使用DDAVP，重复使用可使疗效降低。

（7）钙离子：维持正常的钙离子水平（≥0.9mmol/L）有助于改善凝血功能。

（陈唯韫）

三、围手术期血液管理流程

（一）概述

围手术期输血是指在围手术期输入血液或其相关成分，包括自体血、异体全血、红细胞、血小板、新鲜冰冻血浆和冷沉淀等。成分输血是依据患者病情的实际需要，输入相关的血液成分。

（二）术前评估

1. 了解既往病史 有无输血史，有输血史者应询问有无输血并发症；有无先天性或获得性血液疾病；患者出血史、家族出血史及详细用药史；有无服用影响凝血功能的药物（如华法林、氯吡格雷、阿司匹林、其他抗凝药和可能影响凝血的维生素类或草药补充剂）造成的凝血功能障碍性疾病史；有无血栓病史（如深静脉血栓形成、肺栓塞）；有无活动性出血或急、慢性贫血情况。

2. 了解实验室检查结果 血常规、凝血功能检查、肝功能、血型鉴定（包括ABO血型和Rh血型）、乙肝和丙肝相关检查、梅毒抗体及人类免疫缺陷病毒（HIV）抗体等。

3. 术前重要脏器功能评估 确定可能影响红细胞最终输注需求（如血红蛋白水平）的器官缺血（如心肺疾病）的危险因素。

（三）输血前准备

1. 知情同意 在输注任何血液制品（包括但不仅限于全血、红细胞、血浆、血小板、冷沉淀、自体血）前必须对此项治疗可能给患者带来的益处及风险进行告知，取得患者和/或家属的同意并签署书面的知情同意书。知情同意的内容如下。

（1）输注血液制品的原因，以及拒绝输注血液制品可能导致的后果。

（2）拟输注血液制品的类型。

（3）输注血液制品可能导致的风险及并发症。

2. 血型鉴定和交叉配血试验 一般在术前1天进行血型化验检查并交叉配血。

（四）取血

1. 决定取血前评估

（1）评估并记录患者的生命体征。

（2）评估失血量：在外科医师的参与下，应实时对手术区域进行视觉评估，评估凝血或手术出血的情况。失血情况做定量测定，包括检查吸引桶、纱布纱垫和外科引流管，并大致估计未来失血量。

（3）若时间允许，尽可能测定患者的即刻血红蛋白浓度（血气分析/快速血红蛋白测定仪）。

2. 取血应由麻醉二线医师与外科医师共同评估决定。

3. 填写取血条

（1）取血条填写内容，包括姓名、病案号、血型、血液制品类型及量、日期、取血人签名（麻醉一线及二线医师），并根据病案首页、纸质化验单/医院信息系统（HIS）与巡回护士共同核对。

（2）填写及核对完毕后，取血条交巡回护士至输血科取血。

4. 为避免发生错误，应避免一位取血者一次为多位患者取血。

5. 血液制品取回手术室后，麻醉医师需与巡回护士共同核对并在输血条上签字确认，核对内容如下。

（1）将输血条上的患者姓名及病案号与病案首页核对。

（2）将输血条上的患者血型与病历/HIS中血型化验单核对。

（3）将血袋标签上的血型、血袋号及保质期与输血条上的相应内容核对。

（4）检查血袋有无破损渗漏，血液颜色是否正常。

（五）输血

1. **输血前** 应确保静脉通路通畅。

2. **输血器（滤器）**

（1）任何血液制品都必须通过滤器输注，滤器小壶内需保留有一半液体以便观察流速。

（2）通常一个滤器只能滤过4U血液制品，需及时更换；当发现滤过速度明显减慢时，也可随时更换。

（3）为防止细菌污染，每个滤器最长使用时间不超过4小时。

3. **输注时间**

（1）所有血液制品从输血科取出后30分钟内必须开始输注。

（2）每单位血液制品必须在4小时内输注完毕，每单位血小板和血浆通常建议在30～60分钟输注完毕。

（3）每单位血液制品在开始输注的前15分钟必须严密观察患者有无过敏、溶血反应，以及输血相关性急性肺损伤、细菌污染等不良反应。如时间允许，开始时建议以2ml/min速度进行输注。

4. **输血加温**

（1）温度升高（大于10℃）可加速红细胞破坏，因此，红细胞放置于高于10℃环境下不应超过30分钟。

（2）非紧急大量输血情况下不必给红细胞加温，如认为加温确有必要，应确保温度低于40℃，并尽量缩短加温时间，加温后尽快给患者输注。应尽可能通过输液管路加温而非直接给血袋加温。

（3）由于微波会损害细胞，严禁使用微波炉给血浆以外的其他血液制品加温。

5. 快速加压输血

（1）选择较粗静脉通路进行加压输血，因通过较细静脉通路加压输血有导致红细胞破坏的可能。

（2）若使用白细胞滤器，为保证滤过质量，不得使用加压输血。

（3）若外界压力＞300mmHg，有导致血袋破裂的可能。

6. 其他输血注意事项

（1）血液制品中不得加入药物。

（2）含钙（如乳酸林格液）或非等张溶液（如低渗氯化钠溶液）不得和血液制品由一个静脉通路同时输注。

（3）连续输注由不同供血者提供的血液制品时，需在更换血制品之前使用生理盐水冲洗管路，或直接更换滤器。

（六）围手术期输血相关不良反应的防治

在全麻状态下，输血反应的症状和体征往往被掩盖，不易观察和早期发现，并且可能会被漏诊，应引起麻醉医师的警惕。输血时应对患者进行严密监护，仔细、定时查看患者是否存在输血反应的症状和体征，包括荨麻疹、发热、心动过速、低血压、脉搏氧饱和度下降、气道峰压升高、尿量减少、血红蛋白尿和伤口渗血等。

如果发生输血不良反应，应采取以下措施。

（1）立即停止输血，再次核对受血者与供血者的姓名和血型。

（2）保持静脉输液通路畅通和呼吸道通畅。

（3）抗过敏或抗休克治疗。

（4）维持血流动力学稳定和电解质、酸碱平衡。

（5）保护肾功能，如碱化尿液、利尿等。

（6）根据凝血因子缺乏的情况，补充相关血液制品或辅助用药，如新鲜冰冻血浆、凝血酶原复合物及血小板等。

（7）防治弥散性血管内凝血。

（8）必要时行血液透析或换血疗法。

一旦发生（或怀疑）输血相关不良反应，应依照相关程序上报输血相关不良事件，并将空血袋、管路、相关液体等保留，返回输血科。必要时采取供血者血袋内血和受血者输血前后血样本，重新化验血型和交叉配血试验，以及做细菌涂片和培养等。

（陈唯韫）

四、自体血回输管理流程

（一）概述

自体血回输（CS）是血液保护技术的一种，对于缓解血源短缺和减少异体输血并发症起到举足轻重的作用。

1. 自体血回输的工作原理（图3-11）

（1）用负压吸引手术野中的失血，经抗凝化处理进入储血器，过滤后暂时储存。

（2）失血进入离心杯，经离心浓缩，上清液排入废液袋。

（3）浓缩红细胞装满离心杯后，经一定量盐水加压清洗后，排入输血袋。

（4）洗涤红细胞经静脉通路回输给患者。当用于恶性肿瘤、产科等患者时，需要加用白细胞滤器，以提高输注的安全性。

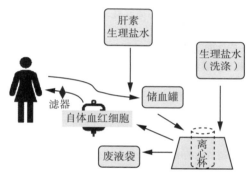

图3-11　自体血回输的工作原理

2. 适应证　预计出血量>1000ml或>20%估计血容量；患者存在术前低血红蛋白或高出血风险手术；患者存在多种抗体或稀有血型；患者拒绝输注异体血等。北京协和医院常用自体血回输的手术类型包括：长节段的脊柱矫形手术、双侧髋关节置换术、心外科手术、开放性血管外科手术、开颅手术、部分子宫肌瘤和异位妊娠手术、伴胎盘植入的剖宫产手术和大出血患者的探查止血术等。

3. 禁忌证　绝对禁忌证：红细胞发生溶血的情况，如与消毒水（过氧化氢或酒精）混合；红细胞异常，如镰状细胞贫血；粪便或尿液污染的操作；脂肪颗粒污染（除非使用白细胞滤器）。相对禁忌证：恶性肿瘤；含有不能滤过的很小的污染物，如髋关节翻修手术中脱落的金属颗粒；感染。

4. 并发症　自体血回输存在潜在的并发症，如非免疫性溶血、气体栓塞、发热性非溶血性输血反应、凝血功能障碍、回收血液综合征、感染、脂肪栓塞，不全洗涤还会激活白细胞、细胞因子等引起污染。

（二）物品准备

1. **高值耗材** 领取3个高值耗材，即一次性使用血细胞分离器（储血罐）、一次性使用储血器系统（含离心杯）和一次性使用吸引/抗凝管路（绿色包装的无菌耗材，交给台下护士）。

2. **机器** 自体血回输机准备就位，有可用的外接电源或插线板。

3. **盐水** 准备3袋1000ml生理盐水，其中1袋加入肝素2支并做好标记。

4. **吸引器** 1个干净未使用过的吸引器。

5. **垃圾袋** 2个黄色垃圾袋，回收废用耗材时使用。

6. **其他** 若使用70ml离心杯，还需要领取离心杯卡盘适配器。

（三）自体血回输机®5/5⁺使用手册

1. **耗材安装步骤** 详细操作流程见说明书。

（1）打开电源，系统自测，直至结束。注意：自测期间，不得装载管路。注意：推荐先开电源，通过自检后再安装管路。若在关机状态下安装管路，可能造成离心杯容量识别错误。

（2）当获得提示时，装载一次性耗材（储血罐部分）：将储血罐装在支架上，关闭下行钳夹。

（3）将调节后的吸引器源装在储血器上的黄盖端口。

（4）打开自体血回输机®5/5⁺血液处理耗材，检查完整性。注意：请连同外包装一起将绿色包装的无菌抗凝吸引管路交给护士，不要自行打开。

（5）将离心杯牢固安装入离心机，较高的输入口朝左。

（6）将废液袋挂在悬挂端口上，以减轻对顶盖的张力，确保袋子上的排出口安全关闭。

（7）锁住离心杯顶盖周围的支撑臂。注意：旋转离心杯以确保恰当装载。

（8）将排出管接入线路传感器。

（9）将管路从输入口接入空气探测器卡槽。

（10）装上泵周围的泵管，将管路装入其对应的插槽中。

（11）关闭泵压板，关闭管路/阀门和插销。

（12）关闭离心机和液体管路上的顶盖。

（13）将红细胞回输袋挂在盐水架上，关闭螺旋管上的小钳夹。注意：确保蓝色管路夹打开，管路连接紧密。

（14）将红色管路接至储液罐底部，打开下行钳夹。

（15）将冲洗盐水挂在盐水架上。

（16）关闭黄色管路钳夹，刺穿盐水袋。

（17）打开盐水袋上的黄色管路的钳夹。

（18）按"START"，然后按"YES"以存储屏幕上的默认设置。

（19）按"START"以进入备用模式。

（20）将无菌包装的抗凝吸引管路交给巡回护士，当台上医师递下抗凝吸引管路的一端后，接入储血罐上的蓝盖端口。

（21）悬挂并接通抗凝剂袋（肝素2支加入1000ml生理盐水袋中，请做好标记），预冲储血罐200ml。注意：系统在收集到最低液体水平时开始处理。请将患者标签贴在自体血液回输袋上。

2. 机器运行——待机状态

（1）待机状态为自体血回输机®5/5⁺最常见的窗口。

（2）在自动模式时，各感知器将驱动机器自动运行。

（3）当一次启动后，红细胞无法填满离心杯，机器将重新等待。

3. 机器运行——冲注状态及紧急状态

（1）储血器支架中的称重启动开关。

（2）泵速可以自动或手工调节。

（3）第一次使用时管路中预冲生理盐水标识气泡感知器。

（4）按二次"MODE"后按"YES"，进入紧急状态。

4. 机器运行——洗涤状态

（1）离心机的双光电感知器，在发现红细胞层后转换为此状态。

（2）洗涤速度将因红细胞溢出感知器而降低。

（3）清洗质量感知器有时将自动延长洗涤量。

5. 机器运行——排空状态

（1）完成洗涤量后，自动进入排空状态。

（2）完全排空后自动进入待机状态。

（3）排空速度过低会提前报警，手工可提高排空速度。

6. 机器运行——浓缩返回状态

（1）如需要提高回输血的压积，可以采用浓缩方法，将输血袋中的红细胞注满离心杯，来完成自动处理过程。

（2）如不希望未洗涤红细胞在离心杯中停留过长，可以采用返回方法，将离心杯中的红细胞返回储血器，等待更多的失血一起处理。

（四）其他注意事项

1. 尽量使用机器的自动程序，能保证回输的血液血细胞比容≥40%。若使用手动程序，请务必保证给患者输注的血液是完成洗涤的。

2. 离心杯共分为3种，即70ml、125ml和225ml。若使用70ml

离心杯需要使用离心机卡盘适配器。70ml离心杯先放入卡盘适配器，再一起放入离心机卡盘中。

3. 离心杯底座（或离心机卡盘适配器）必须牢固安装在离心机卡盘上并保持平衡。若离心杯底座（或适配器）安装不平衡，当离心机卡盘旋转时，离心杯就会晃动或发出噪声。

4. 清洗溶液应为无菌生理盐水。由于其他清洗溶液可能导致溶血，因此不得使用。

5. 回输自体血时，同样需要使用输血器输注。因为已清洗的自体血中的凝血因子已耗尽，大出血时需要及时补充凝血因子、新鲜冰冻血浆和血小板。

6. 特殊情况下，如恶性肿瘤或产科患者由于大出血或出血高风险需要使用自体血回输，在使用前需征得患者和外科医师的同意，并告知患者有费用增加、肿瘤复发、羊水栓塞等可能风险。建议输注时使用白细胞滤器以降低相关风险。

7. 使用完毕回收废用耗材时，注意尽量避免耗材中血液流出，以防污染机器。若血液污染机器，请在用后擦拭干净。

8. 另一款Cellsaver Elite机器，其界面和耗材与自体血回输机®5/5⁺有所不同，但使用原理基本类似，此处不再赘述。需要注意领取耗材时需要区分新旧耗材，以免领错。

（马满姣）

第九节　小儿麻醉亚专业组

一、新生儿/早产儿眼科检查及眼底治疗的麻醉

（一）概述

1. 主要涵盖　①新生儿/早产儿眼科检查。②新生儿/早产儿眼底治疗。

2. 基本术式　①眼底检查。②玻璃体内注药。③激光手术。

3. 总体原则　充分进行术前评估的前提下，保证以下原则。

①保证足够麻醉深度，确保无突然体动或呛咳。②关注眼心反射导致的心动过缓，甚至心搏骤停；若发生，应及时停止手术操作，静脉注射阿托品。③围手术期减少对眼内压的影响。④持续监测氧饱和度，早产儿氧饱和度维持在90%～95%，避免吸氧浓度过高。

（二）术前评估

1. 病历　①孕期用药史：是否有违禁药物的使用，新生儿可能有戒断症状。②出生状态：是否伴有窒息，可能导致右心功能不全、凝血功能异常、颅内出血等。

2. 主管医师　①患儿有无呼吸暂停、对低氧耐受的情况。②平日的血糖水平、钙离子浓度、外周灌注情况。

3. 体格检查　是否伴有其他器官系统发育异常。

（三）麻醉实施

1. 麻醉准备

（1）药品

1）丙泊酚：20ml注射器抽原液，输液泵［1.0～1.5mg/（kg·h）］，或10ml注射器抽原液，单次1.0mg/kg。

2）瑞芬太尼：1mg稀释到100ml盐水（10μg/ml），抽到20ml注射器。

3）芬太尼：100μg稀释到10ml盐水10μg/ml，抽到1ml注射器。

4）阿托品：0.5mg稀释到0.1mg/ml，抽到1ml注射器。

5）地塞米松：5mg/ml稀释到1mg/ml，抽到1ml注射器。

（2）监护：包括患儿的血压、心电图、脉搏氧饱和度。

（3）其他

1）检查氧源，气道装置及吸引器。

2）输液泵型号及电源：恒速和单次推注（bolus）的用法。

3）输液通路：多数输注葡萄糖溶液，注意在输液最前端连接三通，确认给药位点。

2. 麻醉诱导及维持

（1）眼科检查及注药操作

1）该检查及操作多数时间较短。

2）在新生儿重症监护病房（NICU）实施的眼科检查：大部分NICU均无麻醉机或吸入麻醉药挥发罐，故全程使用静脉麻醉。在操作过程中单次给予丙泊酚或咪达唑仑镇静、芬太尼或瑞芬太尼镇痛，面罩吸氧，密切关注患儿呼吸动度，待患儿不动后进行眼科检查。

3）在手术间实施的眼科注射药物：因无菌要求高，操作在手术室进行。①保留自主呼吸：将呼吸回路预充七氟烷。患儿入室后，连接心电图、血压、脉搏氧饱和度监护。吸入纯氧，新鲜气体流量 5～6L/min，将面罩紧贴小儿面部将七氟烷开至 6%～8%。当患儿意识消失后，逐渐减少七氟烷吸入浓度至 2%～3% 维持。建立静脉通路，同时降低吸入氧浓度，以维持早产儿氧饱和度在 90%～95%。②气管插管/喉罩＋机械通气：预计手术操作时间长者，按照小儿全麻常规进行全麻给药，建立人工气道，实施机械通气。

（2）激光手术

1）该检查及操作多数时间较长。

2）患儿多数处于气管插管机械通气状态（在NICU内），需要麻醉维持。①丙泊酚：1.0～1.5mg/（kg·h）持续输注。②瑞芬太尼：0.1～0.3μg/（kg·min）持续输注，密切关注血压、心率变化。

3. **苏醒和恢复**

1）持续泵注丙泊酚，提前15分钟停药，待患儿逐渐恢复自主呼吸。

2）持续泵注瑞芬太尼，操作结束后停药，待患儿逐渐恢复自主呼吸。

3）若无气管插管患儿行简短操作，应将患儿肩部垫高或侧卧位，密切观察患儿呼吸动度及生命体征，防止呼吸遗忘或呼吸暂停造成的低氧血症及其他不良事件。

4）待患儿呼吸恢复良好后，可离开手术间。

（四）其他注意事项

1. 如果操作在NICU进行，一定提前熟悉环境，了解患儿床位周边结构。

2. 手写麻醉单要完善，文书包括麻醉知情同意书、术前及术后评估单、手写麻醉记录单、三方核对单。

3. 麻醉科目前可用最小喉罩为1.5号喉罩（适用于5～10kg 婴幼儿），大多不适用于早产儿。若使用气道装置，需提前与 NICU沟通（表3-17）。

表3-17 新生儿/早产儿对应气管插管的型号

体重（g）	矫正胎龄（周）	型号即内径（mm）
<1000	<28	2.5
1000～2000	28～34	3.0
2000～3000	31～38	3.5
>3000	>38	4.0

（张羽冠）

二、学龄前儿童人工耳蜗植入术的麻醉

（一）概述

1. 人工耳蜗是经手术植入的假体装置，通过电刺激听神经 提供听力。人工耳蜗植入术适用于1岁及以上失聪儿童，1岁以 下属于超适应证使用，目前最早记录为6月龄。

2. 失聪患儿易合并多种罕见先天发育异常或畸形，如颌面 部发育异常、心脏发育或传导系统异常、肾脏发育异常等，术前 评估还应重点询问新生儿病史、发育史及家族遗传史。麻醉应重 点关注的综合征包括Treacher-Collins综合征、CHARGE综合征、 DiGeorge综合征、Beckwith-Wiedemann综合征、Jervell-Lange-Nielsen综合征、Alport综合征等，应警惕相关综合征所致困难气 道的发生。

3. 外科医师术中会进行切口部位局部浸润麻醉（一般使用 0.5%罗哌卡因）。

4. 术毕会进行头部加压包扎，搬动头部过程中气管插管所 致不良刺激较大，应做好充分镇痛（以瑞芬太尼泵注为主）。

（二）麻醉实施

1. 麻醉准备

（1）药品：需根据患儿年龄及发育情况酌情稀释到合适浓 度。麻醉科常用药品及浓度：芬太尼（5～10μg/ml），罗库溴铵 （1～5mg/ml），丙泊酚（10mg/ml），地塞米松（1mg/ml），咪达 唑仑（1mg/ml），麻黄碱（3mg/ml），阿托品（0.1mg/ml），瑞芬 太尼（50ml泵注，20μg/ml）。另外，1岁以下儿童可抽取10ml生

185

理盐水用于推注药品。

（2）监护及耗材：需根据患儿年龄及发育情况提前领取合适型号的监护用品。监护用品包括：一次性小儿脉搏氧饱和度指套（6岁及以下）、小儿无创血压袖带、心电图（小儿电极片）、输液管路近端安装可来福输液接头、三通及限速器。

（3）仪器设置：需根据患儿年龄及发育情况提前设置参数及选取合适型号的气道用品。麻醉机参数进行预设置：呼吸模式（容控或压控），呼吸频率，吸呼比［1∶（1～1.5）］。监护仪参数预设置：小儿模式，调整小儿心率及血压报警范围。小儿气道相关用品包括：小儿螺纹管、小儿人工鼻、呼吸囊、合适型号的面罩、口咽通气道、听诊器、小儿喉镜片、小儿插管导丝、计算型号及上下差半号气管导管、小儿吸痰管2根、成人吸痰管1根，若遇到困难气道需准备小儿可视喉镜及相应型号细纤维支气管镜（如$\varphi 2.8mm$）。

2. 术前评估

（1）重点关注颌面部发育异常（小下颌、颌骨缺损、巨舌等）及心脏发育异常（先天性心脏病、长QT间期综合征）。

（2）呼吸系统评估：警惕困难气道，有无松动牙齿，常规听诊双肺，有无发热、咳嗽及咳痰等上呼吸道感染症状和体征。

（3）询问新生儿病史、生长发育史、食物药物过敏史及家族史。

（4）交代禁食禁水：采用"2-4-6-8"原则。

3. 术中管理

（1）麻醉诱导：多采用吸入麻醉诱导（潮气量法多用）。麻醉医师固定患儿头部及面罩，外科医师及手术室护士保护患儿肩关节、肘关节及髋关节等部位，警惕造成损伤及坠床。吸入诱导后建立静脉通路过程中适度托下颌，时刻关注患儿自主呼吸情况。建立静脉通路后，自可来福近端三通给药，缓慢给予静脉诱导药物（丙泊酚2～3mg/kg，芬太尼2～3μg/kg，罗库溴铵0.6mg/kg），停止七氟烷吸入，进行气管插管。气管插管需要胶布及贴膜妥善固定至手术对侧口角，插管后及固定后常规听诊双肺，警惕单肺通气。患儿心输出量主要依靠心率代偿，可根据患儿情况自输液器远端缓慢给予阿托品（0.01～0.02mg/kg）。

（2）麻醉维持：避免术中心率过慢。原则上不需要追加肌松药物，保证镇痛镇静充足。补液策略：①补液量，经验性"4-2-1"原则。②液体种类，1岁及以上乳酸钠林格液，1岁以下根据情况使用5%葡萄糖盐水。③体温保护，手术铺单较多，若手术时间超过3小时，应进行体温监测，警惕体温升高。

（3）苏醒和恢复：经验性选择性给予N＋A（新斯的明2mg＋阿托品1mg）（kg/10ml）进行肌松拮抗。撤手术单时警惕气管插管脱出，建议头部包扎前放置牙垫，持续泵注瑞芬太尼以减轻气管导管所致的不良刺激。手术结束时听诊双肺，若有痰鸣音建议轻柔吸引气管插管内痰液。儿童可以清醒后拔管或在深麻醉下拔管，拔管前用成人软吸痰管充分吸引口腔分泌物。拔管后建议立即将小儿侧卧位或仰卧位垫高肩颈部，便于气道开放。警惕输液管路脱出，可以视情况提前断开输液管路，需要时可直接可来福给药及10ml生理盐水静脉推注。返回恢复室前电话告知恢复室麻醉医师，携带小儿指氧仪、面罩及螺纹管等返回恢复室。转运过程中防止小儿坠床，关注小儿口唇颜色，警惕低氧。嘱外科医师引导家属至恢复室陪伴患儿。

（兰　岭　朱　波）

三、学龄前儿童腺样体切除术与扁桃体切除术的麻醉

（一）概述

1. 腺样体切除术和扁桃体切除术是儿童常见外科手术。最常见适应证有：反复气道感染、气道梗阻包括阻塞性睡眠呼吸暂停。

2. 学龄前儿童易因术前焦虑、恐惧而哭闹导致呼吸道分泌物增多和气道反应性增高，围手术期应注重人文关怀和舒适化管理。

3. 腺样体肥大患儿术前可能存在鼻塞、咽鼓管阻塞症状，需与上呼吸道感染鉴别。

4. 扁桃体肿大患儿如术前存在扁桃体严重肿大或口咽部淋巴组织增生严重，吸入诱导后可能出现面罩通气困难，需诱导前开放外周静脉，静脉诱导后插管。

5. 吸入或静脉诱导和维持均可，外科医师置入开口器时应警惕气管导管移位。

6. 儿童可以清醒后拔管或在深麻醉下拔管。深麻醉下拔管可以避免儿童苏醒时呛咳所致的出血，但会增加气道梗阻的风险，需在拔管后即刻监测、处理气道后续可能出现的问题。

7. 术后恶心呕吐常见，建议使用地塞米松预防，但需除外淋巴瘤所致的扁桃体肥大，因地塞米松可能会在肿瘤溶解时产生致命性高钾血症。

8. 术后因儿童疼痛哭闹可能增加出血风险，应采用有效的多模式镇痛，酌情使用非甾体抗炎药（NSAID）、右美托咪定和阿片类药物。

9. 警惕术后出血及气道梗阻。

（二）麻醉实施

1. 麻醉准备

（1）药品：常规全麻药品，需根据患儿年龄及发育情况酌情稀释到合适浓度。

（2）监护：常需根据患儿年龄及发育情况提前领取合适型号的监护用品，包括合适大小的一次性小儿脉搏氧饱和度指套、合适型号的小儿血压袖带等。

（3）其他：需根据患儿年龄及发育情况提前领取合适型号的气道用品，包括吸引器（酌情备粗和细吸痰管）、喉镜（合适型号的喉镜片）、合适型号及上下差半号气管导管、酌情备小儿螺纹管、呼吸囊、合适型号的面罩、口咽通气道等。同时提醒护士、输液管路安装输液限速器及近患儿端安装给药三通。

2. 术前评估

（1）禁食禁水：参照"2-4-6-8"原则：清液体禁饮2小时，母乳禁食4小时，配方奶6小时，固体食物8小时。

（2）上呼吸道感染患儿，临床症状缓解和麻醉间隔2周以上。

（3）询问患儿食物药物等过敏史，需要注意的是鸡蛋过敏并非丙泊酚禁忌。

（4）缓解围手术期焦虑，如可通过分散注意力、药物等方式减轻围手术期焦虑。

3. 术中管理

（1）麻醉诱导及插管

1）麻醉诱导：可吸入8%七氟烷＋100%氧气（6L/min）入睡后，适当减浅吸入麻醉药浓度，建立静脉通路后，给予静脉诱导药物实施气管插管。如入室前已建立静脉通路，可直接实施静脉诱导，建议使用丙泊酚2～3mg/kg，芬太尼1～2μg/kg，罗库溴铵0.3～0.9mg/kg。注意维持基础心率，避免过慢，必要时加用阿托品0.01～0.02mg/kg。

2）气管插管：插管管号和插管深度可参考表3-18。导管型号的选择和在口角的固定位置应结合具体术式与外科医师进行确认。

表3-18　小儿气管插管管号和插管深度参考

年龄	气管导管内径（mm）	置管深度（cm）
早产儿（<1250g）	2.5无套囊	6～7
足月儿	2.5～3.0无套囊	8～10
3月龄至1岁	3.5～4.0带套囊	11

年龄	气管导管内径（mm）	置管深度（cm）
2岁	4.6～5.0带套囊	12
6岁	5.0～5.5带套囊	15

（2）术中管理

1）维持基础心率，避免心率过慢。

2）术中可吸入或全凭静脉维持，注意儿童所需挥发性麻醉药MAC大于成人，避免麻醉过浅。

3）容量管理：注意保护静脉通路。补液目的为补充维持量，弥补术前累计缺失量，补偿围手术期继续缺失量。可参照"4-2-1"原则：第1个10kg为4ml/（kg·h），10～20kg为2ml/（kg·h），超过20kg者为1ml/（kg·h）。对不存在禁食禁水时间过长或失血过多的患儿，可仅补充维持量。

4）儿童避免过多手术单覆盖导致体温过高。

3. 苏醒和恢复

（1）拮抗：新斯的明0.02～0.06mg/kg＋阿托品0.01～0.03mg/kg。

（2）拔管

1）儿童可以清醒后拔管或在深麻醉下拔管。

2）深麻醉下拔管可以避免苏醒时呛咳所致的出血，但会增加气道梗阻的风险，需在拔管后即刻监测、处理气道后续可能出现的问题。

3）警惕气道梗阻、术后出血、术后恶心呕吐、术后疼痛和阿片类药物引起的呼吸抑制。

（3）返回恢复室

1）返回恢复室前5分钟电话告知恢复室，必要时携带小儿指氧仪、袖带、面罩及螺纹管等。

2）嘱手术医师呼叫家长到恢复室陪伴患儿。

（白　冰　朱　波）

四、婴幼儿唇腭裂手术的麻醉

（一）概述

1. 唇腭裂序列治疗。口裂畸形是新生儿最常见的颅面畸形，主要包括单纯唇裂、单纯腭裂和唇腭裂。对于唇裂，手术时机在3月龄，体重4.5kg以上即可实施手术，最晚1岁以前进行手术；对于腭裂，应在8～18月龄进行手术；合并牙槽突裂的患儿在

8岁后会接受牙槽突裂修复手术。此为治疗唇腭裂患儿采用的序列治疗方法。当然患儿如果错过该手术最佳时机，仍可以接受手术。每位患儿可能需要接受多次手术。

2. 实施唇腭裂修复手术的科室主要是口腔科，整形外科也可开展唇裂修复手术。

3. 麻醉医师和术者共用气道。术野在气道入口处，异物、分泌物和血液有误入气道的危险。气管导管有脱出风险。术后因口咽部组织肿胀、血液分泌物堵塞易在拔管后发生气道梗阻及出血。

（二）术前评估

1. **术前访视** 复习病史、体格检查、实验室检查。患儿出生状态如何？足月产还是早产？是否合并其他先天性畸形？是否存在困难气道？呼吸循环代偿功能如何？是否营养不良？是否发育迟缓？近期有无上呼吸道感染？是否严重贫血？

2. **术前禁食禁水** 我国小儿术前禁食禁水时间建议见表3-19。

表3-19 我国小儿术前禁食禁水时间建议

摄入种类	禁食时间（小时）
清饮料	2
母乳	4
配方奶	6
牛奶	6
固体食物	8

（三）麻醉实施

1. 麻醉准备

（1）药品：需根据患儿年龄及发育情况提前领取合适型号的物品，并将药物稀释到合适浓度。北京协和医院婴幼儿常规准备的全麻药品和抢救药品包括：咪达唑仑0.05～0.1mg/kg、利多卡因1mg/kg、丙泊酚2～4mg/kg、芬太尼10～20µg/ml、罗库溴铵0.6mg/kg、地塞米松0.1～0.2mg/kg、阿托品0.01～0.02mg/kg、麻黄碱1mg/ml、生理盐水5ml注射器（推药用）、瑞芬太尼0.1～0.3µg/（kg·min）、昂丹司琼0.1mg/kg（≥3岁）。吸入维持使用O_2-空气-七氟烷。

（2）设备耗材：小儿面罩，小儿呼吸回路，根据潮气量范围选择尽可能小号的人工鼻，1号2号喉镜片或可视喉镜、带套囊气管导管，小儿吸痰软管、成人吸痰软管各1根；一次性脉搏氧饱和度指套。小儿包（含小袖带、重复使用小指套、小管芯）、小口咽通气道、小儿电极片等。气管导管型号选择：年龄/4＋3.5，同时再准备大小半号的气管导管备用。插管深度：年龄/2＋12cm，注意听诊双侧呼吸音（插管后、变化体位后）。麻醉机及监护仪预先调节到小儿/儿童工作模式。

2. 术中管理

（1）术中监测：无创血压（注意选择合适的血压袖带）、心电图、脉搏氧饱和度、$ETCO_2$等常规监测、体表温度探头监测体温。

（2）麻醉方法：选择气管插管全麻。无法配合输液的患儿选择O_2-七氟烷吸入麻醉诱导，建立静脉通路之后静脉诱导气管插管，插管后吸入七氟烷维持麻醉，即静吸复合诱导、静吸复合维持的麻醉方法。

（3）气管导管固定：固定于下唇正中，胶布＋贴膜，不牵拉口角；腭裂患儿的气管导管在口内不斜贯口腔。

（4）手术体位：仰卧位，肩下垫软垫，头后仰。

3. 术后管理

（1）麻醉苏醒：严格掌握拔管指征。患儿意识清醒、保护性气道反射完善后方可拔管。腭裂术后吸引时用软吸痰管吸引分泌物。

（2）送返PACU：携带氧饱和度指套、呼吸回路和面罩，呼叫家长到恢复室陪伴患儿。

（四）注意事项

1. 吸入诱导建立静脉通路时，可给患儿肩下垫软垫，有利于面罩通气。

2. 有时会遇到肥胖患儿致外周静脉穿刺困难，需耐心配合，加强监测，维持呼吸循环稳定。

3. 术者在手术区域注射局麻药，可适当减少静脉镇痛药用量。

4. 此类手术无肌松需求，术中通常无须追加肌松药。

5. 手术操作结束前停用七氟烷，无须过早停药，通常无须肌松拮抗药。

（卢素芳　朱　波）

第十节　血管（介入）外科麻醉亚专业组

一、截肢手术的麻醉

（一）概述

1. 四肢坏疽/周围血管性疾病、严重创伤、肿瘤等都是截肢手术的适应证，其主要术式可分为：①膝关节以上水平的截肢术。②膝关节以下水平的截肢术。③上肢截肢术。因上肢截肢术的手术范围较小，麻醉关注点与下肢截肢术基本相同，故本节主要以下肢截肢手术麻醉为对象。

2. 血管性疾病与肿瘤是该手术最常见的两种适应证，由血管性疾病引起的截肢一般由血管外科实施，因肿瘤/创伤引起的截肢一般由骨科实施。

3. 因血管性疾病行下肢截肢患者，围手术期风险较高，死亡率＞10%，若患者合并严重其他系统疾病，术前充分交代风险，术中加强监测，积极干预。危重患者术后转入ICU进一步治疗。

（二）麻醉实施

1. 麻醉准备

（1）药品：常规全麻诱导药物——咪达唑仑、芬太尼、地塞米松、丙泊酚或依托咪酯、罗库溴铵、瑞芬太尼（50ml泵注，20μg/ml）等；或椎管内麻醉药物——布比卡因（腰麻）、罗哌卡因（腰麻/硬膜外麻醉）、利多卡因（硬膜外麻醉/穿刺部位局部麻醉）等；或外周神经阻滞药物——罗哌卡因、利多卡因等。

（2）监护设备及耗材：无创血压、心电图、脉搏氧饱和度、气体监护、有创动脉压监测及血气分析（选择性，合并心脑血管疾病患者推荐）、BIS监测（选择性，全静脉麻醉或静吸复合麻醉时则推荐采用）、体温监测（选择性）、深静脉置管（选择性）。

（3）其他准备：人工气道管理设备（喉镜、气管插管/喉罩、负压吸引器）和外周神经阻滞辅助设备（超声机、神经刺激仪等）。

2. 术前评估

（1）因血管性疾病需要截肢的患者，常合并较严重心脑血管疾病，且难以评估临床心功能水平及心肺功能储备，建议术前根据病史完善心电图、超声心动图、冠状动脉CTA、心肌核素显像、N末端B型利钠肽前体（NT-proBNP）等检查，加强对心脏功能的评估。

（2）麻醉方式可以采用全麻或区域阻滞麻醉（包括椎管内麻

醉与神经阻滞麻醉），但因血管性疾病需要截肢的患者，术前通常进行抗凝治疗以改善患肢的血运，故进行区域阻滞操作前应注意评估患者的出凝血状态。

3. 术中管理

（1）麻醉诱导及维持

1）麻醉诱导：采用全麻时，首选气管插管全麻；因患者体位为仰卧位，也可以在适当情况下选择喉罩建立人工气道。采用椎管内麻醉时，硬膜外麻醉或腰麻均可，麻醉平面应到达 T_{12}（止血带 T_8）。采用神经阻滞时，需要实施联合神经阻滞，因截肢疼痛水平较高，可能需要复合静脉镇静/镇痛。

2）术中维持：①截肢手术刺激较大，全麻时可泵入瑞芬太尼术中充分镇痛，术中也应注意追加芬太尼。②因糖尿病导致截肢患者常有糖尿病引起的自主神经功能紊乱，实施全麻或椎管内麻醉时，可能出现较严重的生命体征波动。③术中调节镇痛水平及血管活性药维持血压平稳。

（2）循环及液体管理：手术预计出血量200（膝下截肢）～250ml(膝上截肢)，如为创伤截肢患者，可能出血量较大。因血管性疾病截肢的患者手术中不宜使用止血带。截肢术中存在横纹肌坏死可能，术中注意患者内环境变化。

（3）呼吸系统管理：吸烟也常是导致血管性疾病截肢的重要原因——如因长期大量吸烟合并肺部并发症（慢性阻塞性肺疾病），可优先考虑椎管内麻醉。如在全麻下进行，应当注意加强术中呼吸道管理。

4. 术后管理

（1）心脑等其他合并症较重的患者，建议术后转入ICU恢复。

（2）截肢后患者疼痛水平较高（膝上截肢＞膝下截肢），建议加强术后急性疼痛管理。行硬膜外置管患者可术后行硬膜外患者自控镇痛（PCA）泵，其他患者术后可应用静脉PCA泵。

（3）全麻患者术后应转入麻醉后恢复室（PACU）进一步监护，确保合适的镇痛水平。

（马　爽）

二、手术室外CT引导下经皮微波/射频消融术的麻醉

（一）概述

1. 手术特点

（1）手术室外CT引导下的经皮微波/射频消融术通过微波

或射频的方式杀死肿瘤细胞，主要用于治疗无外科手术指征的恶性肿瘤局部复发或较为孤立的转移病灶，可以多次手术。与射频消融相比，微波消融能量较大，治疗所需时间较短，疼痛刺激也较大。

（2）常见手术部位包括肝（约占95%）、肺、肾上腺等。手术体位有仰卧位（＞90%）、侧卧位、俯卧位（极少）。通过CT定位确认并调整消融针的穿刺点、穿刺角度、进针深度，起到半实时引导的作用。部分手术穿刺针轨迹距离下腔静脉/腹主动脉等重要脏器较近。

（3）经皮微波/射频消融术可在局麻强化或全麻下进行，后者舒适性较高。因术中需多次屏气，为进一步排除膈肌位置改变对CT定位的干扰，北京协和医院目前为全麻手术，要求无体动、无自主呼吸，CT扫描和穿刺期间暂停机械通气。术中麻醉医师与介入操作医师的沟通协作十分重要。

2. 患者特点

（1）类似日间手术麻醉管理，患者一般为术前麻醉门诊评估，手术当日入院。术后为观察有无出血等并发症，常留院1～2天。术后一般无严重疼痛。

（2）多数患者有肿瘤根治的全麻手术史。原发性肝癌患者居多，HBsAg阳性率高。

（二）麻醉管理

1. 术前准备

（1）定期检查并更新外出麻醉车内容，携带用品尽量齐全，及时到达操作间行麻醉机自检。

1）物品：喉罩，静脉泵（含TCI泵）×2，全麻常规监测和机械通气设备，备气管插管和可视喉镜。肾上腺占位消融术备有创动脉压监测。

2）药品：丙泊酚（每支500mg）、芬太尼、瑞芬太尼（20μg/ml 50ml泵注）、罗库溴铵、新斯的明＋阿托品合剂（N＋A）/舒更葡糖钠、阿托品/麻黄碱/去氧肾上腺素（手术室外麻醉注意确保场地备有抢救药品）。

（2）静脉输液管路末端增加三通以连接增强CT造影剂泵管。

2. 术前评估

（1）类似日间手术麻醉管理，提前在HIS系统上查阅既往住院记录、手术麻醉记录和本次术前麻醉评估门诊病历。手术当日注意仔细评估气道，核对禁食禁水时间。

（2）与术者沟通术前CT结果（治疗靶点位置、数目、大小），确认手术体位和预计手术时间。

3. 术中管理

（1）丙泊酚泵注全静脉麻醉，充分肌松，确保术中无体动和自主呼吸。消融开始后出现疼痛刺激，加用瑞芬太尼泵注。

（2）绝大部分为仰卧位手术，手术时间在2小时以内，可选择置入喉罩（不推荐Supreme喉罩）。双手上抬至头顶位置固定，再次确认喉罩位置良好、静脉通路通畅、颜面部无受压。如为侧卧位（双上肢固定于颜面部附近）或半俯卧位，谨慎选用喉罩，气管插管更为可靠。

（3）术前和术后可能需要行时间较长的增强CT检查，术中定位可能多次重复"穿刺＋CT扫描"步骤，其间均需暂停机械通气。可增加呼吸频率，适当过度通气，以代偿术中呼吸暂停。连接呼吸机前确认可调节性限压（APL）阀在"min"位置。

（4）术毕使用舒更葡糖钠或新斯的明＋阿托品合剂（N＋A）充分拮抗肌松，待患者自主呼吸和气道保护性反射恢复后拔除喉罩。

4. 术后管理
操作间外监护，达到离开麻醉后恢复室（PACU）标准后送回病房。

（三）特殊手术

1. 肺占位消融

（1）穿刺针常可能穿过部分正常肺组织。

（2）术中建议气管插管，术毕常规行CT检查除外严重或进行性加重的血气胸，同时注意监测气道出血量，拔管时避免呛咳，必要时胸外科会诊。轻微血气胸或少量痰中带血时，可予以拔管并观察。

2. 肾上腺占位消融

（1）对肾上腺组织细胞直接消融时大量儿茶酚胺释放，血压及心率显著升高，消融暂停后血压及心率即刻回落。

（2）术前评估重点关注有无心脑血管基础疾病，以及对血压波动的耐受情况。

（3）术前桡动脉穿刺置管，备短效降压降心率药物。术中监测有创动脉血压过高时提醒术者暂停操作，待恢复至可接受水平再重新开始。

（高　卉）

三、主动脉腔内修复术的麻醉

（一）概述

1. 经典的胸/腹主动脉瘤切除术创伤大、并发症多、病死率较高。许多高龄患者或伴有心、肺、肝、肾等基础疾病患者因

195

无法耐受此种手术而失去治疗的机会。1990年Parodi首先开展主动脉腔内修复术（EVAR），为胸/腹主动脉瘤患者开辟了新的治疗途径，目前已经取代开放手术，成为胸/腹主动脉瘤的标准治疗方法。

2. 腔内修复术是将支架－人造血管复合体导入主动脉，膨胀后将主动脉瘤与血管腔隔绝，促使其逐渐机化、缩小，从而消除瘤体破裂、出血的隐患，达到治愈的目的。适应证包括：①胸部降主动脉瘤或夹层。②腹主动脉瘤或夹层。

3. 手术在杂交手术间进行，出现意外情况可紧急开胸/开腹进行补救。常用入路为股动脉入路，胸主动脉手术常需要左上肢动脉作为备用入路。

4. 手术进行过程中，麻醉医师通常与患者不在同一房间内，麻醉医师应通过各种技术手段确保可实时观察到患者的生命体征及气体监护数据，并应注意静脉液体是否及时更换。

（二）麻醉实施

1. 麻醉准备

（1）药品：咪达唑仑、芬太尼、地塞米松、丙泊酚或依托咪酯、罗库溴铵、瑞芬太尼（50ml泵注，20μg/ml）等麻醉药物，麻黄碱、阿托品、去氧肾上腺素（10ml单次给药用＋50ml泵注，0.1mg/ml）等升压药物，硝酸甘油、尼卡地平、艾司洛尔等降压/控制心率药物。

（2）监护设备及耗材：无创血压、心电图、脉搏氧饱和度、气体监护、有创动脉压监测及血气分析、BIS监测（选择性，全静脉麻醉或静吸复合麻醉时则推荐采用）、体温监测（选择性）、深静脉置管（选择性）。

（3）其他准备：插管相关气道管理设备（喉镜、气管插管、负压吸引器）；脊髓神经监测与腰大池引流相关设备与人员准备（胸主动脉腔受累患者应考虑，腰大池引流在北京协和医院由神经外科穿刺置管）。

2. 术前评估

（1）主动脉病变相关评估：主动脉瘤/夹层病变的累及范围常提示患者的手术难度，应当在术前与手术医师沟通拟放置支架的位置与数量。若病变累及腹主动脉分支开口，应警惕术中放置支架引起的相关分支动脉闭塞，发现异常及时与手术医师沟通。除前述支架导致肾缺血外，术中使用大量造影剂及血管内操作可能引起血栓碎片掉入肾动脉，术前应注意患者的肾功能情况，并在术中持续予以关注。

（2）合并症评估：需要进行EVAR的患者常年龄较大且合并有高血压、糖尿病、冠心病、脑血管病、慢性阻塞性肺疾病等，应当充分评估患者相关合并症的麻醉风险，加强围手术期管理。

3．术中管理

（1）麻醉诱导及维持：虽然相关文献报道，此类手术在全麻、椎管内麻醉及麻醉性监护管理下均可完成，但为了获得较高的患者舒适度及较好的成像质量，北京协和医院通常在气管插管全麻下进行。

1）麻醉诱导：除常规麻醉诱导用药外，可适当泵入瑞芬太尼，抑制麻醉诱导中的血压波动。

2）术中维持：采用吸入麻醉、全凭静脉麻醉或静吸复合麻醉均可，进行神经监测时应避免全麻药物对其的影响。手术切皮前（通常为股动脉）追加 $50 \sim 100 \mu g$ 芬太尼，术中对阿片类药物需求较低，可适当延长追加芬太尼时间间隔。术中血管造影需要患者无体动，故易出现自主呼吸恢复等情况，按需追加罗库溴铵等肌松药。

（2）循环及液体管理：虽然通常此类手术出血量不大，但仍存在大量失血可能。结合手术风险，在患者血管条件允许的情况下，可以建立 16G 外周静脉通路。外周静脉应接有 3 个三通：①最远端近穿刺点应有 2 个三通连接去氧肾上腺素及瑞芬太尼或硝酸甘油等药物泵入。②近端接 1 个三通，用于单次给药。因术中刺激较小，常接去氧肾上腺素泵维持血压，目标为患者日常血压水平。术中造影剂用量较大，应注意入量及尿量，适当扩容。当手术时间较长时，应定期复查动脉血气，关注电解质变化。

（3）呼吸系统管理：因主动脉造影时常需要暂停呼吸以提升成像质量，在频繁造影阶段应适当提升吸入氧浓度以增加氧储备，同时适当增加潮气量及呼吸频率以避免二氧化碳蓄积。

4．术后管理

（1）手术时间较长、腔内支架数量较多、心脑等其他合并症较重的患者，建议术后转入 ICU 恢复。

（2）拟在手术间内拔管患者，可以在缝合股动脉切口时开始排醚，同时追加芬太尼以耐管。

（3）根据手术时间长短及术中肌松药追加情况，无心脑等其他合并症患者可应用新斯的明＋阿托品合剂（N＋A）拮抗，有心脑血管合并症患者可考虑应用舒更葡糖钠拮抗。

（4）应拔除气管导管、患者生命体征平稳后，再拔除动脉置管，拔管前最后一次血气分析不应存在严重异常指标。

（5）术后应送 PACU 进一步监护 $15 \sim 20$ 分钟，转出 PACU 时应注意动脉置管部位的加压包扎是否已拆除、穿刺部位是否存在血肿等异常情况。

（马　爽）

第十一节　神经阻滞亚专业组

一、颈神经通路阻滞下甲状旁腺切除术的麻醉

（一）概述

1. 甲状旁腺切除术是原发性甲状旁腺功能亢进症（PHPT）最有效的治疗手段。PHPT病因包括甲状旁腺腺瘤、增生和癌，病变腺体可单发也可多发，其中85%的PHPT由单发腺瘤引起。

2. 典型PHPT多累及泌尿系统和骨骼系统。PHPT患者高尿钙状态可导致肾结石和肾钙质沉着症。PHPT患者高血清PTH通过上调破骨细胞活性导致骨密度降低，从而导致一系列的骨骼病变，包括骨骼畸形、脆性骨折和纤维囊性骨炎（棕色瘤）等。另外，消化系统和神经精神系统也可受累。

3. 典型PHPT实验室检查表现是高钙血症、低磷血症、高钙尿症、高磷尿症和高PTH血症。

4. 长期的甲状旁腺功能亢进症会引发钙、磷、钾、镁等离子水平异常。高钙血症对心脏的电生理活动及心脏收缩功能的影响是引起患者死亡的重要因素之一。

5. 颈神经通路位于颈筋膜浅层与椎前筋膜之间。颈深神经穿出椎前筋膜后，在胸锁乳突肌深面逐渐分支并向颈浅丛移行。

6. 颈神经通路阻滞可阻滞颈浅丛支配的颈肩区感觉，以及胸锁乳突肌、斜方肌、舌骨下肌群。扩散较广时可阻滞迷走神经。通常情况下，颈神经通路阻滞可满足甲状旁腺切除术的麻醉要求。术中辅助镇静，能提高患者舒适度。

7. 颈部血管神经丰富，警惕血管损伤、药物入血及血肿压迫气道的风险。颈神经通路阻滞可能导致声音嘶哑、Horner征、血管穿刺、局麻药中毒、神经损伤等。由颈丛阻滞导致的声音嘶哑和Horner征均能在药物作用消退后完全缓解。

（二）麻醉实施

1. 麻醉准备

（1）物品准备：超声机、5cm阻滞针、中心静脉包、无菌手套、超声探头套、无菌皮筋、贴膜、注射器5ml/10ml/20ml、1ml注射器针头、碘伏消毒液、100ml生理盐水、画线笔、超声耦合剂、利多卡因、罗哌卡因、常规备药（麻黄碱、阿托品）、垫枕。

（2）患者准备

1）提前了解手术信息及化验检查结果，确定适应证及阻滞方案，获得患者知情同意。

2）核对患者信息，常规心电监护，鼻导管吸氧，开通静脉通路，准备麻黄碱、阿托品，视情况给予镇静药。在恢复室阻滞区在没有麻醉医师看护的情况下通常不建议给予右美托咪定辅助镇静。

2. 术前评估

（1）患者一般状况及电解质内环境评估：特别注意血钙、钾、镁电解质，高钙血症通常术前均能有效控制。

（2）阻滞禁忌证：患者拒绝、患者不能配合、局麻药过敏、局部感染、凝血功能障碍、对侧声带运动障碍、对侧膈肌麻痹、神经系统并发症等。

3. 术中管理

（1）颈神经通路阻滞的操作

1）患者可侧卧位，阻滞侧在上（推荐）；或平卧位，头偏向对侧，垫肩（图3-12）。

2）操作者带无菌手套，在穿刺点周围严格消毒，铺无菌巾，超声探头套上无菌探头套。

3）选择高频线阵探头，深度设定在3cm左右。

4）探头方向与脊柱长轴垂直，放置在C_4水平（甲状软骨或胸锁乳突肌后缘中点水平）。

5）超声下可见包裹胸锁乳突肌的颈筋膜浅层，与覆盖前中斜角肌的椎前筋膜，颈筋膜浅层与椎前筋膜之间的间隙为颈神经通路。颈神经通路内走行颈浅丛和副神经，超声下为低回声蜂窝状结构（图3-13）。

6）穿刺点局麻后，在胸锁乳突肌后缘进针，目标为胸锁乳突肌与椎前筋膜之间的低回声蜂窝状结构区域。回抽无血，注射少量生理盐水，可见液体在此间隙内扩散，而不是在肌肉内扩散。此情况表明针尖位置正确。

7）推注局麻药，注意观察药物扩散并每3～5ml回抽一次，以减少无意识血管内注药可能。通常0.375%～0.5%的罗哌卡因

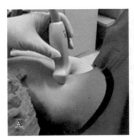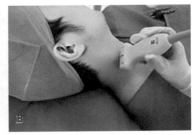

图3-12 患者体位

注：A.侧卧位；B.平卧位。

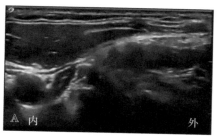

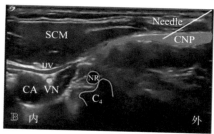

图3-13 超声引导颈神经通路扫描的超声图像

注：A.为超声下所见；B.重要结构标注。可见胸锁乳突肌深层高回声的颈筋膜浅层以及斜角肌浅面的椎前筋膜，两者之间可见低回声蜂窝状结构。阻滞目标为这些低回声蜂窝状结构。SCM，胸锁乳突肌；CA，颈动脉；IJV，颈内静脉（受压）；CNP，颈神经通路；VN，迷走神经；C_4，第4颈椎横突；NR，神经根；白色线条代表阻滞针。

10～15ml能达到满意的阻滞效果。

（2）操作注意事项

1）由于颈部血管丰富，推荐在穿刺前使用彩色多普勒模式扫查进针路径，避免血管穿刺和局麻药血管内注射。

2）需要注意颈神经通路位于胸锁乳突肌深层，位置表浅。避免进针过深，能有效防止动脉和神经损伤的发生；注射药物前回抽，无血、无气、无脑脊液后再推注药液。

3）进针不宜太接近颈动脉，防止过多药物扩散至颈动脉鞘。然而，实际操作中往往能观察到药液向颈动脉鞘方向扩散，因此患者存在迷走神经阻滞的概率，进而导致阻滞侧声带麻痹（喉返神经为迷走神经分支）。

（3）辅助镇静：术中推荐给予辅助镇静。在患者得到充分监护且无禁忌的情况下，可给予右美托咪定辅助镇静，也可按需选择其他镇静药镇静。

（4）即时并发症的处理：局麻药中毒（图3-14）。

局麻药中毒

使用局麻药后出现耳鸣、舌麻、意识改变、癫痫样抽搐、顽固性低血压和心律失常

- 呼叫帮助
- 停用局麻药，派人获取脂肪乳（英脱利匹特）
- 托下颌，面罩吸纯氧
- 确认静脉通路通畅
- 连续监测无创血压或放置有创血压监测
- 1支肾上腺素（1mg）稀释至100ml盐水中备用（10μg/ml）
- 支持治疗：
  癫痫样抽搐：3mg咪达唑仑静脉注射（如有呼吸抑制或上气道
  梗阻，可放喉罩或插管
  持续低血压：10～20μg肾上腺素静脉推注，可反复推注或继续
  接泵注
  血压仍不能维持或出现恶性心律失常 ──────→
  心肺复苏+气管插管+开始脂肪乳治疗
  ICU备床
  纠正酸中毒和高钾血症
  30分钟循环不能恢复的尽快联系ECMO
- 避免使用垂体后叶素、钙通道阻滞药和β受体阻滞药

详细写明每个麻醉位点最近的获取"英脱利匹特"的位置

英脱利匹特（浓度20%）的使用推荐：
- 1分钟单次推注负荷剂量：1.5mL/kg，3分钟后可再次同时推注1.5mL/kg
- 按0.25～0.5ml/（kg·min）速度续接泵注，直至血流动力学稳定
- 最大剂量：前30分钟内10ml/kg

图3-14　局麻药中毒的处理流程

4. 术后随访

（1）时间：术后24小时内完成一次随访。

（2）内容：疼痛评分、阻滞恢复情况、是否存在并发症。

（唐佳丽　唐帅）

二、髂筋膜阻滞下的髋部骨折切开/闭合复位内固定术的麻醉

（一）概述

1. 髋部骨折常见于老年女性患者。患者往往合并多种全身性疾病。最常见的并存疾病包括心血管疾病（35%）、呼吸系统疾病（14%）、脑血管病（13%）、糖尿病（9%）、恶性肿瘤（8%）和肾脏疾病（3%）。35%的患者至少并存一种疾病，17%并存两种疾病，7%并存3种以上疾病。

2. 患者住院期间死亡率为2.3%～13.9%，术后6个月死亡率增至12%～23%。老年髋部骨折患者术后死亡率比择期髋关节置换术高6～15倍。

3. 麻醉方案的选择上，建议根据患者情况及麻醉科主管医师经验和术者要求，选择个体化麻醉方案。无禁忌时，可考虑椎管内麻醉，并在患者摆放体位前，实施患侧髂筋膜阻滞。髂筋膜阻滞有助于缓解患者体位摆放时的疼痛，同时有助于术后镇痛。

4. 超声引导下髂筋膜阻滞安全性较高，但也要了解潜在的并发症，如血管穿刺、腹腔穿刺、局麻药中毒、神经损伤等。30～40ml的局麻药可阻滞股神经、股外侧皮神经，而闭孔神经能否被阻滞尚存在争议。

（二）麻醉实施

1. 麻醉准备

（1）物品准备：超声机、10cm阻滞针、中心静脉包、无菌手套、超声探头套、无菌皮筋、贴膜、注射器5ml/10ml/20ml、1ml注射器针头、碘伏消毒液、100ml生理盐水、画线笔、超声耦合剂、利多卡因、罗哌卡因、常规备药（麻黄碱、阿托品）、垫枕。

（2）患者准备

1）提前了解手术信息及化验检查结果，确定适应证及阻滞方案，获得患者知情同意。

2）核对患者，常规心电监护，鼻导管吸氧，开通静脉通路，准备麻黄碱、阿托品，视情况给予镇静药。在恢复室阻滞区

没有麻醉医师看护的情况下，通常不建议给予右美托咪定辅助镇静。

2. 术前评估 阻滞禁忌证：患者拒绝、患者不能配合、局麻药过敏、局部感染、凝血功能障碍、外周神经病变等。

3. 术中管理

（1）超声引导下髂筋膜阻滞的操作

1）患者平卧位，暴露手术侧髋部（图3-15）。

2）操作者戴无菌手套，于穿刺点周围严格消毒，铺无菌巾，超声探头套上无菌探头套，可用无菌皮筋扎紧（图3-15）。

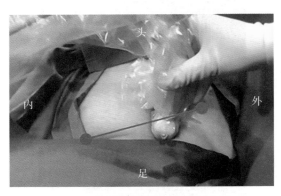

图3-15　体位摆放和超声探头位置示意

注：内侧蓝色圆点代表耻骨联合，外侧蓝色圆点代表髂前上棘。超声探头放置在连线放置外1/3处。

3）选择高频线阵探头，深度设定3～5cm。

4）探头首先垂直放置于髂前上棘与耻骨联合连线中外1/3处，再适当调整，以获得最佳图像。此时超声图像浅部可见两组尖端相连的肌肉影，形似"领结"。头侧是腹内斜肌和腹横肌，足侧是缝匠肌。在这两块肌肉深面为髂肌。髂肌下方为髂前上棘，髂肌表面弧形高回声线影为髂筋膜。药物注射在髂筋膜深面，髂肌表面。

5）采用平面内技术，由探头足侧进针，穿刺到髂筋膜深面。注射0.25%～0.33%罗哌卡因20～30ml，观察局麻药在髂筋膜和髂肌之间的间隙内朝头侧扩散（图3-16），形成一个明显的液性暗区，而不是在肌肉内扩散。

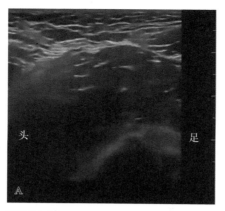

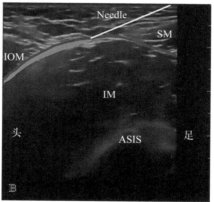

图3-16 超声引导髂筋膜阻滞扫描的超声图像

注：A.为超声所见；B.重要结构标注。ASIS，髂前上棘；IM，髂肌；SM，缝匠肌；IOM，腹内斜肌；白色线条代表阻滞针；深蓝色线条代表髂筋膜；天蓝色区域代表局麻药扩散区域。

（2）操作注意事项

1）在进针前推荐彩色多普勒模式扫查进针路径，以便发现血管；常可在腹壁侧看见旋髂深动脉，注意针尖避让。

2）注射药物前回抽，无血无气后再推注药液。

3）可通过推注生理盐水"水分离"技术，明确针尖在髂筋膜深层、髂肌浅层。

4）阻滞过程中需要注意显影阻滞针针尖，避免穿入腹腔。

5）常见阻滞失败原因：容量不够、药物过于向足侧扩散。

（3）即时并发症的处理：局麻药中毒（图3-14）。

4. 术后随访

（1）时间：术后24小时内完成一次随访

（2）内容：疼痛评分、下肢肌力评估、是否存在并发症。

（唐佳丽　唐　帅）

三、腘窝坐骨神经阻滞下下肢血管再通术的麻醉

严重的下肢血管闭塞常因局部组织缺血及缺血性神经炎引起患者持续而剧烈的下肢疼痛。神经阻滞可缓解患者疼痛，使患者在术中能够更好地配合，在下肢血管再通术中具有良好的应用前景。

（一）术前

1. 提前了解手术信息及化验检查结果，确定适应证及阻滞方案，获得患者知情同意。

2. 排除禁忌证，包括患者拒绝、局麻药过敏、局部感染、患者不能配合、凝血功能障碍等。

3. 了解潜在的并发症，包括血管穿刺、局麻药中毒、神经损伤等。

（二）手术当天

1. 物品准备　超声机、阻滞针、中心静脉包、无菌手套、超声探头套、无菌皮筋、贴膜、注射器5ml/10ml/20ml、1ml注射器针头、碘伏消毒液、100ml生理盐水、画线笔、超声耦合剂、利多卡因、罗哌卡因、常规备药（麻黄碱和阿托品）、垫枕、神经刺激仪（必要时）。

2. 操作方法

（1）准备工作：核对患者信息，常规心电监护，鼻导管吸氧，建立静脉通路，准备麻黄碱、阿托品、咪达唑仑，视情况给予镇静药。

（2）患者体位和超声探头位置：①俯卧位，垫高足踝和小腿，膝关节放松。②侧卧位，患侧在上，膝关节放松（图3-17）。

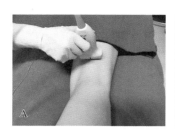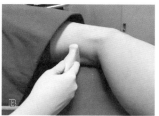

图3-17　患者体位

注：A.俯卧位；B.侧卧位。

3. 阻滞范围　腘窝入路坐骨神经阻滞的阻滞范围是小腿外侧和足部。

4. 超声下解剖　见图3-18。

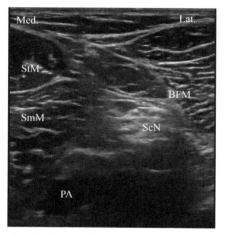

图3-18　超声引导腘窝入路坐骨神经阻滞的短轴扫描超声图像

注：ScN，坐骨神经；PA，腘动脉；StM，半腱肌；SmM，半膜肌；BFM，股二头肌；Med.，内侧；Lat.，外侧。

5. 操作技术

（1）选择高频线阵探头，深度设定4～5cm。

（2）探头垂直身体纵轴放置在腘横纹头侧5～10cm处，可以观察到搏动的类圆形无回声结构（腘动脉）及伴行的腘静脉，动脉外侧为股二头肌，内侧为半腱肌和半膜肌，动脉外侧浅层可观察到蜂窝状回声的椭圆形或圆形结构即坐骨神经，探头柄可向头侧倾斜以获得更好图像。

（3）向尾侧滑动探头，观察坐骨神经分为胫神经和腓总神经。

（4）充分局部麻醉后，采用平面内法，由外向内进针至神经周围，回抽无血后，注射 1 ～ 2ml 生理盐水，确认针尖位于神经旁鞘与神经外膜之间。

（5）注射 0.375% ～ 0.5% 罗哌卡因 20ml（每注射 3 ～ 5ml 回抽观察无血），可观察到局麻药物在神经旁鞘内呈包绕神经样扩散，注意注射阻力，如阻力过高、患者疼痛、神经肿胀可能发生神经内注射，需要及时调整针尖位置。

（6）可以采用多点注射法以利于局麻药扩散，整个操作过程严格执行无菌操作。

6. 注意事项

（1）下肢血管病变患者多存在动脉闭塞，腘动脉可能显示不清或搏动消失，可动态扫描坐骨神经和/或神经刺激仪辅助定位。

（2）此类患者可能有侧支循环建立，在进针前推荐彩色多普勒模式扫查穿刺区域及进针路径，以发现避让血管。

7. 即时并发症的处理　局麻药中毒（图3-14）。

（三）术后随访

1. 时间　24小时内完成一次随访。

2. 内容　疼痛评分、下肢感觉和肌力恢复情况、是否存在并发症。

（张良燕　唐　帅）

第十二节　疼痛治疗亚专业组

一、术后急性疼痛服务

术后急性疼痛服务（APS）团队组成人员以麻醉科医师和手术室护士为主，基本任务包括术后疼痛的监测、治疗和处理，以及对患者及病房医务人员的相关培训。

（一）工作模式

每日对术后镇痛患者进行查房是APS的主要工作形式。APS团队或值班医师手持术后镇痛单到各病房，常规进行术后查房，特殊患者增加查房次数。根据条件可酌情带平板电脑、值班手机、镇痛耗材等。随访时应检查患者生命体征、PCA泵参数、满意度等，询问患者PCA泵使用效果，采用标准化的评估手段（如VAS评分）进行疼痛程度评估，包括静态痛和动态痛、指导患者正确使用PCA泵、处理并发症、处理故障、根据情况调整参数、加药或撤泵等。APS查房应有标准化医嘱和记录，包括镇痛方案和不良反应的预防等内容。护理人员应及时收泵，登记加药时间及药量，撤泵时间及剩余药量，仔细检查导管是否完整，检查有无穿刺点感染。

患者及其家属对镇痛治疗的理解和合作有助于完善镇痛质量。因此，应重视对患者宣教。APS团队应与相关科室医护人员合作，对患者及其家属进行镇痛治疗的知识普及，讲解现有的镇痛方式及使用形式、优势及其可能的不良反应，消除患者及其家属可能的顾虑（如担心药物成瘾、影响伤口愈合等），帮助患者选择个体化的镇痛方式。

（二）工作制度

1. 人员管理制度　由相对固定的负责急性疼痛的麻醉科医师、麻醉/疼痛专科护士，适当条件下加入病房护士、临床药师、康复科医师等相关人员。所有参与人员于上岗前需接受专业培训，在通过科室相关制度及疼痛相关知识的考核后方可开始工作。不同职级、专业方向参与人员的工作职责如下。

二线医师职责：在APS组长指导下负责急性疼痛查房，指导一线医师，对患者的疼痛进行准确的评估并且及时治疗，同时要处理相应并发症。

一线医师职责：在APS组长或者二线医师指导下，进行常规疼痛查房，处理患者的急性疼痛及相应并发症，并及时向二线医师汇报。疼痛专科护士职责：在APS组长或者一线、二线医师指导下，负责对患者进行正确的急性疼痛相关知识宣教，进行常规疼痛查房，必要时及时向医师或者APS组长及二线医师汇报。

实习医师职责：在APS组长及带教老师的指导下，接收相关知识的培训，进行疼痛查房，有问题及时向上级带教老师或者APS组长汇报。

交接班制度：负责APS工作的医师在下班前将特殊患者交接于夜班值班麻醉科医师，包括镇痛方案的更改、可能出现的相应不良反应及延续治疗方案等。夜班值班麻醉科医师次日早晨将夜班值班时急性疼痛处理的患者进行交班。

2. 药品管理制度　麻醉药品和第一类精神药品应符合相关规定，如设立专柜储存，配备药师专人负责管理工作，药品入库双人验收，出库双人复核，做到账物相符。领药时要注明领用药物的名称、规格和数量等，并请领用者签名（双人签名）。归还药品时，上级麻醉科医师负责检查并签名，归还时要写明：未用药数量、空瓶数量、处方数量，并由专人负责麻醉药品的清点工作，在登记表上记录清点的日期、时间并签名。交接班时发现麻醉药品数量不符、处方不符等，<u>应立即联系药品使用者</u>，直到找到麻醉药品或补好处方，必要时应告知本部门负责人或医院中心药房并填写不良事件报告，上报医务处。

（三）评估疼痛程度方法

1. 普通患者常用评估方法　常用方法包括视觉模拟评分法（VAS）、数字评分法（NRS）、Wong-Baker面部表情量表、语言等级评定量表（VRS）。

2. 小儿及智力障碍患者疼痛的行为评估法　测量疼痛相关的行为学表现或者对由患儿父母或监护人提供的疼痛叙述进行评估。结合小儿的表情、动作行为等进行评分。常用方法包括Eland彩色评分法、CRIES评分法、NIPS评分法、FLACC评分法、安东大略儿童医院疼痛评分（CHEOPS）等。

（四）伴随症状的评估

1. 镇静评估　临床以Ramsay镇静分级、镇静反应程度（LOS）分级和警觉/镇静（OAA/S）评分较为常用。术后患者镇静程度以Ramsay Ⅱ级或Ⅲ级、LOS低于2级或者OAA/S评分不低于4分为宜。

2. 运动阻滞评估　运动阻滞常见于区域神经阻滞或椎管内阻滞的患者，评估方法通常使用改良Bromage评分，可用于评估上肢或下肢运动阻滞的情况。

（五）患者自控镇痛（PCA）

目前临床常用的PCA主要是患者自控静脉镇痛（PCIA）和患者自控硬膜外镇痛（PCEA）。为了防止硬膜外药物误用在静脉途径，所有导管要有显著的标志，并且要与静脉导管有所区别（图3-19）。

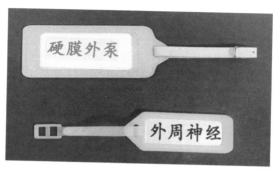

图3-19　麻醉导管标志签

1. PCIA标准医嘱与护理常规　任何急性疼痛治疗中，应对阿片类药物使用、疼痛评分、镇静评分和呼吸频率进行常规监护。还需记录阿片类药物的总量、相关不良反应及PCIA参数的改变，从而有根据地调整PCIA医嘱，实现个体化治疗。对于一些高风险患者，如存在病理性肥胖、睡眠呼吸暂停综合征和严重肺部疾病，在使用PCIA最初的24小时需要更加密切的观察，同时需要给予持续的脉搏氧饱和度监测。北京协和医院对于阿片类药物未耐受患者PCIA参数设置见表3-20。

表3-20　阿片类药物未耐受患者PCIA参数设置

吗啡	
（体重＞40kg）	镇痛泵设定：
· 250ml生理盐水	· 背景输注：2～4ml/h
· 抽出16ml生理盐水丢弃	· 单次给药量：2～8ml
· 加入60mg吗啡至总量240ml	· 锁定时间：15分钟
	· 最大限量：4小时40～80ml

舒芬太尼	
（中、小手术需短期镇痛） · 250ml生理盐水 · 加入150μg舒芬太尼 （大手术需较长时间镇痛） · 250ml生理盐水 · 加入250ug舒芬太尼	镇痛泵设定： · 背景输注：1.5 ～ 3ml/h · 单次给药量：3 ～ 8ml · 锁定时间：15分钟 · 最大限量：4小时30 ～ 60ml · 背景输注：1 ～ 2ml/h · 单次给药量：2 ～ 5ml · 锁定时间：15分钟 · 最大限量：4小时20 ～ 40ml
芬太尼/舒芬太尼用于较小患儿术后镇痛	
· 总量（kg×20）μg芬太尼加入生 理盐水至总量100ml · 总量（kg×2）μg舒芬太尼加入生 理盐水至总量100ml	镇痛泵设定： · 持续输注：（kg×20）μg/48h · 持续输注：（kg×2）μg/48h

2. **PCEA标准医嘱与护理常规**　对严重睡眠呼吸暂停综合征患者，或同时使用PCIA或其他途径阿片类药物时，建议硬膜外不使用任何阿片类药物。仅使用局麻药镇痛时，常用0.0625% ～ 0.125% 罗哌卡因。

不良反应：硬膜外使用局麻药会有局部神经毒性或者全身中毒（过量或者进入血管）的风险。大量局麻药进入蛛网膜下腔会引起全脊麻，导致意识消失和心血管功能抑制。阻滞感觉神经的同时会阻滞运动神经和自主神经，可导致其他不良反应，如呼吸抑制、心血管功能抑制、镇静过度、瘙痒和尿潴留等。

硬膜外混合使用局麻药和阿片类药物可以减少药物的不良反应，比单独用药镇痛效果更好。通常采用阿片类药物混合低浓度局麻药，混合用药可产生协同作用。混合用药时每种药物的适宜浓度尚不得知。常用配伍：罗哌卡因＋2μg/ml芬太尼或0.3μg/ml舒芬太尼。药物总剂量控制非常重要。越高的浓度，就要越小的输注容量。患者年龄越大，输注容量越小。硬膜外导管的位置也很重要，要尽可能在阻滞节段的中点位置。

以0.0625% ～ 0.125%罗哌卡因（也可添加2μg/ml芬太尼或者0.3μg/ml舒芬太尼）为例，其PCEA参数设置参考见表3-21。

表3-21　PCEA参数设置参考

参数	年龄18~70岁	年龄>70岁
输注速率（ml/h）	6~10	4~8
单次给药剂量（ml）	3~5	2~4
锁定时间（min）	15~20	15~20

除常规监测如疼痛评分、镇静评分、呼吸频率、血压及心率之外，还需评估感觉阻滞及运动阻滞平面。可用曲别针或酒精来测试感觉阻滞平面，若使用低浓度局麻药，则测试差别可能不明显，这种情况下无须进行平面测试。所有这些观察指标都要在一定的时间内记录，还要记录药的总用量、治疗不良反应的药物、参数的改变。

（六）PCA停用后的镇痛治疗方案

疼痛治疗是一个贯穿于围手术期的完整过程，因此，对于不同患者应制定PCA泵停用后的疼痛治疗策略。

1. 可以口服用药的患者

1）中度疼痛：口服NSAID或对乙酰氨基酚，也可以使用弱阿片类药物。如果合并有神经病理性疼痛，可复合使用加巴喷丁、普巴瑞林等药物。

2）重度疼痛：口服阿片类药物，如羟考酮等，或复合NSAID。如果合并有神经病理性疼痛，可以复合使用加巴喷丁、普巴瑞林等药物。

2. 不能口服用药的患者

1）中度疼痛：使用NSAID或弱阿片类药物透皮贴剂或黏膜吸收剂型。

2）重度疼痛：使用阿片类药物透皮贴剂或黏膜吸收剂型，或复合NSAID透皮贴剂或黏膜吸收剂型。

（七）患者随访策略及术后慢性疼痛治疗建议

与病房建立合作，在患者术后复诊及随访过程中添加疼痛随访内容，并对相关情况及时汇总交流，了解慢性疼痛的发生情况。对于出现术后慢性疼痛的患者，应建议及早就诊。术后慢性疼痛的治疗应在疼痛专科门诊进行。

（八）不良反应的处理

1. 镇痛不全　应用镇痛泵的患者需检查镇痛泵连接是否正确，是否存在通路堵塞的情况。连续神经阻滞时有无管路移位、渗液和阻塞情况。再询问患者有无按压镇痛泵加药器，按压力度是否足够，亲自为患者按压，同时检查进药情况。如果镇痛药物已经用完（镇痛泵的透明扩张囊已经完全瘪陷，紧贴塑料柱体），患者仍有镇痛要求的，可继续配制。经上述处理无好转，通知APS小组人员。调整镇痛泵设置，如有必要加用口服镇痛药物或采用其他镇痛方式如神经阻滞等。未使用镇痛泵的患者，术后疼痛剧烈，外科处理无效，应及时通知APS小组人员。应用静脉注射或者肌内注射阿片类药物进行补救时，病房护士应每30分钟评估1次，评估内容包括疼痛缓解程度、血压、心率、意识状态及呼吸情况，并记录疼痛病程。

2. 呼吸抑制 常规监测呼吸频率和SpO_2。必要时立即停用PCA泵，予以面罩吸氧，必要时可给予加压氧罩。严重呼吸抑制时可采用纳洛酮拮抗。

3. 低血压 导致术后低血压可以有诸多原因，如术中失血过多、过度镇静、禁食时间过长、硬膜外镇痛药物浓度高或剂量大等。对于高危患者，术后应给予48小时心电监护，及时发现低血压，积极寻找原因并给予纠正。

4. 恶心呕吐 不应盲目关闭镇痛泵。区分恶心呕吐的原因，对因、对症处理（如补液、吸氧、纠正低血压和贫血）。可考虑口服甲氧氯普胺、$5-HT_3$受体拮抗药对症治疗。可通知APS小组，调整镇痛泵设置参数。静脉镇痛泵减少或停用背景输注，改为单纯单次给药（bolus）。此外，需注意呼吸情况，防止误吸。

5. 嗜睡 只要不影响神志及呼吸，可不必处理，但应密切观察，也可适当减少背景输注剂量。

6. 尿潴留 局麻药、阿片类药物均有可能引起尿潴留，一旦发生，首先鼓励患者按平常习惯姿势试行排尿，不成功者视其疼痛程度可考虑关闭镇痛泵或留置导尿管。

7. 皮肤瘙痒 为阿片类药物的不良反应。程度轻者可不处理，重者可试用小剂量纳洛酮（静脉注射或肌内注射0.04～0.08mg）。如无改善可暂停镇痛泵，改用其他镇痛药。

8. PCEA相关不良反应 PCEA常见不良反应包括镇痛相关不良反应和椎管内穿刺相关不良反应，如穿刺后头痛、神经或者脊髓损伤、硬膜外血肿、硬膜外腔感染/脑膜炎、导管移位、设备相关错误、阿片类药物和/或局麻药相关不良反应。

（九）其他注意事项

1. 应注重评估-治疗-再评估的动态过程，将患者活动时的疼痛缓解率作为APS工作成效的重要指标，且在疼痛治疗结束后由患者评估满意度。评估静态和动态的疼痛强度，只有活动时疼痛减轻才能保证患者术后机体功能的最大康复。

2. 在疼痛未稳定控制时，应反复评估每次药物和治疗方法干预后的效果。原则上静脉给药后5～15分钟、口服给药后1小时，药物达最大作用时评估治疗效果。对于自控镇痛患者应该了解无效按压次数，是否寻求其他镇痛药物治疗。

3. 所有治疗效果包括不良反应均应清楚地记录在案，特别是对于长时间使用自控镇痛的患者，清晰且详细的记录是做好术后疼痛管理的基础，推荐采用电子化记录单以优化交接班，避免笔误或字迹辨认不清导致医疗错误。

4. 对突发的剧烈疼痛，尤其是生命体征改变（如低血压、心动过速或发热）应立即评估，同时对可能的伤口裂开、感染、深静脉血栓形成等情况做出及时诊断和治疗，或邀请外科医师及时处理。

5. 疼痛治疗结束时应由患者对医护人员处理疼痛的满意度及对整体疼痛处理的满意度分别做出评估。

（陈　思　崔旭蕾）

二、可视化引导肌筋膜神经周围注射术

（一）概述

疼痛治疗是一门新兴的学科，局部注射技术是疼痛科的特色和核心技术。长期以来，通过局部注射，治疗和缓解了很多疼痛性疾病。随着影像学介入引导技术的发展，疼痛科也将可视化引导技术应用于局部注射技术，使局部注射技术更加精准，效果更好，各种由于误注射导致的并发症也越来越少。

微创治疗技术是在影像学介导下进行穿刺的局部治疗技术，包括局部注射、植入、神经损毁等，其最大优势是创伤小、精准性高、疗效好。要达到这个目的就离不开可视化引导技术。X线、CT等可视化技术大大提高了微创治疗的精准性、安全性和有效性，但由于设备的限制及放射技术本身的局限性，如放射性辐射损伤、对软组织难以辨认、治疗场所的特殊要求等，放射引导技术的应用受到一定的限制。与放射引导技术相比，超声引导技术则显示出极大的优越性，既没有放射性损伤，又具有实时监控，以及对神经、肌肉、肌腱、血管、骨骼、滑囊组织的高度分辨能力，逐渐成为北京协和医院麻醉科疼痛治疗的优势项目。超声引导一方面精准性高、并发症少、经济实惠、操作简便且对治疗场所没有特殊要求；另一更重要的方面是适应局部疼痛部位的精准注射，如神经根和各种外周神经、肩部的滑囊和关节腔、外周的各种腱鞘及引起神经病理性疼痛的神经瘤等异常的外周神经。此外，超声引导下的疼痛治疗适用于各级医院的疼痛相关治疗教学。因此，该技术已成为我国疼痛学科微创治疗向标准化发展的重要基石。

（二）常用治疗药物

1. 糖皮质激素 多选择中长效制剂，最低有效量、个体化给药，控制给药剂量和总量，复方倍他米松原则上1个月累计使用总量不超过1支。禁忌证：全身真菌感染；对糖皮质激素类药物过敏；注射部位感染；活动期结核。合并下列情况慎用：严重精神疾病；活动期消化性溃疡；妊娠初期；严重高血压、血糖控制不佳；皮质醇增多症；其他不适合使用的情况。

除地塞米松可慎用于蛛网膜下腔外，其他类型与剂型的糖皮质激素禁用于蛛网膜下腔。头面部、颈部首选乳糜剂型（如地塞米松棕榈酸酯），不推荐使用混悬制剂。颈段、胸段硬膜外腔及神经根阻滞中，如不具备可视化引导，不推荐使用混悬制剂。药物配伍不推荐使用除生理盐水、局麻药以外的其他药物。硬膜外腔、选择性神经根注射治疗中，中长效的糖皮质激素使用6个月内不应超过3次，短效者不超过5次。交感神经注射不推荐使用糖皮质激素。应预防、监测、治疗全身/局部药物不良反应。

2. 局部麻醉药

（1）局部浸润：推荐1%～2%利多卡因。

（2）疼痛治疗：推荐0.2%～0.25%罗哌卡因或0.3%～0.5%利多卡因。

3. 葡萄糖注射液 推荐浓度10%～20%葡萄糖注射液（韧带周围、筋膜间）或15%～25%葡萄糖注射液关节腔内注射。禁忌证：局部脓肿、蜂窝织炎、感染性关节炎。凝血功能异常/抗凝治疗患者慎用。

4. 其他药物 甲钴胺、神经妥乐平注射液。

（三）手术实施

1. 术前准备

（1）仪器：超声机、麻醉机、监护仪。确认设备电源。

（2）耗材：中心静脉穿刺包、探头套/贴膜，穿刺针，无菌橡皮筋，20ml、10ml、5ml、2ml注射器若干，球后针针头，无菌手套，皮肤标记笔，超声耦合剂，敷料贴，无菌铺单，80mm普通穿刺针，泵管，纱布，胶带，棉球。

（3）药品：除门诊开具的药品外，另需准备利多卡因、络合碘、麻黄碱、阿托品、脂肪乳剂。

（4）患者：术前确认知情同意书已签署、化验结果（血常规、肝肾功能、凝血功能、感染4项等）正常。需进行常规三方核对，核对治疗部位、患者信息、过敏史和禁食禁水时间等。

（5）其他：一次性铺垫、头枕、体位垫。

2. **手术过程**　患者入室后摆好体位，连接监护，在可视化仪器（如超声机）上录入患者信息，预扫查后使用皮肤标记笔标记穿刺点。

常规消毒、铺巾，超声探头外套无菌保护套。1%～2%利多卡因局部麻醉后，超声下定位穿刺目标，在超声引导下，平面内或平面外进针，调整进针方向及穿刺针角度，使穿刺针针尖到达目标位点，回吸未见血液、气体或脑脊液后注入药液。随后退出穿刺针，按压伤口止血，无菌敷料覆盖伤口。确认术中无血管或周围组织损伤，患者无特殊不适。

3. **术后观察和随访**　护送患者回到等候区，生命体征监护并观察大于30分钟，经主治医师确认患者状态后，患者方可离开。如出现气胸等严重威胁生命的并发症应及时请相关科室会诊处理。应当注意可能出现迟发性气胸或出血的可能，因此所有患者在返家后的24小时和72小时应电话或互联网随访并记录，叮嘱患者如有不适及时就诊。

（四）特殊并发症的紧急处理

局麻药中毒和急性过敏反应请参见图3-14和表3-1相关内容。躯干部穿刺引起的气胸处理流程见图3-20。

（陈　思　崔旭蕾）

三、可视化引导射频治疗术

（一）概述

射频技术是物理性微创治疗手段之一，射频仪通过发出类似无线电波的超高频电流，精确地使针尖周围组织的离子产生震荡，局部温度增高，起到组织凝固的作用，达到治疗的目的。射频具有热效应与电场效应。根据射频发射的模式分为连续射频和脉冲射频。

连续射频模式：连续射频导致组织局部产生高温，高温使神经髓鞘变性，组织蛋白变性，破坏靶组织，进而阻止疼痛信号的传导达到镇痛作用，但会带来如麻木、肌无力等一系列副作用。在温度达到40～45℃时，开始出现神经传导阻滞；达到60℃时较小的感受痛温觉的Aδ和C纤维传导被阻滞；达到60～65℃时出现蛋白凝固；达到70～75℃时Aδ和C纤维被破坏，但传导触觉的Aα、Aβ纤维功能被保存；达到80℃时组织被焦痂，反而影响损毁的范围；在温度高于85℃时，可引起组织细胞的沸腾、脱水，甚至烧焦和缩小毁损范围；高于90℃可能引起靶点组织过热和拔出电极时组织撕裂。神经细胞毁损后不重生，胶质细胞间质可重生。

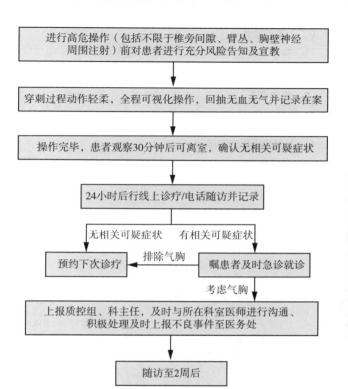

图3-20 躯干部穿刺引起的气胸处理流程

脉冲射频模式：脉冲射频每次发出的射频电流持续20毫秒后有480毫秒间歇期，使热量有时间向周围组织扩散，靶点温度不超过42℃，故不会导致局部组织的变性。其作用机制为调整神经信号的传递，松解粘连，改善血流。一方面由于温度不超过42℃，避免了周围组织损伤；另一方面高电场强度改变突触膜电位，改变突触信号，可逆转慢性疼痛中突触传导异常增强的效应。此外，脉冲射频的电场效应对受损的神经周围炎症介质有灭活作用，改善外周神经周围血运循环对受损的神经起修复。

（二）术前准备

1. 物品准备　常规阻滞穿刺物品；射频治疗仪、超声仪、射频穿刺针、无菌物品。

药品：利多卡因、罗哌卡因、甲钴胺、糖皮质激素。

2. 患者准备　术前确认知情同意书已签署、化验结果（血常规、肝肾功能、凝血功能、感染4项）正常。在准备间建立静脉通路、进行生命体征监测。

（三）射频治疗的实施

1. 患者入室后摆好体位，确认静脉通路已建立并连接液体，连接监护，贴负极板。在可视化仪器（如超声仪）上录入患者信息，预扫查后使用皮肤标记笔标记手术部位。

2. 碘酒、酒精消毒后铺巾，超声探头外套无菌保护套。操作者刷手，穿无菌手术衣。1%～2%利多卡因局部麻醉后，超声下定位穿刺目标，在超声引导下平面内或平面外进入射频穿刺针，调整进针方向及穿刺针角度，使射频穿刺针针尖到达目标位点，退出针芯，回吸不见血液、气体或脑脊液后，置入电极。

3. 射频针穿刺定位：判断电极与神经的位置。连续射频电极与神经平行，接触范围大；脉冲射频需要电场，电极与神经垂直，因为针尖尖端电场最强。

4. 测试：神经毁损最适当的针尖与神经距离是3mm以内，射频消融灶能覆盖神经，故感觉刺激电压应在0.3～0.5V以内。<0.3V可诱发出所支配神经部位的疼痛、麻木等异常感觉或肌肉动时，说明针尖已进入神经根或脊神经节内；0.5～0.7V引出异感时说明针尖紧贴神经；>0.8V还未能发生神经反应表示针尖与神经距离>5mm。椎间盘射频热凝时，不可出现感觉/运动反应，避免损伤神经（图3-21）。

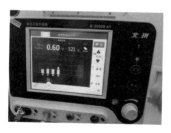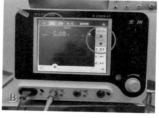

图3-21　射频测试仪

注：A.感觉刺激测试；B.运动刺激测试。

5. 根据不同疾病进行射频参数设置并开始治疗，不同疾病推荐的射频基本参数。

（1）骨关节炎：关节腔疼痛可做脉冲射频，其作用机制为消炎、改善血液循环、促进关节软骨修复，不建议射频热凝。关节腔射频推荐参数：45℃，10～15分钟。膝关节周围末梢神经持续射频热凝推荐参数：60℃，60秒。膝关节周围神经毁损根据离神经远近，可使用75～90℃。

（2）三叉神经痛：可做外周神经，尤其是眼支的脉冲射频，其效果次于半月神经节脉冲射频。原发性三叉神经痛效果最确切的是半月神经节射频热凝，但麻木、乏力等副作用较为明显，3次脉冲射频后可考虑射频热凝。三叉神经持续射频热凝可根据测试选择温度，0.1～0.3V可诱发时，65℃；0.3～0.5V可诱发时，75℃；0.5V以上诱发，说明离神经较远，建议重新调位置。

（3）肌筋膜痛：脉冲射频每点2Hz，20毫秒，45℃，60秒；或持续热凝筋膜炎痛点：70℃，10秒。

（4）带状疱疹后神经痛背根神经节：电压70～90V，时间10～15分钟以上，温度45℃，频率2～4Hz。

（四）术后观察和随访

护送患者回到等候区，生命体征监护并观察＞30分钟，经主治医师确认患者状态后，患者方可离开。如出现气胸等严重威胁生命的并发症应及时请相关科室会诊处理。应注意可能出现迟发性气胸或出血的可能，因此所有患者在返家后的24小时和72小时应电话或互联网随访并记录，叮嘱患者如有不适及时就诊。

（陈　思　崔旭蕾）

第十三节 骨科麻醉亚专业组

一、脊柱侧凸矫形手术的麻醉

（一）概述

1. 脊柱侧凸是指冠状面上脊柱向侧方弯曲并伴有不同程度的脊柱旋转。根据病因可以分为以下几类：特发性脊柱侧凸、先天性脊柱侧凸、综合征性脊柱侧凸和神经肌肉型脊柱侧凸等。早发性脊柱侧凸是指10岁之前出现的脊柱畸形，患者可能合并其他畸形或生长发育受限。综合征性脊柱侧凸是指继发于某种特定综合征的一类脊柱侧凸。

Cobb角（图3-22）是定量衡量脊柱侧凸的参考标准。Cobb角是在一个特定侧凸中，由一条平行于侧凸最头侧椎体上端平面的直线与一条平行于侧凸最尾侧椎体下端平面的直线相交所成的角。临床上将Cobb角 > 10°定义为脊柱侧凸。Cobb角可反映侧凸的严重程度和胸廓塌陷程度，同时提示手术难度以及脊髓损伤

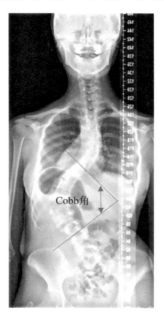

图3-22　Cobb角

和术中出血的风险增加。

2. 此类手术时间长、出血多、创伤大，部分患者需要进行截骨以达到矫形效果。随着截骨级别和截骨节段的增加，出血和神经损伤风险都增加。

（二）麻醉实施

1. 麻醉准备

（1）药品：丙泊酚、瑞芬太尼、芬太尼/舒芬太尼、罗库溴铵、去氧肾上腺素（50ml泵注，100μg/ml）、右美托咪定、阿托品、麻黄碱。

（2）设备耗材：BIS监测仪、体温监测模块、动脉套装，双腔中心静脉套装（选择性）。

（3）术中监测：无创血压、心电图、脉搏氧饱和度、有创动脉压监测及血气分析（动脉零点应位于外耳道水平）、BIS监测、体温监测、深静脉置管。

2. 术前评估

（1）脊柱侧凸的类型：根据病因可以分为特发性脊柱侧凸、先天性脊柱侧凸、综合征性脊柱侧凸和神经肌肉型脊柱侧凸等。

（2）脊柱侧凸的严重程度：Cobb角是评估脊柱侧凸严重程度最常用的指标。Cobb角越大，提示侧凸严重程度越大。

（3）脏器功能：术前评估时应重点评估患者的心肺功能。严重脊柱侧凸，尤其是胸段脊柱侧凸、胸廓畸形，会限制患者肺发育，长期肺的压迫导致肺血管阻力增加、肺动脉压增加，从而引起右心肥大甚至衰竭。脊柱侧凸合并先天性心脏病的比例高于正常人群，术前应行常规心电图及超声心动图检查，询问患者的活动量。

（4）气道评估：术前检查患者颈部活动度、张口度等。对于以下患者，如多关节挛缩（Klipple-Feil综合征）、黏多糖贮积症Ⅱ型（Hunter综合征）和Goldenhar综合征等，应警惕困难气道的可能。

（5）恶性高热风险评估：对于有恶性高热史、恶性高热家族史或肌病合并脊柱侧凸患者，应警惕恶性高热，避免使用挥发性麻醉药或琥珀酰胆碱。

（三）术中管理

1. 麻醉诱导和维持 常规全麻诱导，避免使用长效肌松药，术中按需追加阿片类药物，BIS维持在40～60，术中尽量不追加肌松药。

2. 术中电生理监测 通常需要评估所检测神经通路的完整性。术中最常用的监测模式是体感诱发电位和运动诱发电位。麻醉药会对电生理监测产生影响，吸入麻醉药的影响大于静脉麻醉药。术中一旦出现脊髓监测信号的变化，应立即寻找原因，必要时行唤醒试验，以避免永久性神经损伤。

3. 术中容量管理 此类手术创伤大，术中失血多。推荐术中使用目标导向液体治疗，应用抗纤溶药物、自体血回输等技术，监测体温、定期监测血气等。

（四）术后管理

脊柱侧凸矫形手术术后疼痛程度为中度至重度，建议联合采用多模式镇痛，以减少阿片类药物的应用。术后尽早进行呼吸功能锻炼、尽早下地活动，以减少术后肺部并发症的发生。

（马璐璐）

二、肩关节镜手术的麻醉

（一）概述

1. 肩关节镜手术因其便捷、微创、快速康复等优势，逐渐取代传统的开放性手术，广泛应用于肩关节外科。

2. 肩关节镜手术适应证包括肩袖损伤、肩峰撞击综合征、肩锁关节退变、软骨损伤和退行性变、游离体摘除、肱二头肌肌腱损伤、盂唇撕裂、肩胛下肌腱撕裂、肩关节周围炎和肩关节不稳等。

3. 肩关节部位特殊、空隙较小、手术环节复杂，手术操作具有较高的难度。肩关节镜各手术入路围绕肩关节各个方向和方位变化很大，如果体位摆放不好，极有可能出现各种并发症，因此对手术体位要求很高。肩关节镜手术有两种手术体位：侧卧位和沙滩椅位。

4. 肩关节镜检查需要用氯化钠溶液等生理介质充填和扩大关节腔，才能清晰地观察关节内的组织结构。大量灌注液有可能外渗并进入颈部组织，导致快速进行性气道梗阻。加之手术时间大都超过2小时，因此建议以气管插管的全麻为主，可以复合臂丛神经阻滞麻醉。

（二）麻醉实施

1. 术前评估

（1）心脑血管功能评估

1）因肩关节无法应用止血带，术中需要持续冲洗和控制性降压以减少出血、获得较清晰的术野，故术前应仔细评估患者心脏、大脑对较低血压的耐受情况。对并存冠心病、脑血管疾病，且在沙滩椅体位下手术患者，应确定术中允许血压值低限。

2）术中因手术侧上肢属无菌区，另一侧上肢一般为静脉通路，因此一般情况下无创血压袖带放置于下肢。麻醉前需测量上下肢血压，获取患者上下肢血压差，为麻醉中血压的调控提供参考。

3）沙滩椅体位下，对高龄、肥胖、糖尿病、先天性易栓症、恶性肿瘤等患者还应警惕血栓和栓塞事件的发生。

（2）气道评估：术中因大量氯化钠溶液在一定压力下冲洗关节腔，可能会导致液体外渗进入颈部组织间隙，导致组织水肿，气管受压、狭窄，造成上呼吸道梗阻。因此，除按常规全麻评估是否存在困难插管外，还应仔细评估气道是否相对狭窄。合并OSAHS患者是否存在咽部淋巴滤泡增生导致咽腔狭小。对瘦弱人群可测量和评估颈围径以便于对比术后改变。

（3）颈椎及外周神经功能评估：肩关节镜手术体位特殊（沙滩椅体位），手术侧上肢需要牵引，头部等其他部位需要固定（尤其沙滩椅体位），手术时间相对长，易导致压疮、神经牵拉伤、神经卡压伤等。因此，术前需评估颈椎及外周神经功能情况，特别是已患有颈椎病、臂丛神经病变或糖尿病周围神经病变的患者，以便术后及时发现和鉴别可能出现的外周神经功能障碍。

2. 麻醉准备

（1）药品：常规全麻药，瑞芬太尼（50ml泵注，20μg/ml），去氧肾上腺素（50ml泵注，100μg/ml），氟比洛芬酯等非甾体抗炎药，罗哌卡因等局麻药，麻黄碱，阿托品。

（2）设备耗材：全麻常规监测（ECG、NBP、SpO_2及$ETCO_2$），直接动脉测压套装（选择性），BIS监测仪，体温监测模块，脑氧饱和度监测仪（选择性）。需要行神经阻滞时备神经刺激器、超声仪。可视喉镜/纤维支气管镜（必要时）。

（3）术中监测：无创血压、心电图、脉搏氧饱和度、有创动脉压监测及血气分析（选择性，沙滩椅位时动脉零点应位于外耳道水平）、BIS监测、体温监测（选择性）、脑氧饱和度监测（选择性）。

3. 术中管理

（1）麻醉诱导及维持

1）麻醉诱导：常规全麻诱导，气管插管控制呼吸。按照患者既往病史和各脏器功能状态合理选择诱导用药，维持血流动力学平稳。

2）麻醉维持：全静脉或吸入麻醉维持均可。可行全麻复合臂丛神经阻滞（一般采用超声引导下肌间沟臂丛神经阻滞）镇痛，术中镇痛药物以短效瑞芬太尼泵注为主，酌情给予适量芬太尼。未复合臂丛神经阻滞的患者，术毕前可由外科医师行关节局部注射局麻药（如罗哌卡因）镇痛，辅以非甾体抗炎药（如氟比洛芬酯）。

（2）体位管理：采用侧卧位时患者健侧卧位，向背侧倾斜30°。健侧腋下加保护垫，两腿间放置软垫保护，双下肢屈曲以保护腓总神经。头下放置空心软垫防止耳部压伤，大转子部位需固定。患侧肢体以无菌棉垫捆绑，牵引重量不宜超过5kg。

采用沙滩椅体位时患者仰卧，将手术床调整至60°～80°。将患者向患侧移动至显露肩胛骨中部。用胶带将头部固定在中立位，将躯干部捆绑在手术床上，健侧上肢给予托板固定，膝关节屈曲。

体位摆放和变动时应轻柔，保证患者的头、颈、胸在同一水平旋转，应由多人同时将患者抬起，避免单纯地拖、拉、推。

（3）循环及液体管理

1）液体管理策略：因肩关节镜手术一般出血不多，推荐小剂量α受体激动药基础上的限制性液体管理策略，避免液体过负荷，尤其是侧卧位。沙滩椅位手术时为防止容量过少引起血管迷走反射，需补充一定的容量。

2）循环管理策略：沙滩椅位手术因回心血量减少，对循环干扰大，且外科操作时希望控制性低血压以减少出血，获得较清晰的术野。因此应适当补充容量，避免突然由平卧位变为坐位，全麻后小剂量缩血管药物维持以防止Bezold-Jarisch反射导致心搏骤停，发现心率异常减慢时应及早给予麻黄碱、阿托品，甚至肾上腺素等处理。

因关节腔冲洗液中一般加有肾上腺素（1mg加入2L冲洗的生理盐水），如果手术时间长，会有一定量的肾上腺素被吸收入血，对循环产生一定影响。

采用沙滩椅位手术时，应充分根据患者基础血压，并存心脑血管疾病确定血压的允许低限。建议对有心脑血管基础疾病的患者行有创动脉压监测，有脑缺血风险的患者将动脉测压零点调高至外耳道水平。术中根据外科医师可接受的术野清晰度和患者的脑血管功能状况综合考虑来灵活设定血压水平。

（4）呼吸系统管理：肩关节镜手术需要用持续氯化钠溶液等生理介质充填和扩大关节腔，并持续冲洗，才能清晰地显露关节内的组织结构。如果手术时间较长，大量灌注液有可能外渗并进入颈部组织，导致咽部及气管周围软组织肿胀，造成上呼吸道梗阻。因此，如手术时间长，尤其侧卧位时，手术结束时应仔细观察患者颈部是否有水肿表现。如可疑颈周水肿，拔管前需用可视喉镜或纤维支气管镜确认口咽部、气管有无水肿压迫所致气道狭窄，也可行漏气试验。

（5）其他注意事项：因手术时间一般超过2小时，加之术中大量室温下的生理盐水液冲洗关节腔，术中应注意保温。同时，术中还需警惕皮下气肿、气体栓塞甚至张力性气胸的发生。

4. 术后管理

（1）全麻苏醒拔管前警惕气道周围水肿和上呼吸道梗阻的发生。

（2）术中为沙滩椅位合并控制性降压时，需警惕脑缺血事件。同时应尽快苏醒患者，行脑神经功能评估。

（3）警惕周围神经损伤，检查是否有肢体因神经牵拉、压迫而造成损伤麻痹。腋神经、肩胛上神经和肌皮神经最易受到直接损伤。如为全麻复合臂丛神经阻滞也应及时检查患者，尽早发现和鉴别是否存在神经损伤。

（4）沙滩椅位手术者还需警惕肩关节镜术中/术后发生广泛性皮下气肿、纵隔气肿、张力性气胸的可能。

（陈绍辉）

第十四节　胸外科麻醉亚专业组

一、经颈部胸腹腔镜联合食管癌根治术的麻醉

（一）概述

1. 中国是食管癌高发的国家，以鳞癌为主，占食管癌的95%以上。手术治疗是早中期食管癌患者的主要治疗手段。传统手术创伤大，胸腹腔镜联合食管癌根治术已成为食管癌手术治疗的重要手段。

2. 经颈部胸腹腔镜联合食管癌根治的手术程序包括：经右胸游离食管和胸部区域淋巴结清扫，经上腹游离胃、贲门部离断、管状胃成形、腹部区域淋巴结清扫，以及经左侧颈部切口、肿瘤切除、胃食管吻合3个手术步骤。

（二）麻醉实施

1. 麻醉准备

（1）药品：常规全麻药、瑞芬太尼（50ml泵注，20μg/ml）、去氧肾上腺素（50ml泵注，100μg/ml）、肝素。

（2）设备耗材：支气管封堵器、纤维支气管镜、喉返神经监测气管插管、BIS监测仪、体温监测模块、喉返神经监测仪、动脉套装，双腔中心静脉套装（选择性）。

（3）术中监测：无创血压、心电图、脉搏氧饱和度、有创动脉压监测及血气分析、BIS监测、体温监测（推荐膀胱温）、喉返神经监测、深静脉置管（选择性，如选择，首选股静脉）。

2. 术前评估
除进行常规麻醉术前评估外，应特别注意评估患者有无消化道梗阻和反流误吸风险（老年人、肥胖、重度OSAHS、糖尿病或应用利拉鲁肽等药物、肾功能不全、胃食管反流病、贲门失弛缓症、帕金森病、大量腹水等）。注意评估困难气道风险并建议进行术前营养不良筛查。

3. 术中管理

（1）麻醉诱导

1）麻醉插管：建议开放粗外周通路，无中心静脉时可考虑分别开放上下肢两路静脉通路。采用快速顺序诱导，诱导前先吸引胃管。于可视喉镜下，置入喉返神经监测管（尽量选择较大内径），确定神经信号回路良好。

2）放置支气管封堵器：放置支气管封堵器前充分吸痰，细纤维支气管镜引导下将封堵器置于右主支气管开口，充气后听诊

双肺呼吸音并观察气道压变化，如满意，固定封堵器位置。建议患者左侧卧位体位摆放完成后，再次确定封堵器位置良好。消毒过程中，封堵器套囊不充气，吸入氧气。

（2）胸腔镜手术（右侧）

1）肺塌陷：手术开始，采用"disconnection"技术进行Ⅰ期肺塌陷（详见"术中单肺通气流程"部分），外科同时建立人工CO_2气胸（8～10mmHg），促进术侧肺快速均匀萎陷。完成Ⅰ期塌陷后，进行左肺单肺通气。

2）人工气胸：打开纵隔胸膜后，人工气胸气体进入，可使组织间隙增大，利于解剖，进行食管游离、粘连分解和淋巴结清扫。清扫淋巴结过程需翻起食管，可能挤压心脏，造成低血压、中心静脉压升高和心律失常，可泵入去氧肾上腺素，同时关注台上医师操作，必要时暂停操作。气胸过程中建议每30～60分钟复查一次血气分析。

3）术中麻醉维持：术中将进行喉返神经旁淋巴结清扫，行喉返神经监测，尽量选择全静脉麻醉，BIS维持在40～60，追加肌松药可能影响喉返神经监测。

（3）腹腔镜手术

1）体位变换：患者将由侧卧位转为平卧位，注意体位保护和体温保护。

2）更换气管插管：建议在可视喉镜下更换为普通气管插管（如需在颈部手术继续进行喉返神经监测，暂缓更换）。

3）术中维持：可继续全静脉麻醉或转为静吸复合麻醉。术中将建立CO_2气腹，游离胃小弯，清扫淋巴结，从贲门处切断食管，胃制成管状。此过程中需要退出胃管至食管。建议补充白蛋白，减轻吻合口水肿。操作结束后将放置空肠营养管，用于术后肠内营养。

（4）颈部吻合：一般选择左侧颈部切口，食管上端切除，拉出标本，管状胃上提至颈部吻合，悬吊于颈部。过程中重新置入胃管，需动作轻柔，与台上医师配合，后妥善固定，防止胃管脱落。

4. 术后管理

（1）因手术时间长、创伤大、CO_2人工气胸等因素，常规带气管插管返回ICU。

（2）喉返神经损伤是食管癌术后常见的并发症，可能出现拔管后呼吸困难、饮水呛咳等，尤其应警惕双侧喉返神经损伤的可能。

（三）其他注意事项

1. 体位保护　保护好骨突部位和会阴处，更换体位时注意避免牵拉及压迫静脉回流，保护耳及眼部；多次体位变动，注意保护好引流管、尿管及动静脉。

2. 保护性通气策略 建议小潮气量（双肺6～8ml/kg，单肺酌减），个体化呼气末正压（PEEP），间断肺复张和低吸入氧浓度（FiO_2约50%）。

3. 容量管理 避免液体过负荷，减轻吻合口水肿。

4. 围手术期多模式镇痛 多采用非甾体抗炎药、羟考酮、术中肋间神经阻滞和术后静脉患者自控镇痛等多模式镇痛方式。

5. 人工气胸并发症 高碳酸血症是最常见的人工气胸并发症。术中允许性高碳酸血症，但应避免CO_2压力过高（＞75mmHg）或上升过快（＞10mmHg/h）。注意颅内病变、心血管疾病患者（冠状动脉疾病、心力衰竭、心律失常或肺高压伴右心室功能不全等）难以耐受高碳酸血症；pH≤7.2的患者，可用碳酸氢钠纠正酸中毒；合并低血容量患者优先补充血容量。也需警惕罕见人工气胸并发症的CO_2栓塞的风险，临床表现为心动过缓、低氧血症、低血压甚至心搏骤停。

（刘子嘉）

二、双腔管与支气管封堵器置入及单肺通气策略

（一）术前评估

术前应阅读胸部X线片及胸部CT片，明确患者气道情况。了解气道是否有狭窄、偏曲；了解气管、支气管内径；了解主支气管与气管成角；如需插入右侧双腔管，或需将封堵器插入右侧支气管，还应了解右上肺开口到隆突的距离。此外，还需了解是否有肺气肿、肺大疱、胸膜粘连等情况。

（二）双腔管置入术

1. 准备双腔管

（1）通过CT，选择合适的双腔管，要点为患者气管、支气管内径≥双腔管的相应外径（表3-22）。

表3-22 双腔管型号参数

双腔管型号 （Fr）	主管末端 外径（mm）	支气管末端 外径（mm）	支气管管腔 内径（mm）	推荐纤维支气管 镜外径（mm）
39	13.0	10.9	5.3	3.8/4.8
37	12.3	9.9	5.1	3.8
35	11.7	9.5	4.8	3.8

双腔管型号（Fr）	主管末端外径（mm）	支气管末端外径（mm）	支气管管腔内径（mm）	推荐纤维支气管镜外径（mm）
32	10.7	8.3	3.4	3.1
28	9.3	7.4	3.1	—

（2）将套囊完全放气抽瘪，充分润滑，以免插管时划破套囊。

2. 置入双腔管

（1）诱导后，先将双腔管插入声门，待蓝套囊完全进入声门后，右侧双腔管向右旋转，由于解剖上右主支气管与气管成角较小，一般很容易进入右侧；左侧双腔管向左旋转，按照之前读片的角度，旋转到相应的度数后，再继续置入双腔管，直至感觉有阻力。

（2）确定双腔管置入相应支气管。可以通过看胸廓起伏、听诊等确定双腔管是否插入相应的支气管，金标准为纤维支气管镜检查。明确没有插反后即可翻身摆体位。

3. 双腔管定位

（1）翻身摆体位可以导致双腔管位置变动±1～2cm，因此摆好体位后，再行纤维支气管镜检查。确定双腔管位置，保证健侧肺通气；确定患侧肺的气道通畅，从而保证Ⅰ期塌陷（肺萎陷：前60秒）。

（2）多数情况下，左双腔管的蓝套囊上缘位于隆突下5mm时，双腔管位置较为合适。但右双腔管位置要根据实际情况调整，主要根据右上肺对位、气道压、氧合情况等，个体化的调整双腔管位置。

（3）如遇气道狭窄、右上肺开口过高等情况无法置入合适位置时，保证患者的氧合永远是金标准。偶尔可能遇到右上肺直接开口于主气管的解剖异常情况，如需进行左肺叶手术时需要采用封堵器封堵左侧。

4. 氧合与肺塌陷

（1）诱导后吸入氧气/N_2O，或者纯氧，促进Ⅱ期塌陷（小气道闭合后气体吸收）。最多可以吸70%的N_2O，Ⅱ期塌陷最快；吸入纯氧则次之；如果吸入空气，氮气会影响塌陷效果。

（2）术者拿起弯钳准备进入胸膜腔前，调整氧浓度为纯氧，停止机械通气，并注意APL阀置于0。夹住患侧的通气管，打开白管的小帽（破胸膜前不应打开，否则会进入空气，阻碍肺塌陷），待拔除Trocar芯时恢复机械通气。

（3）单肺通气5分钟时为氧合最低点，因为患侧肺氧气已经完全消耗，而缺氧性肺血管收缩尚未出现，所以此时氧饱和度最低。10分钟后，氧合趋于稳定。

（三）支气管封堵器置入术

1. 准备支气管封堵器 将支气管封堵器套囊完全放气抽瘪，充分润滑封堵器，准备好纤维支气管镜，备好稍粗的单腔管并润滑内壁。

2. 置入支气管封堵器

（1）插入单腔管后，先置入封堵器，随后紧跟封堵器置入纤维支气管镜，纤维支气管镜直视下，最终将封堵器置于主支气管。打起套囊后，可以完全封堵主支气管，又不会堵塞主气道。

（2）由于封堵器位置变动，术中有可能从支气管中脱出而堵塞主气道，致使气道压增高报警，呼气末二氧化碳消失，此时将封堵器套囊放气后再深入 $1 \sim 2cm$，多可解决，必要时行纤维支气管镜检查。

3. 氧合与肺塌陷

（1）诱导后吸入氧气/N_2O，或者纯氧，促进 II 期塌陷。最多可以吸70%的 N_2O，II 期塌陷最快；吸入纯氧则次之；严禁吸入空气，因为氮气会阻碍塌陷。此阶段注意封堵器套囊应完全放气抽瘪。

（2）术者拿起弯钳准备进入胸膜腔前，调整氧浓度为纯氧，停止机械通气，并注意 APL 阀置于0。可将呼吸管路与麻醉机断开，以保证 I 期塌陷，便于气体逸出。

（3）破开胸膜1分钟后，将封堵器套囊充气，连接呼吸管路与麻醉机，恢复机械通气。原因为 I 期塌陷约需要1分钟，之后由于小气道塌陷，进入肺的 II 期塌陷，主要依赖气体吸收。

（权　翔）

三、胸腔镜纵隔肿物切除术的麻醉

（一）概述

1. 纵隔位于胸腔正中偏左，上窄下宽，前短后长。纵隔的前界为胸骨，后界为脊柱胸段，两侧为纵隔胸膜，上界是胸廓上口，下界是膈肌。纵隔肿瘤是临床胸部常见疾病，前纵隔最常见的肿瘤有胸腺瘤、畸胎瘤、异位甲状腺肿瘤、淋巴瘤等；中纵隔最常见的为先天性囊肿、淋巴瘤等；后纵隔最常见的是神经源性肿瘤。

2. 大多数纵隔肿瘤可以无临床症状，或由直接侵犯或者压迫相邻结构引起相关症状，如伴有咳嗽、胸痛和呼吸困难等，部分肿瘤可以引起全身症状。

（二）麻醉实施

1. 麻醉准备

（1）药品：常规全麻药、瑞芬太尼（50ml泵注，20μg/ml）、去氧肾上腺素（50ml泵注，100μg/ml）、其他血管活性药物、肝素。

（2）设备耗材：BIS监测仪、体温监测模块、肌松监测（重症肌无力患者推荐）、动脉套装、双腔中心静脉套装（选择性）。

（3）术中监测：无创血压、心电图、脉搏氧饱和度、有创动脉压监测及血气分析（袖带血压应与有创血压分别在两侧上肢）、BIS监测、体温监测（推荐膀胱温，重症肌无力患者体温升高可能引发肌无力）、喉返神经监测、深静脉置管（选择性，如选择，首选股静脉）。

2. 术前评估

（1）肿瘤大小、位置与占位效应

1）肿瘤大小、位置：术前应明确肿瘤大小、位置与周围重要组织和器官的关系，手术难度，位于后纵隔肿瘤警惕功能性神经内分泌肿瘤（副神经节瘤）可能。

2）肿瘤占位效应：术前评估肿瘤压迫心脏及大血管程度；存在上腔静脉受压患者，诱导后可能加重压迫，诱导期容量补充可能减少不良反应；压迫严重，术前存在上腔静脉综合征患者，或考虑建立体外循环；术前评估有无心脏严重受压，以及是否存在诱导后受压加重循环无法维持风险。

术前评估肿物是否有诱导后演变为紧急气道的风险（有无气管受压、受压/狭窄程度、有无头面部水肿）注意询问通气舒适体位。

（2）重症肌无力患者术前评估内容

1）重症肌无力分型：改良Osserman分型评估如下。①Ⅰ型眼肌型，病变局限于眼外肌，预后良好。②Ⅱa型轻度全身型，四肢肌群轻度受累，无明显延髓肌受累。③Ⅱb型中度全身型，四肢肌群受累明显，有较明显的延髓肌受累。④Ⅲ型急性重症型，急性起病，常伴肌无力危象，需气管切开，死亡率高。⑤Ⅳ型迟发重症型，多由眼肌型和全身型进展而来，症状同Ⅲ型，常合并胸腺瘤，预后差。⑥Ⅴ型肌萎缩型，较早伴有明显的肌萎缩。

2）危险因素评估：需评估患者的病程、疾病控制情况及用药、既往有无肌无力危象病史、是否合并心肌病变和肺部感染，以及有无合并其他免疫系统疾病。术后是否需要通气支持的高危因素包括：病程在6年以上，合并慢性阻塞性肺疾病（COPD），术前溴吡斯的明24小时用量超过750mg，术前FVC＜2.9L/min，慢性肺部疾病史，术前延髓症状，肌无力危象史，手术预计时间长，术中失血>1000ml，抗乙酰胆碱受体抗体（AChR-Ab）>100nmol/ml，低频重复神经电刺激时存在显著的减低反应。

3. 术中麻醉管理要点

（1）巨大纵隔占位患者：建立粗外周静脉通路，有上腔静脉损害可能需开通下肢静脉。采用双腔气管插管或单腔管＋支气管封堵器。高危患者采用清醒气管插管，或保留自主呼吸诱导。诱导前充分去氮给氧，头高位或舒适通气体位。

术中应采取多模式镇痛，包括对乙酰氨基酚、非甾体抗炎药、α_2受体激动药、静脉利多卡因泵入、羟考酮、复合硬膜外麻醉、椎旁神经阻滞、肋间神经阻滞等。术后充分镇痛，疼痛可能导致排痰困难和肺部并发症，注意预防过度镇静导致呼吸抑制。

（2）重症肌无力患者

1）术前药物治疗：建议溴吡斯的明口服至手术当日晨，口服糖皮质激素患者继续治疗方案，如泼尼松>20mg/d，且病程>3周或出现类库欣综合征表现者，麻醉诱导前需应激剂量的糖皮质激素。

2）肌松药与拮抗药：重症肌无力患者对去极化肌松药抵抗，琥珀酰胆碱的ED_{95}为正常患者的2.6倍，发生II相阻滞的风险较高；对非去极化肌松药敏感，尽量避免使用，如手术需要，应从小剂量开始，推荐使用罗库溴铵（常用剂量为正常人剂量的1/5 ~ 1/3），尽量在肌松监测下使用。如术间拔管，推荐使用舒更葡糖钠逆转，不推荐使用胆碱酯酶抑制药逆转肌松，无法预测逆转程度，甚至可能诱发胆碱能危象。

3）其他影响因素：术中注意维持电解质平衡，低钾（使用利尿药患者特别关注）、低钠、低钙、高镁都可能干扰乙酰胆碱释放。避免使用影响神经递质的抗生素，如喹诺酮类、大环内酯类和氨基糖苷类抗生素。溴吡斯的明作用时间为3 ~ 4小时，长时间手术患者，可术中经胃管补充给予。

4. 术后管理

（1）肿物较大患者，警惕拔管后气道水肿和阻塞风险（尤其术中头低位），注意术中有无喉返神经、膈神经损伤可能，如出现应谨慎拔管。

（2）重症肌无力患者，根据术前评估与疾病进展，一般建议带气管插管返回ICU。

（刘子嘉）

第十五节　耳鼻喉科麻醉亚专业组

一、小耳畸形耳廓再造手术的麻醉

（一）概述

1. 先天性小耳畸形又称先天性外中耳畸形，表现为重度耳廓发育不全、外耳道闭锁或狭窄、中耳畸形，内耳发育多为正常，通过骨传导有一定听力。此类患者需要通过全耳廓再造和听功能重建手术来治疗。耳廓再造手术的适宜年龄在8～12岁，最小不小于6岁。

2. 小耳畸形患者进行耳廓再造手术通常需要3期。第1期：耳后皮肤扩张器植入；第2期：全耳廓再造；第3期：残耳切除，耳廓整复。

（1）第1期：在残耳后乳突区埋置一个50～80ml水囊（皮肤软组织扩张器），手术时间1小时以内。手术后5天开始注入生理盐水（5ml×3次/周），注满50～80ml生理盐水后维持扩张1个月，再行第2期手术。

（2）第2期：取出扩张器，切取自体肋软骨，根据健侧耳大小雕刻耳支架，进行耳廓再造。手术时间较长，一般3～4小时。

（3）第3期：残耳切除耳廓修复术。

3. 小耳畸形患儿易合并多种罕见先天发育异常或畸形，如颌面部发育异常、心脏发育或传导系统异常、肾脏发育异常等。术前评估还应重点询问新生儿病史、发育史及家族遗传史。麻醉应重点关注的综合征包括：Treacher Collins综合征［睑裂下斜、眼睑缺损、面骨发育不全（尤其是下颌骨和颧骨复合体）、外耳和中耳畸形、传导性聋、腭裂和巨口等，特征性的"鱼面样"面容］，Nager综合征（下颌颜面异常，如颧骨发育不全，高鼻背，睑裂向下倾斜，下睑残缺；下颌短小，严重者可致呼吸困难及进食困难；唇腭裂及软腭缺失，可能合并下颌关节僵直；外耳缺如；肢体发育不全、神经精神发育障碍及心脏、泌尿生殖系统畸形），Miller综合征（颧骨发育不全、下颌非常小、唇裂和/或腭裂、眼睛异常、第五手指和足趾缺失以及前臂和小腿骨骼异常形成），还有一类眼-耳-脊柱序列征（OAVS），目前认为OAVS严重的复杂形式体现为Goldenhar综合征［下颌发育不全（面部不对称）、眼部畸形、耳畸形、脊柱侧凸/后凸、唇裂和/或腭裂、比正常嘴宽、脑积水，1/3的患者存在先天性心脏缺陷、泌尿生殖系统畸形等］，温和的表现形式为半侧颜面短小畸形。OAVS患者除存在小耳畸形外，还患有半面颜面短小（颞骨、上颌骨或下颌骨发育不全），软组织畸形（耳前赘生物或大口畸形），眼睑缺损（眼睑缺损、睑结膜上皮囊肿），脊柱畸形，以及先天性肾脏和心脏缺损。

4. 术毕会进行头部加压包扎，刺激较大，应保证麻醉深度，且做好充分镇痛（瑞芬太尼泵注为主）。

（二）麻醉实施

1. 麻醉准备

（1）药品：需根据患儿年龄及发育情况酌情稀释到合适浓度。咪达唑仑（1mg/ml）、芬太尼（一般 5 ~ 10μg/ml）、地塞米松（1mg/ml）、丙泊酚（10mg/ml）、罗库溴铵（一般 1 ~ 5mg/ml）、阿托品（0.1mg/ml）、麻黄碱（3mg/ml）、瑞芬太尼（选择性泵注）、生理盐水（10ml注射器，用于 1 岁以下儿童推药冲管路用）、合并神经肌肉先天异常的患儿警惕恶性高热，备丹曲林。

（2）设备耗材：①麻醉机参数预设置，呼吸模式（容控或压控），呼吸频率，吸呼比［1：（1.0 ~ 1.5）］。②监护仪参数预设置，小儿模式，调整小儿心率及血压报警范围。③小儿螺纹管（30kg以下）、小儿人工鼻、呼吸囊、合适型号的面罩、口咽通气道等。④听诊器、小儿喉镜片、小儿插管导丝、计算型号及上下差半号气管导管、小儿吸痰管2根，成人吸痰管1根，若困难气道需准备小儿可视喉镜及细纤维支气管镜（φ2.8mm）。⑤输液管路近端安装可来福输液接头、三通及限速器。⑥第 1 期和第 3 期手术，大于12岁的患儿基本可以局麻进行，如需要全麻，可根据情况选择喉罩或气管插管进行气道管理。

（3）监护：需根据患儿年龄及发育情况提前领取合适型号的监护用品。一次性小儿指氧仪（6岁以下）、小儿无创血压袖带、心电图。

2. 术前评估

（1）重点关注颌面部发育异常（小下颌、颌骨缺损、巨舌等）及心脏发育异常（先天性心脏病、长 QT 间期综合征）。

（2）呼吸系统评估：警惕困难气道，有无松动牙齿，常规听诊双肺，有无发热及咳嗽、咳痰等上呼吸道感染症状体征（上呼吸道感染痊愈6周后再行择期手术。

（3）询问新生儿病史、生长发育史、食物药物过敏史及家族史。

（4）交代禁食禁水：参照"2-4-6-8"原则。

（5）术前可嘱病房提前2小时在扎液处涂抹利多卡因乳膏，并用贴膜密封。

（6）小耳畸形患儿一般都在6岁以上，可以沟通，合并聋的患者做好术前宣教，准备一些示意图用于患儿术后苏醒。

3. 术中管理

（1）麻醉诱导

1）多采用吸入麻醉诱导（潮气量法多用）。一线应固定患儿头部及面罩，外科医师及台下护士束缚患儿（控制患儿肩关节、肘关节及髋关节等大关节，警惕造成损伤及坠床）。

2）吸入诱导后建立静脉通路过程中，由专人负责开放气道，并时刻关注患儿自主呼吸情况。

3）建立静脉通路后，自可来福近端三通给药，缓慢给予静脉诱导药物（丙泊酚 2～3mg/kg、芬太尼 2～3μg/kg，罗库溴铵 0.6mg/kg）后暂停七氟烷吸入进行气管插管。

4）气管插管需要胶布及贴膜妥善固定至手术对侧口角（第2期手术时间较长且术中可能会移动头部，需要避免意外脱管），插管后及固定后常规听诊双肺，警惕单肺通气。

5）小儿心输出量主要依靠心率代偿，可根据患儿情况自输液器远端缓慢给予阿托品（0.01mg/kg）。

（2）术中维持

1）避免术中心率过慢，不可推注瑞芬太尼。

2）原则上不需要追加肌松药物，保证镇痛镇静充足。

3）补液策略：补液量参照经验性"4-2-1"原则；液体种类：1岁及以上乳酸钠林格液，1岁以下根据情况使用5%葡萄糖氯化钠溶液。

4）体温保护：手术铺单较多，若手术时间超过3小时，警惕体温升高。

5）肋骨取出后可能需要膨肺以确认未出现气胸。

6）第1期手术为耳后扩张器植入术，时间通常在30分钟左右；第2期再造术时间较长，根据手术复杂程度决定是否需要导尿以进行液体管理。

（3）苏醒和恢复

1）经验性选择性给予 N＋A（新斯的明 1mg/2ml＋阿托品 0.5mg/1ml）（kg/10ml）。

2）舒更葡糖钠可应用于2岁以上患儿。

3）撤手术单时警惕气管插管脱出，建议头部包扎前放置牙垫，瑞芬太尼泵注充分镇痛应对气管插管所致不良刺激。

4）手术结束时听诊双肺，若有痰鸣音建议轻柔吸引气管插管内痰液。儿童可以清醒后拔管或在深麻醉下拔管，拔管前用成人软吸痰管充分吸引口腔分泌物。

5）拔管时以呼唤患儿为主，不要用力拍打其肩膀。

6）拔管后建议立即将患儿侧卧位或仰卧位垫高肩颈部，便于气道开放。警惕输液管路脱出，可以视情况提前断开输液管路，需要时可直接可来福给药及10ml葡萄糖氯化钠溶液推注。

7）因为需要取右侧肋骨进行耳廓再造，要注意胸廓伤口的镇痛。

4. 术后监护

（1）返恢复室前电话告知，携带小儿指氧仪、面罩及螺纹管等返回恢复室。

（2）转运过程中防止小儿坠床，关注小儿口唇颜色，警惕低氧。

（3）嘱耳鼻喉科医师呼叫家属到恢复室陪伴患儿。

（李　旭　严　梅）

二、侧颅底肿物切除术的麻醉

（一）概述

1. 侧颅底是指在颅底沿眶下裂和岩枕裂的延长线之间的三角形区域。从生理功能区域区分，侧颅底区域包括颈静脉孔、脑桥小脑三角、岩部尖、颞窝、颞下窝等。

2. 侧颅底常见的良性肿瘤包括颈部副神经节瘤、听神经瘤、岩尖胆脂瘤、脑膜瘤等，原发性肿瘤相对罕见，仅占头颈部肿瘤的0.2%。

3. 侧颅底副神经节瘤多起源于副交感神经节和交感神经的副神经节。起源于副交感神经的副神经节瘤可分为颈动脉体瘤、颈静脉鼓室副神经节瘤和迷走神经副神经节瘤，它们大多无内分泌功能。仅有5%交感神经副节瘤位于颅底部，具有内分泌功能，可产生并分泌儿茶酚胺。

（二）麻醉实施

1. 麻醉准备

（1）药品：常规全麻药、瑞芬太尼（50ml泵注，$20\mu g/ml$）、去氧肾上腺素（50ml泵注，$100\mu g/ml$）、肝素。

（2）设备耗材：BIS监测仪、体温监测模块、神经监测仪、动脉套装、双腔中心静脉套装（选择性）、脑氧饱和度监测仪（选择性）、肌松监测模块（选择性）。

（3）术中监测：无创血压、心电图、脉搏氧饱和度、有创动脉压监测及血气分析（动脉零点应位于外耳道水平）、BIS监测、体温监测（膀胱温或肛温）、面神经监测（选择性，耳鼻喉科医师操作，多推荐）、脑氧饱和度监测（选择性，颈动脉阻断或重建时推荐使用）、肌松监测（选择性，推荐面神经监测同时使用）、深静脉置管（选择性，颈动脉阻断或重建时及具有内分泌功能的颈部副神经节瘤推荐使用）。

2. 术前评估

（1）肿瘤相关评估：术前应仔细评估侧颅底肿物的大小和位置、与重要脑神经及血管结构之间的关系及有无内分泌功能等。

1）肿瘤性质及功能：警惕交感神经副神经节来源的侧颅底肿瘤，术前需进行内分泌相关化验检查［血浆去甲肾上腺素（MN）和间羟去甲肾上腺素（NMN）、24小时尿儿茶酚胺、奥曲肽显像或间碘苄胍（MIBG）显像等］。

2）肿瘤体积：如肿瘤体积过大产生占位效应，易导致颈部局部皮肤张力过高，压迫颈动脉窦压力感受器，患者头部体位变化及术中探查易导致反射性心率减慢，甚至心搏骤停的风险。

3）肿瘤与颈内动脉、颈内静脉毗邻关系：若手术损伤颈内动脉风险较高，需要术前行同侧颈动脉造影和球囊阻断试验以评估对侧颈动脉的代偿功能，必要时行颅内动脉数字减影血管造影（DSA），评估肿瘤的血供及颅内Willis动脉环的完整性，警惕围手术期脑梗死的发生。

4）肿瘤与低位脑神经（第Ⅶ、Ⅸ、Ⅹ、Ⅺ和Ⅻ对）的毗邻关系：肿瘤压迫第Ⅸ、Ⅹ、Ⅺ和Ⅻ对脑神经导致患者出现软腭及舌麻痹、吞咽困难、声音嘶哑等低位脑神经麻痹表现，警惕误吸风险。

（2）气道评估：除常规气道评估外，应关注患者有无饮水呛咳、声音嘶哑表现，推荐患者术前行电子喉镜检查。

1）通气评估：二次手术患者面部解剖结构改变，通气困难风险增加。肿瘤体积过大可能增加面罩辅助通气困难的风险。

2）插管评估：头颈部放疗史患者插管困难损伤出血风险高，二次手术患者插管困难风险高。

3. 术中管理

（1）麻醉诱导及维持

1）麻醉诱导：常规全麻诱导，避免给予长效肌松药。诱导时可给予常规插管剂量的中效肌松药［如3倍ED_{95}（0.9mg/kg）罗库溴铵］。若肿瘤体积过大，警惕辅助通气托下颌过程中颈动脉窦综合征的发生。

2）麻醉维持：全静脉或吸入麻醉维持均可，阿片类药物以短效瑞芬太尼泵注为主，术中平稳阶段可每1～2小时追加芬太尼，BIS维持在40～60，若术中行面神经监测则不追加肌松药物，推荐术中行肌松监测。

（2）循环及液体管理

1）液体管理策略：推荐小剂量α受体激动药联合脉压变异率（PPV＜13%）的限制性液体管理策略，依据患者年龄维持去氧肾上腺素0.1～1μg/（kg·min）泵注以及液体输注量1～2ml/（kg·h），避免液体输注负荷，增加脑水肿风险。

2）循环管理策略：①维持术中血压在平静状态血压基线水平的±20%。颈内动脉重建时出血风险高，推荐股静脉置管，避免选用颈内静脉置管，影响静脉回流，导致颅内压增高。②警惕颈动脉窦综合征。手术时间过长、术中瑞芬太尼及去氧肾上腺素的泵注，易导致术中心率减慢。此时术中手术探查操作及电刀刺激迷走神经极易导致心率进一步减慢，甚至心搏骤停。因此，术中严密监测的同时，预先与术者沟通并提高基础心率（阿托品每次0.3～0.5mg）。

（3）呼吸系统管理：术中行改良的肺保护通气策略。①相对低吸入氧浓度（一般为40%）。②采用容量控制通气模式，小潮气量（6～8ml/kg），推荐每小时进行肺复张一次。③避免高碳酸血症，导致颅内压升高，通过调整呼吸频率，维持$PaCO_2$在35mmHg。④避免应用高水平PEEP（≥$10cmH_2O$），导致胸内压增加进而引起静脉回流障碍，增加颅内压的风险。

（4）脑保护及体温管理：脑灌注压（CPP）＝平均动脉压（MAP）－颅内压（ICP）或中心静脉压（CVP）。维持平均动脉压，降低颅内压，术中适度头高足低位。维持正常的携氧能力和动脉氧分压，保证脑氧供。维持血糖水平4.4～10mmol/L，避免血糖过高。维持体温在35.5～37℃，避免体温超过37.5℃，此类手术因头部覆盖时间长，导致体温升高且不易降温，术中勿用加温设备，必要时进行降温脑保护。

4. 术后管理

（1）因手术时间长，创伤大，常规带气管插管返回ICU。

（2）依据术中手术范围和神经损伤程度，决定术毕是否行预防性气管切开以进行气道保护。

（3）若术中进行寰枢椎体切除，在进行寰枢椎体重建后应用外置头架固定头部，以保证颈椎稳定性，但增加术后困难气道的风险。

（4）低位脑神经损伤易导致软腭麻痹、声带麻痹，术后误吸风险增加，术毕需放置胃管。

（兰　岭　李　虹）

三、急诊气管切开手术的麻醉

（一）概述

气管切开手术包括择期或者急诊手术，一般是为了提高气管通畅性或修补气管缺损的临时处理方式，其处理方式根据患者以下情况决定。

1. 已经进行气管插管的患者拟行气管切开手术。

2. 气道或周围组织病变引起的气道梗阻呼吸困难患者行气管切开手术。

（二）麻醉方式的选择

麻醉方式取决于手术性质、目标及患者状态。

1. 如果患者呼吸困难情况不严重，可以耐受平卧位，气管解剖结构清晰，可根据患者气管切开的目的，与耳鼻喉科医师共同决策采取全麻插管后气管切开或局麻监护下联合镇静镇痛进行气管切开手术。

2. 如果患者呼吸困难不严重，气道结构良好，诱导过程中无气道塌陷和受损风险，但患者无法配合局麻下气切或外科手术复杂，可在静脉诱导全麻插管后行气管切开手术。术前应评估患者气道梗阻情况，选择合适管径的气管导管，耳鼻喉科医师在一旁做好紧急气切的准备。

3. 如果患者有严重的气道梗阻并伴有呼吸困难，无法平卧或无法配合，自主呼吸可以维持氧饱和度，但诱导后无法维持气道通气时，需在清醒表麻下保留自主呼吸，纤维支气管镜引导插管后再予全麻行气管切开术。

4. 如果患者有严重的气道梗阻呼吸困难，已经无法维持氧饱和度，需由耳鼻喉科医师紧急行气管切开术/环甲膜切开术。

（三）气管插管患者的麻醉方式

若患者带气管插管入室拟行气管切开手术，进入手术间后连接麻醉机予以七氟烷吸入麻醉，建立静脉通路后予以肌松药及镇痛药。部分情况下可直接在转运床上进行气管切开手术，减少转运的时间及风险。

（四）麻醉实施

以清醒纤维支气管镜插管后气管切开为例。

1. 麻醉准备

（1）药品：常规全麻药品，包括芬太尼、罗库溴铵、丙泊酚、利多卡因、麻黄碱、阿托品、右美托咪定。

（2）监护：脉搏氧饱和度、血压、心电图、$ETCO_2$。

（3）其他：纤维支气管镜、可视喉镜、气管插管、吸引器、喉罩（备用）、牙垫、喉麻管、局麻喷壶、高频喷射通气装置、外周静脉通路。

2. 麻醉诱导　清醒表麻镇静下，先行纤维支气管镜引导气管插管，明确气管插管位置后再予以诱导药物，同时插管前确保耳鼻喉科医师在场。

（1）插管：①充分表麻镇痛（提前利多卡因连接喉麻管/喷壶喷入患者喉部）。②适度镇静（可泵注右美托咪定）。③纤维支气管镜引导下经口/鼻气管插管。④连接呼吸机，确认呼气末二氧化碳波形，确保通气顺畅。⑤固定好气管插管后给予诱导药物。

（2）诱导药物：①丙泊酚2mg/kg。②芬太尼100～200μg。③罗库溴铵0.6～0.9mg/kg。

（3）维持

1）如手术过程中出现以下情况通常选择全凭静脉麻醉（TIVA）进行麻醉维持：麻醉气体的输送和呼气末麻醉气体测定不准确；吸入的麻醉气体很有可能在气管切开后泄漏。采用TIVA麻醉维持时，建议行BIS监测。

2）气管切开手术需要维持深度肌松，避免气管操作时患者产生体动。

3）气道操作的刺激性很大，术中可使用瑞芬太尼维持镇痛，术后可给予局麻药以维持镇痛效果。

4）呼吸参数目标$ETCO_2$ 35～40mmHg；潮气量8～10ml/kg，频率8～12次。

5）术中气管切开后，需麻醉医师配合外科医师退出气管导管并放入气切管。退出气管导管时需从气切口看到导管尖端逐步退至气切口上方，但不完全退出，保留导管前端仍在气管内，直至气切导管放置成功，连接呼吸机看到呼气末二氧化碳后，才可以安全退出气管插管导管。

（4）苏醒和恢复

1）明确手术结束时开始排醚/停止泵注丙泊酚。

2）彻底充分吸引口咽及气切管内分泌物。

3）全量N＋A或舒更葡糖钠拮抗。

4）苏醒前后应充分吸氧，维持充分氧和。

5）患者苏醒期间密切观察气道是否通畅。

6）必须与患者进行明确的交流，教育患者如何适应气切导管及自主呼吸。对于气道可能不稳定的患者（如疑似仍有远端气道梗阻、痉挛，气管壁损伤感染等），手术医师要继续待命，保留喉镜、支气管镜等气道工具。

7）如患者返回ICU，由麻醉医师控制呼吸将患者送返ICU。

（五）其他注意事项

1. 选择何种麻醉诱导技术取决于手术需求和通气障碍的风险。关键决策包括：气管插管时机，即诱导前（清醒）还是诱导后（入睡）；选择静脉还是吸入诱导；是否使用肌松药；开始正压通气的时机。以上决策基于术前评估和与耳鼻喉科医师充分讨论的结果。

2. 患者的气道情况实时变化，如麻醉诱导期间，气管外部占位可能会导致气道塌陷，无法经面罩充分通气。因此，在对气管病变患者全麻诱导前，需要充分准备并格外谨慎。整个手术、麻醉和护理团队都应到位并保持专注，随时准备好术前讨论的后备计划。

（夏　迪　严　梅）

四、喉癌手术的麻醉

（一）概述

1. 喉癌手术根据病变部位及程度主要包括经口内镜激光显微手术、经口机器人手术、喉部功能性保留手术及全喉切除术伴游离皮瓣重建术。

2. 喉癌患者麻醉的主要难点为气道管理，潜在问题包括肿物影响、局部组织炎症、放疗后水肿或组织纤维化及既往手术的影响。麻醉诱导时确保手术医师在场。

3. 术前气道评估包括影像学检查（CT、MRI）、喉部动态镜检查和/或经鼻电子喉镜检查。

4. 激光手术存在气道着火的风险，可选择抗激光导管、降低氧浓度等手段预防。

5. 术中如行气切需要更换气管导管，与术者配合保证麻醉深度，注意换管后各呼吸参数无异常。

6. 喉癌术后谨防出血、喉痉挛、气道梗阻等并发症。

（二）麻醉实施

1. 麻醉准备

（1）药品：常规全麻药品准备。喉癌患者存在高度焦虑、营养不良和低血容量等问题，OSAHS患者对镇静及阿片类药物更加敏感，注意药物选择。

（2）监护：脉搏氧饱和度、血压（必要时需有创动脉压监测）、心电图、$ETCO_2$、BIS及体温监测（建议时间较长及皮瓣重建术时）。

（3）仪器设备：吸引器、不同型号气管导管、可视喉镜、视可尼、纤维支气管镜等不同插管工具可联合使用。

（4）其他：术中需要呼吸暂停间歇通气时，应备有喷射通气或经鼻湿化快速充气交换通气（THRIVE）装置。

2. 术前评估

（1）一般情况及心肺功能评估，部分患者合并控制不良的高血压、脑血管疾病、冠状动脉疾病、慢性肾功能不全或晚期肝病应术前优化治疗。

（2）气道评估，警惕困难气道。有无呼吸困难、声音嘶哑、饮水呛咳、夜间喘憋及近期头颈部放疗史。评估声门视野、病变部位的最大气道容量、气道在轴向上是否成一直线、有无阻塞性病变及其位置、黏膜状况和有无水肿及声带运动。

（3）放疗可引起口干、气道肿胀、吞咽困难、经口摄入困难和脱水及压力感受性反射障碍，导致患者在麻醉诱导期易出现低血压。放疗也可引起组织纤维化、组织顺应性下降、张口和伸颈受限，以及声门和会厌水肿，从而导致气管插管和面罩通气困难。

（4）喉癌患者病变进展快且变化快，术前应查看最近一次电子喉镜及CT。部分患者手术当日应再次进行电子喉镜检查。

（5）术前与手术医师沟通气道建立方式及术中气道管理手段。

3. 术中管理

（1）麻醉诱导

1）常规全麻诱导，对于老年人及营养不良患者注意循环稳定。

2）谨慎选择气道建立方式，选择可视喉镜进行气管插管，也可联合使用其他工具增加一次成功的概率。

3）对于困难气道患者可保留自主呼吸镇静表面麻醉下行气管插管，或直接行气管切开术。

（2）麻醉维持

1）喉内手术通常术后疼痛轻微，但手术牵开器和喉部操作会引起强烈的术中刺激（主要是舌根和下咽受压），需要快速调整麻醉深度和/或使用速效型血管活性药物，极少情况下可能引起重度心动过缓或窦性停搏。

2）手术操作在颈动脉窦附近时尤其注意心率变化。

3）保证良好的肌松及镇痛镇静充足，减少出血，保持术野静止、清晰、干燥。

4）术中如行气管切开需更换气管导管及更换管路，确认导管位置及深度合适，套囊、潮气量、$ETCO_2$ 无异常。

5）如采用喷射通气或 THRIVE 装置，则需要行全凭静脉麻醉，避免二氧化碳蓄积。

6）全喉切除术伴游离皮瓣重建术中血流动力学管理的目标为优化移植组织的灌注，同时避免液体过剩的局部和全身不良影响。一项大型单中心回顾性研究纳入因肿瘤在头颈部、乳腺、肢体或躯干进行游离皮瓣重建的患者，发现谨慎使用去氧肾上腺素、麻黄碱或氯化钙使血压维持在基础值的20%内不会增加皮瓣移植失败和皮蒂损伤。

（3）苏醒和恢复

1）根据手术进程减浅麻醉，视手术时长选择合适的肌松拮抗药，保证患者苏醒平稳、快速清醒并拔管。

2）拔管前需充分吸引口咽腔，拔管时避免患者剧烈呛咳。苏醒期和术后早期应控制血压。预计患者拔管失败的风险较高，可以暂缓拔管，转入ICU进一步治疗。

3）拔管后注意观察患者气道是否通畅，有无喉痉挛、气道水肿及出血。

4）气管切开患者需充分吸引气管内分泌物。

5）返回恢复室后关注患者呼吸道及分泌物，警惕发生低氧。

（三）其他注意事项

1. 此类患者多存在困难气道，术前需仔细评估。气道管理方案要与术者沟通。

2. 若直接喉镜或可视喉镜插管失败，外科医师可使用手术喉镜或硬质支气管镜插管。

3. 预防气道着火，在气道附近使用点火源时，注意确保吸入气氧浓度（FiO_2）<30%。

（成文聪）

五、支撑喉镜手术的麻醉

（一）概述

1. 支撑喉镜下喉肿物切除术是利用支撑喉镜，通过口咽暴露喉/声带附近结构，利用显微镜/内镜显示术区，并利用CO_2激光进行喉肿物切除治疗的手术方式。

2. 支撑喉镜是直达喉镜，相较于麻醉插管使用的普通/视频喉镜，是将喉镜至于会厌后方，直接暴露喉结构的设备。在使用支撑喉镜暴露过程中常可引起剧烈血流动力学波动，需要足够麻醉深度，同时手术时间相对较短，术毕快速高质量苏醒，因此需要麻醉医师与耳鼻喉科医师密切配合。

3. 接受支撑喉镜下喉肿物切除术患者，因病变部位常位于舌根、会厌、声带、室带附近，部分患者曾接受头颈部放疗等，困难气道可能性大，需术前仔细评估气道，关注纤维喉镜检查及头颈CT检查结果，必要时与耳鼻喉科医师共同阅片制定气道建立方式。

4. 术中需可能采用CO_2激光，需特别关注气道着火风险，使用激光过程中注意FiO_2，尽可能低于40%。

5. 术毕需警惕喉痉挛等并发症，同时避免剧烈呛咳引起的出血，麻醉苏醒及拔管时机需格外关注。

（二）麻醉实施

1. 麻醉准备

（1）药品：常规全麻药品，如咪达唑仑、芬太尼、地塞米松、丙泊酚、罗库溴铵、阿托品、麻黄碱、去氧肾上腺素、瑞芬太尼等。

（2）设备耗材：麻醉机、监护仪、螺纹管、合适型号的面罩、人工鼻、多根软质及硬质吸痰管、口咽通气道等。

（3）插管用物：插管用喉镜（尽可能选用视频喉镜）/视频喉镜/纤维支气管镜等气道设备，听诊器，成人男性ID 6.5～7.5、女性ID 6.0～7.0普通气管导管（术前与术者沟通是否需要使用相对较细气管导管便于声带附近手术操作。如遇可能困难气道或声门附近肿物，建议同时准备粗细不同气管导管备用）。

（4）术中监测：脉搏氧饱和度、无创血压、心电图、BIS监测等。

（5）务必确保输液管路通畅。

2. 术前评估

（1）重点关注气道，包括有无呼吸困难（静息状态、活动、睡眠状态）、有无插管困难、通气困难、声门附近肿物需格外注意肿物与声门关系。其他如有无活动牙齿，颈椎活动度等。

（2）其他系统合并症，如心血管疾病、脑血管疾病、呼吸系统疾病及代谢疾病等。如有较严重的合并症，需格外关注相关疾病的控制及治疗情况。

（3）必要时与耳鼻喉科医师共同阅片，讨论气道建立及备选方案。

3. 术中管理

（1）麻醉诱导

1）常规静脉诱导（合并困难气道患者需个体化制订诱导及插管计划），肌松药物推荐使用罗库溴铵，在首次诱导时给予0.6mg/kg。

2）推荐使用可视化气道设备，气管导管型号选择建议与术者沟通后决定。插管动作务必轻柔，避免触及肿物引起出血甚至脱落，若发生上述意外，及时与耳鼻喉科医师沟通处理。插管成功后确认导管位置，深度较正常适当偏深1～2cm，妥善固定于左侧口角（注意确认口腔内气管导管位于舌体左侧）。

3）术者消毒铺单即将完成，加深麻醉深度，至术者放置支撑喉镜显露术区时，务必达到足够麻醉深度，密切关注患者生命体征，建议设置无创血压监测为连续测量模式，麻醉深度不够往往表现为心率上升或突然减慢（迷走反射）。此时加深麻醉需选择起效迅速的短效药物。如心率突然减慢甚至骤停，立即嘱术者停止暴露动作，如无禁忌可给予阿托品，待心率升至正常后继续操作。

4）术者显露术区完毕，往往将支撑喉镜固定在一合适角度，此时关注气管导管有无受压，深度是否合适（过度头后仰可能引起导管移位）。

（2）术中维持

1）术中术者可能频繁调整支撑喉镜位置以显露不同位置病变，因此应维持足够麻醉深度，密切关注手术进度。推荐使用七氟烷＋瑞芬太尼/丙泊酚TCI＋瑞芬太尼组合维持麻醉。如术中麻醉深度不够，术者操作时可能出现声带颤动甚至呛咳反应，此时谨慎追加肌松，应以加深镇静镇痛深度为主。

2）补液策略：支撑喉镜手术大多短小，失血少，通常无须大量补液或使用胶体液及血制品等。

4. 苏醒和恢复

（1）苏醒拔管

1）手术时间超过30分钟者可经验性给予N＋A（新斯的明＋阿托品合剂），短小手术推荐使用舒更葡糖钠拮抗肌松。注意避免镇静早于肌松恢复。

2）撤除支撑喉镜时需警惕导管移位或意外拔出，吸痰时如使用硬质吸痰管务必轻柔，推荐联合使用软质吸痰管，如有持续血性分泌物吸出，需慎重拔管，及时与术者沟通。

3）充分苏醒后拔管，但需尽量避免呛咳，可采用小剂量瑞芬太尼泵入直至拔管后停药等策略。拔管动作需同时进行吸痰，警惕喉痉挛发生。

（2）恢复室管理

1）常规监测无创血压、心电图、脉搏氧饱和度等，重点评估患者气道情况，有无呼吸困难、肌松残留等。

2）患者术后常有较多分泌物或痰液，返回恢复室时需与恢复室医师充分交班。嘱患者避免用力咳嗽，分泌物较多时可以用吸引器轻柔吸出。

（杨　璐）

第十六节　神经外科麻醉亚专业组

一、急性缺血性脑卒中血管内治疗的麻醉

（一）概述

部分急性缺血性脑卒中的患者需要进行血管内治疗，手术方式主要包括动脉溶栓和动脉取栓。急性缺血性脑卒中的血管内治疗对于治疗时间窗有严格的要求，并且患者预后与血管再通是否及时呈正相关。因此，此类手术均为绿色通道手术。科室要求接到电话10分钟内到达介入手术间，30分钟内完成麻醉诱导，争分夺秒，牢记"时间就是大脑"。

（二）麻醉实施

1. 术前评估

（1）麻醉诱导前需进行神经系统查体：内容包括GCS评分、双侧瞳孔直径、直接对光反射情况、四肢肌力，将异常结果详细记录在麻醉单特殊情况中。

（2）全身状况评估：脑卒中常见合并症包括慢性高血压（≥60%）、糖尿病（≥20%）、冠心病（25%）、心房颤动（≥33%）及脑梗死病史（10%～15%）等。

（3）气道评估：常合并意识障碍、躁动、球麻痹，均为反流误吸高风险。

2. 术中管理

（1）麻醉诱导

1）人工气道建议选择气管插管。

2）多数患者合并意识障碍、延髓麻痹、饱胃，均为反流误吸高风险，建议快速顺序诱导。

3）建议诱导前建立有创动脉监测，诱导期间避免低血压。

（2）循环管理

1）高血压：血管再通前推荐血压维持在术前基础水平，但不高于180/105mmHg。血管再通良好的高血压患者控制血压低于基础血压20～30mmHg，但不应低于90/60mmHg。

2）低血压：脑卒中后低血压很少见，可能为主动脉夹层、血容量不足以及心功能障碍引起的心输出量减少等原因所致。脑卒中后低血压的患者应积极寻找和处理病因，可采用扩容升压措施。扩容推荐静脉输注0.9%氯化钠溶液，升压推荐选用多巴胺、去甲肾上腺素或去氧肾上腺素。

3）心律失常：对新发心房颤动引起的急性脑卒中，建议控

制心室率（＜110次/分），不建议术中立即进行复律，以免新生血栓脱落引起心房颤动栓塞事件。推荐选择β受体阻滞药、非二氢吡啶类钙通道阻滞药（如维拉帕米、地尔硫草）、洋地黄类及其他抗心律失常药（如胺碘酮）等控制心率。

（3）呼吸管理

1）无低氧血症的患者维持$SpO_2 > 94\%$即可。组织高氧可能加重术后再灌注相关性脑损伤。对于血管再通较好的患者，考虑减少吸入氧浓度使SpO_2达到$95\% \sim 98\%$即可。

2）过度通气不利于术后神经功能预后。维持正常$PaCO_2$，预防低/高碳酸血症。

3. 麻醉苏醒　术后需要与介入医师充分沟通神经系统病情，结合患者全身状况，谨慎拔除气管导管。存在下列情况时，建议暂缓拔除气管导管。

（1）术前存在呼吸功能障碍者

1）呼吸节律和/或频率改变。

2）入室前已行气管插管。

3）术前低氧：$SpO_2 < 94\%$或$PaO_2 < 60mmHg$和/或$PaCO_2 > 50mHg$，且通过吸氧无法改善。

4）呼吸睡眠暂停病史或存在气道梗阻风险。

（2）术前存在严重心脏功能障碍者：心功能不全及严重心律失常。

（3）神经系统严重病变者

1）梗死体积巨大，高度存在出血转化或需行去骨瓣减压。

2）梗死位于延髓且已出现呼吸功能不全。

（吴　昊）

二、神经外科常见急诊手术的麻醉

（一）概述

1. 常见疾病

（1）出血类：①自发性脑出血，如脑实质出血、脑室出血。②继发性脑出血，如颅脑外伤、动脉瘤、血管畸形、术后出血。

（2）缺血类：大面积脑梗死。

（3）脑脊液循环障碍类：脑室出血、颅内感染、脑积水急性加重。

2. 手术方式　常见神经外科急诊手术方式见表3-23。

表 3-23　常见神经外科急诊手术方式

疾病	手术方式	特点
自发性脑实质出血	小骨窗内镜血肿清除/开颅血肿清除＋去骨瓣减压	（国际）外科手术不改变预后（国内）推荐手术，微创为主
脑室出血	脑室穿刺外引流	手术简单，预后好；若手术不及时，数小时内死亡
颅脑外伤	开颅血肿清除＋去骨瓣减压	应积极手术
血管畸形继发脑出血	开颅血肿清除＋去骨瓣减压	应积极手术
颅内动脉瘤破裂出血	开颅动脉瘤夹闭术	介入治疗为主，少数开颅夹闭
术后出血	开颅血肿清除＋去骨瓣减压	应积极手术
大面积脑梗死	去骨瓣减压	手术降低死亡率，不降低致残率
颅内感染	脑室穿刺外引流	对症治疗，降低颅内压
脑积水急性加重	脑室腹腔分流	慢性病程急性加重

　　3. **麻醉管理原则**　降低颅内压，维持脑血流。

（二）麻醉实施

　　1. **术前评估**

　　（1）麻醉诱导前需进行神经系统查体：内容包括 GCS 评分、双侧瞳孔直径、直接对光反射情况、四肢肌力，将异常结果详细记录在麻醉单特殊情况中。

　　（2）全身状况评估：多发伤、大量失血、严重心肺合并症。

　　（3）气道评估：颈椎损伤、饱胃、颌面部损伤、颅底骨折。

　　2. **术中管理**

　　（1）麻醉诱导

　　1）GCS 评分≤8 分，应第一时间建立人工气道。

　　2）脑外伤病例注意保护颈椎。

　　3）所有神经外科急诊患者均视为饱胃，快速顺序诱导。

　　4）颅底骨折时禁止经鼻插管。

　　5）下颌骨多发骨折避免经口插管。

（2）术中监测

1）动脉压监测（必要）：方便术中血压管理，呼吸指标、电解质的监测，可根据实际情况于诱导前/后建立。

2）中心静脉（非必要）：合并严重心脏合并症、大出血时推荐使用，慎用颈内静脉穿刺（颈部血肿影响颅内静脉回流，颅内压增高），禁止头低位（颅内压增高）。

3）颅内压监测：GCS评分≤8分，推荐使用，由神经外科医师放置。

4）麻醉深度监测：建议使用BIS、Narcotrend等，因涉及手术区域，使用前需要与神经外科医师商议。

（3）麻醉维持：为降低颅内压，在打开硬膜前或术中急性脑膨出时，使用全凭静脉麻醉。

（4）血压管理

1）高血压的管理：打开硬膜前如出现高血压，应首先使用降低颅内压的措施而不是应用降压药物。对于合并颅内动脉瘤、主动脉夹层/动脉瘤等患者，需积极降压，降压药物选择乌拉地尔、尼卡地平，慎用硝普钠、硝酸甘油（增加脑血容量，颅内压增高）。

2）低血压的管理：首先纠正外伤失血、大量脱水导致的低血容量，若容量充足，患者无缺血性疾病，只要脑灌注压（CPP）合适，无须药物升压（CPP维持50～70mmHg，SBP＞90mmHg）。升压药物选择去氧肾上腺素、去甲肾上腺素、多巴胺，慎用麻黄碱、肾上腺素（增加颅内压）。

（5）呼吸管理

1）维持$PaCO_2$ 33.5～37.5mmHg，颅内压极度升高、急性脑膨出时，可考虑短时、适度过度通气，$PaCO_2 \geq 30$mmHg。

2）保护性肺通气策略：低潮气量（6～8ml/kg），适当PEEP（PEEP每增加5cmH_2O，ICP增加1.6mmHg，CPP减少4.3mmHg，颅内压极高时禁用PEEP），肺复张，避免长时间吸入高浓度氧。

（6）液体管理

1）维持循环血量稳定（低血容量被代偿性高血压掩盖）。

2）维持血浆渗透压（钠离子不能通过血脑屏障），林格液渗透浓度275mM，生理盐水渗透浓度309mM，大量补液时生理盐水优于林格液，颅内压极度升高时，可考虑使用高渗盐水（需要与神经外科医师商议）。

3）胶体：避免使用羟乙基淀粉。

（7）颅内压极度升高（切开硬膜前）/术中急性脑膨出时采取的措施

1）头高位。

2）全凭静脉麻醉。

3）避免PEEP。

4）过度通气（适度，短时）。

5）脱水治疗。

6）外科医师放置脑室外引流。

7）外科医师迅速去骨瓣，打开硬膜。

3. 术后管理 神经外科急诊手术患者如术前存在意识障碍，不建议术后即刻拔管，应转入能够进行高级生命支持的场所，如ICU、MICU、EICU、神经外科病房监护室等。多数患者术后需全麻状态下先外出行CT检查，再返回归属科室。

（吴　昊）

三、磁共振复合手术的麻醉

（一）概述

磁共振复合手术室的层流级别为百级，常规开展神经外科手术，可以根据手术需要进行术中或者术后磁共振扫描，以达到术中定位、及时评估手术效果等目的。本室的磁体场强为3.0T（30 000G），属于高场强环境，对于周围环境和工作人员有严格要求。由于人为过失、警惕性降低、对工作环境和仪器不熟悉等原因，极易造成磁共振扫描失败、设备损毁甚至患者伤亡。可能发生的危害具体包括：磁体对于铁磁性物体会产生强烈的投射作用；对于非铁磁性金属虽然没有投射效应，但是会产生伪影干扰成像质量；对于形成环路的导线导管、非磁共振兼容设备耗材等产生灼伤作用；噪声影响等。因此，麻醉人员应充分了解工作常规并积极配合专科护士的工作。

手术室地面上有两条环形标记，外环为5G线，内环为50G线。5G线外的区域称为严格控制区，人员进出需受到严格的限制；5G线内的区域称为核心区或扫描区，扫描期间不可遗留任何铁磁性物品，任何人员不得随意进出。磁共振扫描前，所有贴有红色标记的非磁共振兼容物品必须移出5G线外；部分贴有黄色标记的磁共振兼容设备，包括磁共振兼容麻醉机、磁共振兼容微量泵箱、磁共振兼容监护仪，可以停放于5G线和50G线之间的环形区域。

（二）仪器设备简介

1. 监护仪

（1）两套监护仪：①磁共振兼容的MAGLIFE Serenity监护仪，目前可以提供无创血压、心电图和血氧饱和度监测，在补充专用耗材后还可以提供麻醉气体分析、有创动脉压监测等功能。由于目前未连接麻醉信息系统，麻醉单中不能自动获取生命体征信息，需要手工录入。②非磁共振兼容的飞利浦MP30监护仪和Datex-Ohmeda气体分析仪，可以提供临床常用的各类无创、有创监测，目前已连接麻醉信息系统，可以自动采集监测数据。

（2）监护仪的选择：①非磁共振手术常规使用普通监护仪。②如果术后进行磁共振扫描，可以在手术期间使用普通监护仪并采集生命体征，待术毕掀开无菌手术单和无菌敷料后再去除普通监护、更换为磁共振监护设备。③如果计划在术中进行磁共振扫描，推荐术前同时连接普通监护仪与磁共振监护仪，后者暂时关机备用，扫描前去除普通监护设备并开始使用磁共振监护设备。无论上述何种情况，均应确保在磁共振扫描前去除所有普通监护导线和含金属的普通电极片，将普通监护仪和电脑关机并移出5G区，扫描结束后再手工录入扫描期间的生命体征。

2. 设备具体注意事项

（1）无创血压：磁共振兼容监护仪开机后首先选择成人模式、儿童模式或者新生儿模式，注意如果选错模式会导致测量异常。磁共振监护仪专用袖带不含金属接头，禁止将其替换为带有金属接头的普通袖带。

（2）心电图：磁共振心电图需要专用电极片，禁止使用普通电极片。磁共振心电图导线与电极片的连接方法不同于普通心电图，详见监护导线上的示意图。

（3）血氧饱和度：磁共振血氧饱和度导线的患者端内含光纤，容易折断损坏，应避免圈折。连接时应确保两个接头正对肢端两侧并妥善固定、维持信号良好。为了便于术中连接与调整，通常固定在患者足趾。

（4）有创动脉压：在缺少磁共振兼容动脉套装的情况下，可以在非磁共振扫描阶段使用普通监护仪和普通动脉套装。在磁共振扫描前，将压力盐水管道在患者端三通位置关闭并断开，使用无菌三通帽封闭，将压力传感器与动脉导线、普通监护仪一起移出5G区。扫描后再次连接动脉压力盐水管道并回抽排气。为了便于操作，无禁忌的患者可以选择足背动脉建立有创监测。

（5）深静脉：为了避免磁共振扫描过程中圈折的深静脉管道被过度加热、灼伤患者，建议首选股静脉，慎用锁骨下静脉，避免用颈内静脉。

（6）麻醉气体监测：在缺少磁共振兼容气体采样耗材的情况下，可以在非磁共振扫描阶段使用现有的普通Datex-Ohmeda气体分析仪替代，在扫描前断开并封闭采样管、移除气体分析仪。

（7）麻醉深度监测：垂体手术可使用BIS或Narcotrend监测，开颅手术建议使用Narcotrend监测，在磁共振扫描前移除该设备并去掉所有监测电极片。

（8）体温监测与体温保护：普通体表体温探头、鼻温探头、肛温探头、体温模块、体温导线及体表加温装置等可以应用于非磁共振扫描阶段，在磁共振扫描前应全部移除。磁共振扫描手术禁止留置测温尿管。

（9）血液回收：手术开始阶段可以正常使用，切除肿瘤阶段及使用流体明胶时应换成普通吸引器并且关闭肝素盐水。磁共振扫描前将血液回收关机，与手术操作台一起移出5G区，并保持台上管路的无菌状态，扫描后是否继续使用视手术需要而定。

3. 术前准备

（1）术前开机并检查：磁共振兼容麻醉机、磁共振兼容MAGLIFE Serenity监护仪、磁共振兼容微量泵系统、非磁共振兼容飞利浦MP30监护仪、非磁共振兼容Datex-Ohmeda气体分析仪等。

（2）麻醉常规准备：喉镜、吸引器、加长螺纹管、普通气管插管、听诊器等。

（3）按需准备：血液回收机与耗材、非磁共振兼容有创动脉压监测导线与耗材、深静脉、BIS或Narcotrend监测、体温监测探头、体表加温装置等。

（4）麻醉药物：按照手术和病情需要准备。

（三）麻醉实施

1. 麻醉诱导

（1）移动插管车：使用移动插管车的目的在于放置所有与插管相关的设备、耗材和药物，避免使用后遗留在手术床附近从而对磁共振扫描产生不利影响。在麻醉诱导前将相关用品和药物放在移动插管车上并移至手术床边，插管完成后清点并将所有相关物品放回移动插管车上，再推出5G区，最后检查确认患者身边、手术床上、麻醉机台面及微量泵桌面均不遗留任何物品，尤其是金属物品。

（2）注意事项：①通常使用普通气管导管、经口异形气管导管、普通双管喉罩等，禁止使用含金属丝的加强气管导管或者喉罩。②妥善固定导管，避免压迫面部或者口唇，保持加长螺纹管全程无张力，防止导管打折或者意外脱出。③使用头架固定患者头部位置后再次听诊，避免因头颈部屈伸、旋转导致插管过深或者过浅。

2. 磁共振扫描前

（1）工作人员方面：磁共振扫描前将随身携带的全部物品放置于磁共振准备间的抽屉里，包括笔记本电脑、手机、笔、钥匙、磁卡、手表、发卡等，再次进入手术室之前相互提醒检查。

（2）仪器方面：为了避免电信号干扰磁共振成像，将移出5G区的所有仪器全部关机断电，包括各类监护仪、电脑、血液回收机等，尤其要关闭麻醉信息采集器。

（3）患者方面：移除患者身上所有普通电极片、普通监护导线和非磁共振兼容仪器设备，更换为磁共振兼容监护系统；梳理监护线路、输液管路和尿管，避免相互交叉或者圈折；确保患者静脉输液通路通畅、输液袋容量充足、微量泵内药物充足，扫描期间维持中等麻醉深度和肌松深度。

（4）核查：在打开磁体存放房间门之前，协助巡回护士再次全面核对，完成核查清单。

（许　楠）

四、脑深部刺激器植入手术的麻醉

（一）概述

脑深部刺激器（DBS）是一种治疗功能性神经疾病的常用手段，能够显著改善患者的生活质量。DBS最初用于治疗帕金森病，随后其适应证逐渐扩展到肌张力障碍、特发性震颤、精神疾病、慢性疼痛、癫痫、阿尔茨海默病、多发性硬化等领域，北京协和医院目前以治疗帕金森病和肌张力障碍为主。

DBS装置包括3部分：植入颅内的电极、延伸导线、植入皮下的脉冲发生器（电刺激器）。通过术前影像学定位和术中电生理监测等手段将颅内电极精确植入不同颅内靶点可以改善不同疾病的症状：帕金森病患者通常选用丘脑底核作为靶点，肌张力障碍患者通常选用苍白球内侧核作为靶点。脉冲发生器通常植入锁骨下区的皮下，由电池供电并通过皮下延伸导线向颅内电极发送电子脉冲、刺激相应靶点。

DBS植入术主要分两步进行：①在病房局麻下安装立体定向头架，个别难以配合的患者可以送到手术室在全麻下安装头架，之后将患者送到放射科进行头部扫描、靶点核团成像及建立靶点位置坐标系。扫描结束后将患者送入手术室，通常在气管插管全麻下进行头皮切开和颅骨钻孔，使用立体定向头架引导微电极进行靶点定位（MER），然后撤出微电极，再将颅内电极植入靶点。②拆除立体定向头架，在锁骨下区的皮下植入脉冲发生器，使用隧道器建立头颈部至锁骨下区的皮下隧道，最后使用延伸导线连接脉冲发生器和颅内电极。

（二）术前访视

1. **基础疾病治疗情况**　了解患者基础疾病（帕金森病、肌张力障碍、癫痫等）的病情程度，治疗用药，药物与麻醉药的相互作用等，必要时与神经外科和神经内科共同决定术前用药的剂量及是否停药。不同基础疾病的术前访视存在特殊之处。

（1）帕金森病：因患者术前存在低血容量、直立性低血压和自主神经功能异常等情况，术中血流动力学常不稳定，如需改变体位时动作要缓慢；麻黄碱有诱发严重高血压的风险，需要提升血压时应避免使用，可以选择去氧肾上腺素；患者咽喉肌肉功能障碍，存在误吸和喉痉挛的风险，可使用抗酸药及对中枢多巴胺能系统无影响的促进胃动力药，避免使用多巴胺受体拮抗药如甲氧氯普胺；如术前存在吞咽困难，可能导致营养不良、贫血和低蛋白血症；如存在呼吸肌障碍，可表现为限制性通气功能障碍和咳嗽无力；如患者术前处于抑郁和痴呆状态，手术过程中合作性常较差。

（2）肌张力障碍：患者术前的低血容量状态可能会引起术中血流动力学不稳定；因痉挛性发音障碍可能导致语言交流障碍；因咽喉肌肉功能障碍可能引起喉痉挛；因持续运动和畸形可能导致难以维持手术体位；因颈部肌张力障碍可能会导致困难气道。

（3）癫痫：了解目前使用的抗癫痫药物的种类、剂量、效果、副作用及与麻醉药物之间的相互作用；癫痫患者通常智力发育迟缓，同时可能合并认知功能障碍、自主神经症、情感紊乱、人格紊乱，甚至自杀倾向，因此配合能力差，访视中应了解患者的精神状态，尽可能消除患者的焦虑情绪。氯胺酮能够诱发癫痫，应避免作为术前药物使用。

2. 合并症治疗情况　了解高血压患者的治疗用药和血压控制情况，术前服用抗血小板药物患者应停用。

3. 呼吸道评估　由于麻醉医师经常要在患者头部被头架固定的情况下进行气道操作，因此需要全面的气道评估，尤其对于合并OSAHS的患者更需要预先制定详尽的气道管理方案。

4. 认知功能　术前认知功能低下的患者，可能在局麻手术阶段难以合作或者难以表达不良反应。

（三）麻醉方法

1. 局部麻醉　安装头架和头部扫描通常可以在局部浸润麻醉下完成，也可在头皮神经阻滞下完成，包括眶上神经阻滞和枕大神经阻滞等。其间密切监护患者生命体征，使用鼻导管或者面罩吸氧，警惕癫痫发作、心搏骤停等局麻相关并发症。对于个别症状轻、配合度好的患者，接下来的MER定位、植入颅内电极及植入后的测试过程均可以在局麻下完成，测试完成后再开始使用镇静镇痛药物。

2. 清醒镇静　为了保证患者的舒适性，可以在手术开始阶段使用一些短效的镇静和镇痛药物并在开始MER辅助靶点定位前停用。理想的清醒镇静镇痛药物应对皮质下电活动无影响或影响可逆，目前常选右美托咪定［$0.3 \sim 0.6\mu g/(kg \cdot h)$］和小剂量阿片类药物，如芬太尼50～80μg、舒芬太尼2.5～5μg、瑞芬太尼0.03～0.05μg/（kg·min）。苯二氮䓬类药物严重干扰MER，应避免使用。小剂量丙泊酚［50μg/（kg·min）］对MER是否有影响尚存争议。

3. 全麻 理论上手术第二步对患者伤害性刺激较强，需要全麻。实际临床实践中多数病例从手术第一步开始就直接行全麻，尤其适合配合度差、恐惧清醒手术、病情严重无法长时间耐受手术体位的患者。由于手术操作主要集中在患者头颈部并会转动头颈部，喉罩不能完全保证气道密闭，因此通常需要气管插管。

全麻诱导可以使用丙泊酚或依托咪酯搭配常用的阿片类和肌松药物。由于麻醉药物对于不同靶点核团的影响不同，因此全麻维持药物的选择有所不同：①帕金森病患者丘脑底核靶点基本不受麻醉药影响，不论采用丙泊酚或右美托咪定进行清醒镇静，还是使用全静脉麻醉、静吸复合麻醉都可以。②肌张力障碍患者苍白球内侧核靶点放电频率会因使用丙泊酚而显著下降，术中应避免使用丙泊酚维持全麻，建议使用吸入麻醉药物。考虑到患者的基础疾病可以影响血流动力学状态，而且常用的治疗药物会引起镇静、嗜睡、肝功能损害、认知损害等副作用，因此建议全麻过程中应加强个体化麻醉深度监测，以指导全麻维持药物的剂量调整。

手术的第一阶段伤害性刺激较轻微，镇痛方面以局麻措施并使用短效瑞芬太尼即可完成。埋置皮下脉冲发生器和打皮下隧道阶段是本手术伤害性刺激最强的阶段，应适当加强镇痛措施。总体上患者术后疼痛程度不高，故围手术期应避免使用大剂量阿片类药物，推荐在预防性使用局部浸润麻醉、头皮神经阻滞、非甾体抗炎药等多模式镇痛的基础上，尽可能降低阿片类药物的剂量，加速患者康复。

（许　楠）

第十七节　肝脏外科麻醉亚专业组

一、开腹肝癌手术的麻醉

（一）肝癌的切除术

1. **规则性肝切除术**　包括解剖性肝切除术、肝段切除术、联合肝段切除术。

2. **非规则性肝切除术**　非解剖性肝切除术、局部肝切除术、以肿瘤为中心的肝切除术。

3. **常规注意事项**　低氧血症常继发于肝肺分流、肺不张和腹水导致的功能残气量下降。既往有门-体分流术史患者，手术复杂程度和手术出血风险也会增加。

（二）术前评估

1. **容量状态**　患者多处于低血容量状态。

2. **液体摄入不足**　禁食、食欲减退。

3. **液体丢失**　呕吐、肠道准备、消化道出血、隐性丢失如发热。

4. **液体从血管内渗出**　第三间隙。

（三）麻醉管理及术中管理

虽然行肝叶切除的患者大都存在肝硬化的基础，但临床肝功能检验一般均在正常范围，术前凝血状态、肝代谢功能及麻醉药物与其他药物的药代动力学状态也接近正常。因此，术中管理的焦点主要是维持血流动力学的稳定，尽可能维持有效的肝血流以保持较好的肝氧供耗比，保护支持肝脏代谢。

1. 首选全麻、气管插管。

2. 监测：根据需要进行有创动脉压监测、中心静脉压监测。

3. 开腹肝切除手术需要良好的肌松条件，尤其是肝功能异常的患者，推荐顺阿曲库铵等不依赖肝肾代谢的药物作为首选。

4. 警惕误吸：快速顺序诱导。

5. 因为潜在大出血可能，所以要保证足够的静脉通路，建议至少一路16G外周通路，必要时再增加一路16G外周通路或中心静脉通路。

6. 晶体液输注过多会导致周围性水肿而致伤口愈合，以及营养物质运输不良和肺水肿，因此胶体液在避免低蛋白血症发生的周围性水肿中更常用，首选白蛋白。

7. 推荐术中持续监测体温，必要时采取保温措施。

8. 终末期肝病合并肺动脉高压患者需避免低氧血症、高碳酸血症和代谢性酸中毒，防止加重肺动脉高压。

9. 对于凝血功能障碍和食管静脉曲张的患者，放置鼻胃管需警惕出血风险。

10. 较长时间阻断"入"肝血流可能导致凝血功能障碍和代谢性酸中毒（Pringle手法：阻断门静脉和肝动脉）。

11. 实施控制性低中心静脉压的过程中，应以保证心、肾等重要脏器灌注为前提。

（四）其他注意事项

1. 呼吸管理　胸腹联合切口时，应注意反常呼吸和纵隔摆动。如遇呼吸急促、脉搏快速，应考虑是否有反常呼吸、纵隔摆动或者肺全部萎陷。应防止缺氧和二氧化碳蓄积，随时注意肺扩张情况。

2. 补充血容量　因为术中出血多，术前应充分做好输血准备。补血要及时，必要时多路输血，同时尽量避免短时间快速输入大量库存冷血。切除肿瘤时要注意搬动肝脏可引起对下腔静脉的压迫或扭折及肝脏切面大量渗血所致的严重低血压。在切除肝叶前应适量补充失血量，使能在血压较好的情况下切肝。需要大量输血时，宜用新鲜血。必须应用库存血时，应注意防止酸中毒。

3. 防治气体栓塞　肝静脉进入下腔静脉处一旦撕裂，不但引起大出血并且可能发生气体栓塞，因此肝手术需要常规监测$ETCO_2$。一旦怀疑发生气体栓塞，应立即通知术者检查处理，缝合裂口，同时做好各种抢救准备，积极进行抢救。

4. 注意保温　因体腔暴露面广，手术时间长，全麻下输入大量库存冷血，易致体温过低（特别在老年人或室温较低的情况下尤应注意）。如在切除肝之前，患者体温已低至34℃以下，应先行复温，可于胸腔或腹腔内灌注热生理盐水，同时采用加温输血（血温至20℃左右即可，温度过高有溶血危险）。

（陈　雯　张志永）

二、腹腔镜肝癌手术的麻醉

（一）概述

1. 手术类型

（1）全腹腔镜肝切除术：完全在腹腔镜下完成肝切除。

（2）手助腹腔镜肝切除术：将手通过特殊的腹壁切口伸入腹腔，以辅助腹腔镜手术操作，完成肝切除。

（3）腹腔镜辅助肝切除术：在腹腔镜或手辅助腹腔镜下完成肝切除术的部分操作，而肝切除的主要操作通过腹壁小于常规的切口完成。

2. 手术方式

（1）非解剖性肝切除术：是指肝楔形切除、局部切除或病灶剜除术，适用于病变位于Ⅱ、Ⅲ、Ⅳb、Ⅴ、Ⅵ段的病灶，以及部分病变比较表浅的Ⅶ、Ⅷ、Ⅳa段病灶，病变未侵犯主要肝静脉。

（2）解剖性肝切除术：是指预先处理第一、第二肝门部血管，再行相应部分肝切除术，包括左外叶切除术、左半肝切除术、右后叶切除术及右半肝切除术。对于肝尾状叶切除术、左三叶切除术、右三叶切除术、肝中叶切除术（Ⅳ、Ⅴ、Ⅷ段）及供肝切取，其手术操作难度较大（图3-23）。

（二）麻醉注意事项及推荐

1. 术前准备及一般状况评估：患者无明显心、肺、肾等重要脏器功能障碍，无手术禁忌。肝功能Child-Pugh分级B级以上。

2. 全麻、气管插管。

3. 充分肌松以避免胸内压力进一步升高。肝功能异常者，建议减少或不用肝代谢药物。

4. 警惕误吸：快速顺序诱导。

5. 在保证足够的每分钟通气量条件下，$ETCO_2$仍持续升高需警惕皮下气肿。

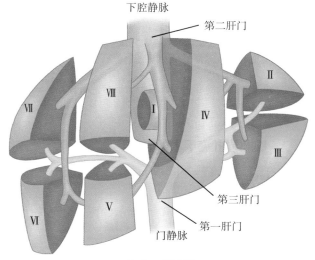

Couinaud分段法

图3-23 肝解剖

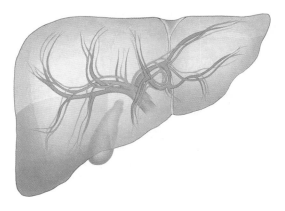

图3-23（续）

（三）其他注意事项

1. 人工气腹和头高足低位减少回心血流量，叠加控制性低中心静脉压技术的实施，使维持循环稳定、保证重要脏器灌注尤显重要。

2. 定时血气分析、保持呼吸道通畅、良好的肌松效果和适当的过度通气，可以保证组织的良好氧合，并避免高碳酸血症的发生。

3. 因为手术有潜在大出血及转开腹的可能，所以要保证足够的静脉通路，必要时给予动脉血压监测或中心静脉监测。

4. 密切观察 $ETCO_2$ 的变化，防范气体栓塞的发生。

（张志永　陈　雯）

三、高位胆管癌手术的麻醉

（一）概述

1. **概念**　高位胆管癌是指胆管癌发生于胆囊管开口水平以上至左右肝管之外的区域，多为腺癌。临床表现是无痛性黄疸进行性加重，起病隐匿。

2. **Bismuth-Corlette 分型**　是高位胆管癌的经典临床分型方法，以肿瘤累及胆管的解剖部位及范围为依据。Ⅰ型：累及左右肝管分叉水平处及水平以下的肝总管。Ⅱ型：肿瘤侵犯左右肝管汇合部，但不超出汇合部。Ⅲa型：在Ⅱ型基础上，肿瘤侵犯右肝管。Ⅲb型：在Ⅱ型基础上，肿瘤侵犯左肝管。Ⅳ型：肿瘤同时侵犯左右肝管，或者左右肝管并多个肝转移（图3-24）。

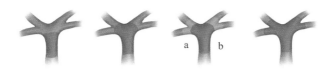

Ⅰ型　　　　　Ⅱ型　　　　　Ⅲa型　Ⅲb型　　　Ⅳ型

图3-24　肝门部胆管癌Bismuth-Corlette分型

3. **手术范围**　Ⅰ型、Ⅱ型手术相对简单，可达到根治目的。Ⅲ型和Ⅳ型手术复杂，根治可能性低。Ⅰ型：切除分叉以下的肝外胆管、淋巴结清扫、肝门部胆管空肠（Roux-Y）吻合，可达到根治目的。Ⅱ型：切除胆管分叉、胆囊和肝外胆管加左右肝管共干成形加高位胆肠吻合、区域淋巴结清扫，必要时联合肝方叶和尾状叶切除，也可达到根治目的。Ⅲa型：规范性右半肝切除加胆管分叉及肝外胆管切除加区域淋巴结清扫，并行左肝管或左肝内胆管与左尾叶肝管共干成形加胆肠吻合。必要时处理门静脉，若门静脉有残留灶，只能达到扩大姑息性手术效果。Ⅲb型：规范性左半肝切除加胆管分叉及肝外胆管切除加右肝管或右肝内胆管与右尾叶肝管共干成形加胆肠吻合加区域淋巴结清扫。尽量达到根治效果。Ⅳ型：基本术式为半肝切除加对侧肝管切除加肝外胆管切除加Ⅱ级胆管共干成形加胆肠吻合加区域淋巴结清扫。决定能否切除的重要因素是血管受累程度和Ⅱ级胆管能否顺利共干重建。

（二）麻醉注意事项及推荐

1. 术前准备及一般状况评估：患者无明显心、肺、肾等重要脏器功能障碍，无手术禁忌。

2. 首选全麻、气管插管，即使凝血酶原时间（PT）正常，椎管内麻醉仍需谨慎。

3. 警惕误吸：快速顺序诱导。

4. 监测：根据需要进行有创动脉压监测、中心静脉压监测。

5. 开腹手术多需要良好的肌松条件，尤其是肝功能异常的患者，推荐顺阿曲库铵等不依赖肝肾代谢的药物作为首选。

6. 警惕潜在大出血可能，因此应保证足够的静脉通路。建议至少一路16G外周通路，必要时增加一路16G外周通路或中心静脉通路。

（三）麻醉注意事项

1. 影响梗阻性黄疸患者预后的3个独立危险因素：血细胞比容＜30%、间接胆红素＞200μmol/L、恶性肿瘤。因此，高位胆管癌围手术期管理着重注意以下几个方面：术前胆道引流、抗感染、营养支持、凝血功能逆转、心血管评估、围手术期补液、稳定的血流动力学。

2. 与常人比较，梗阻性黄疸患者的镇痛药可以减少50%。因为可引起胆道括约肌痉挛、胆道压力升高，所以术中术后尽量避免使用吗啡。

3. 实施控制性低中心静脉压的过程中，要以保证心、肾等重要脏器灌注为前提。

（张志永　陈　雯）

第十八节　麻醉与疼痛门诊亚专业

一、疼痛日间手术管理流程

（一）日间病房手术工作方案

1. 团队成员

（1）组长：1名副教授。

（2）主治医师：3名，完成疼痛治疗二阶段培训，获得科室核心组批准。

（3）住院医师：2名，二阶段疼痛治疗专科培训。

2. 基本设置

（1）日间手术病房10张床位。

（2）主刀医师准入要求：主治医师及以上，具有相应分级的手术授权。

3. 团队工作职责

（1）日间手术日术者负责手术当日日间病房工作，可出门诊，以确保日间手术病房工作的顺利开展和医疗安全。

（2）团队组长和主治医师可在符合准入要求的基础上开展日间手术，同时负责日间病房住院患者的围手术期管理。

（3）鼓励科室其他医师将患者转诊到日间手术团队主治及以上级别医师开展日间手术。

（4）住院医师在上级医师指导下完成日常医疗工作，并根据患者过夜情况安排值班人员，负责夜间术后住院患者的处理。

（5）团队组长和主治医师需保持24小时电话在线，保证随时联系处理术后患者紧急情况。

4. 质量控制

（1）每月科室核心组会对日间手术团队的每月工作进行汇报质控。

（2）日间手术团队每日需将当日手术及患者情况向科室核心组汇报。

（3）日间手术同样实行主刀医师负责制，科室将按相应制度，给予责任判定和相应处罚，必要时暂停或取消日间手术权限。

（二）患者管理

1. 病种、术式、患者要求

（1）病种：带状疱疹后遗神经痛、脊柱源性根性疼痛、颈源性头痛等。

（2）术式：选择性脊神经阻滞镇痛/射频术、经皮穿刺三叉神经阻滞镇痛/射频术、交感神经阻滞镇痛/射频术等。

（3）具备陪同家属。

（4）理解并配合日间手术的相关流程和注意事项。

2. 术前准备

（1）主刀医师需在门诊全面评估，选择适宜患者开展日间手术。

（2）术前主刀医师需亲自与患者做好日间手术的充分沟通。

（3）日间手术团队术前需对所有拟手术患者的医疗情况进行把关并与主刀医师做好沟通，以确保日间手术的医疗安全。

3. 术后流程　出院时需做好出院宣教和门诊复诊预约安排，原则上应预约主刀医师门诊复诊。

4. 并发症及应急原则

（1）术中和术后出现并发症，首选在北京协和医院西单院区进行救治，如无法在西单院区进行救治，需转运至东单院区进行处理，需落实转运方案。

（2）术中和术后并发症处理后，仍需住院观察治疗，则转回日间病房，由主刀医师负责看护。

（3）术中出现紧急情况，主刀医师可联系日间手术团队组长，必要时可联系麻醉科属地化主任寻求帮助。

（4）患者出院时需告知应急联系电话，如值班医师工作电话，负责指导患者应急处理。

（5）患者出院时需告知出现病情变化时，及时于东单院区急诊外科就诊，按急诊外科团队工作流程进行处理，必要时需启动绿色通道。

（三）疼痛日间治疗诊疗流程及诊疗文书

1. 北京协和医院西单院区日间手术清单

患者姓名：＿＿＿＿＿＿　性别：＿＿＿　年龄：＿＿＿

门诊号：＿＿＿＿＿＿　住院号：＿＿＿＿＿＿

住院日期：＿＿＿年＿＿月＿＿日　　出院日期：＿＿＿年＿＿月＿＿日

（1）入选标准

☐符合日间手术病种、术式和适应证

☐无手术禁忌证

☐具备陪同家属

☐理解配合日间手术的相关流程及注意事项

☐门诊完成术前相关检查

☐门诊完成手术预约

☐同时有其他疾病诊断但住院期间不需特殊处理也不影响疼痛治疗疾病临床路径流程实施

（2）排除标准

□严重心肺疾病或其他脏器严重疾病，不能耐受手术

（3）住院日路径

诊疗行为

□开具住院证，核对基本信息

□简要询问病史

□简要体格检查

□医师确认诊断及手术方式

□核对术前检查

□核对知情同意书

□签署"自费物品使用协议书"

□全麻手术术前核对"麻醉知情同意书"

□标记手术部位

□开具手术医嘱：根据具体实施手术开具

□手术室接患者，完成护理核对

□施行手术

□手术结束，确认手术名称和收费

□术后返回病房，完成护理核对

□开具术后医嘱，二级护理，普食

□医师查看病情，开具出院医嘱

□书写"日间手术出入院记录"

□书写"手术记录"

（4）特殊情况说明

2. 日间病房手术临床路径表单

患者姓名：＿＿＿＿＿＿　　性别：＿＿＿　年龄：＿＿＿

门诊号：＿＿＿＿＿＿＿　　住院号：＿＿＿＿＿＿

住院日期：＿＿＿年＿＿月＿＿日　　出院日期：＿＿＿年＿＿月＿＿日

标准住院日1天

住院第1天　术前　　　年　　月　　日

护理处置　　　　　　　　　　　　　　执行时间　执行护士签名

□迎接并核对新患者信息，为患者佩戴腕带

□评估患者，建立入院病历

□入院宣教：介绍病房环境、规章制度、疾病及手术知识、安全指导、饮食指导

□手术宣教，备皮并指导患者清洁身体（如洗头、洗澡等）

□根据医嘱，完成治疗、用药

□核对患者并协助患者摘除首饰、义齿、衣服，保护患者隐私

□根据手术患者交接记录单内容与手术人员进行核对交接并记录

□根据患者病情制定护理级别

□根据患者病情及护理级别书写一般患者护理记录单（内容详见一般患者护理记录单）

□根据患者病情，帮助或协助患者生活护理，安全护理措施到位

□其他护理记录：

执行护士签名：

住院第1天　术后　　　　年　月　日

护理处置　　　　　　　　　　　　　　　　　　执行时间　执行护士签名

□测量生命体征：T__　P____　R_____
　BP____

□术后根据患者病情和生活自理能力制定护
　理级别

□根据患者病情书写特级护理记录单或一般
　患者护理记录单

□术后严密观察患者病情变化，根据患者病
　情测量生命体征，遵医嘱准确测量并记录
　出入量，保持管路通畅

□根据医嘱，完成治疗、用药

□根据患者病情，完成基础护理和专科护
　理，安全护理措施到位

□保持患者的卧位舒适和功能体位

□针对疾病进行健康教育，履行相关告知制
　度，向患者说明术后注意事项

□遵医嘱指导患者床上活动及床下活动

□关注患者心理变化，给予针对性心理护
　理，使其树立战胜疾病的信心

□变异：□有　　　　　　　　原因：
　　　　□无　　　　　　　　护士签字：

□其他护理记录：

　　　　　　　　　　　　　　　　　　执行护士签名：

住院第1天　出院　　　　　　年　月　日

护理处置　　　　　　　　　　　　　　执行时间　执行护士签名

□指导患者办理出院手续

□按医师要求复诊：有伤口红肿、疼痛、发
　热等症状，及时复诊

□用药指导

□专科指导

□饮食，运动，休息指导

□变异：□有　　　　　　　原因：
　　　　□无　　　　　　　护士签字：

□其他护理记录：

执行护士签名：

（田　园　陈　思　崔旭蕾）

二、消化内镜及相关操作的麻醉

（一）概述

1. 消化内镜操作的麻醉管理目标　保障患者安全与舒适，预防并发症，为操作提供良好条件，促进术后康复。

2. 消化内镜的操作

（1）诊断性消化道内镜：对于上消化道内镜（胃镜），插入内镜时的刺激最大，镇静或麻醉必须达到足够的深度，以防止咳嗽、干呕、呕吐和喉痉挛，可与消化科医师协商插镜时机，大多数情况下是在推注丙泊酚后插镜。对于下消化道内镜（结肠镜）操作的刺激源自结肠内注气和在结肠内弯曲部位附近操作，误吸风险贯穿结肠镜操作全程，而肠内充气和/或人工按压腹部可能增加该风险。

（2）内镜黏膜下剥离术（ESD）：利用各种电刀对病变进行黏膜下剥离，并将病变与黏膜下层完整剥离切除的内镜微创技术，需重点关注术中出血风险。

267

（3）超声内镜（EUS）和超声内镜引导细针穿刺抽吸术（EUS-FNA）：体位一般为左侧卧位、口角低位，检查时可能需要向检查部位注入无气水作为超声介质，需重点关注反流误吸风险。

（4）内镜逆行胰胆管造影（ERCP）：患者多为老年人且合并症较多，常需要内镜和设备反复进入和移出，必须要始终维持足够的麻醉深度，一般在俯卧位或半俯卧位进行，与一般内镜治疗相比，操作时间更长，麻醉风险更大。

3. 麻醉前评估

（1）误吸的危险因素

1）病态肥胖（BMI $\geqslant$ 40kg/m^2）。

2）操作前6小时内摄入过固体食物、不能吞咽固体和/或液体，包括分泌物。

3）急性上消化道出血。

4）胃轻瘫病史。

5）疑似肠梗阻（如呕吐、腹痛、腹部膨隆）。

6）大量或张力性腹水伴腹部膨隆。

（2）困难通气的危险因素

1）确诊或疑似阻塞性睡眠呼吸暂停（如安静睡眠一段时间后出现大声打鼾）。

2）特殊面容（如21-三体综合征）。

3）口腔异常〔如开口小（成人＜3cm）、巨舌、腭垂不可见、无牙畸形〕。

4）颈部异常〔如舌骨颏突间距小（成人＜3cm）、颈部肿块、类风湿关节炎〕。

5）病态肥胖（BMI $\geqslant$ 40kg/m^2）。

（3）不能耐受中度镇静的危险因素（镇静分级见表3-24）

1）既往或当前有物质使用障碍（如酒精、阿片类药物）。

2）焦虑障碍病史。

3）长期使用苯二氮䓬类药物。

4）长期使用阿片类药物。

5）使用阿片类受体激动药（如丁丙诺啡）。

6）不能耐受中度镇静下操作的病史。

表3-24 持续性镇静深度的分级：全麻和镇静/镇痛水平的定义

项目	轻度镇静抗焦虑	中度镇静/镇痛（清醒镇静）	深度镇静/镇痛	全麻
反应	对声音刺激反应正常	对声音或动作刺激做出有意识的反应	对反复或疼痛刺激做出有意识的反应	即使疼痛刺激也不可唤醒

项目	轻度镇静 抗焦虑	中度镇静/镇痛 （清醒镇静）	深度镇静/镇痛	全麻
气道	无影响	不需要干预	可能需要干预	常需要干预
自主 通气	无影响	充足	可能不足	通常不足
心血管 功能	无影响	通常维持正常	通常维持正常	可能不正常

（4）镇静和镇痛药物敏感性的影响因素

1）老年人（≥65岁）。

2）阻塞性睡眠呼吸暂停。

3）慢性肺病晚期。

4）肺动脉高压。

5）冠状动脉、肝或肾疾病。

6）焦虑障碍。

7）慢性疼痛。

8）使用阿片类药物。

9）镇静药等药物滥用史。

（5）其他与不良事件相关的危险因素

1）合并症（慢性肺、肝或肾疾病，冠状动脉疾病）。

2）既往出现过镇静相关的不良反应。

（二）术前禁食

1. 常规　可能会接受麻醉的患者，应遵循术前禁食禁水指导（表3-25、图3-25、图3-26）。

2. 可能受益于更长时间禁食的患者

（1）饱胃患者：包括急诊手术患者和创伤患者，无论距离最后一次经口进食多久。

（2）胃肠道病变患者：包括胃轻瘫、小肠梗阻、胃出口梗阻、食管狭窄、胃食管反流病（当前有主动性反流症状的患者，即反流、胃灼热或睡觉时需要抬高床头；开始使用质子泵抑制药、H_2受体拮抗药、钙碳酸等抗酸药物前，主动性反流症状明显的患者；认为停用抗酸治疗后反流症状会复发的患者；有食管裂孔疝或内镜证实有胃食管反流病的患者）。

（3）腹内压增高的患者包括病态肥胖和腹水。

（4）妊娠20周以上的患者。

表3-25　国际麻醉学会的禁食指南

国内外各协会	诱导时的禁食要求	说明
中华医学会消化内镜学分会麻醉协作组	禁食至少8小时，禁饮至少2小时 存在上消化道梗阻、胃排空障碍、胃食管反流病等特殊患者，则应延长禁食禁饮时间，必要时需术前胃肠减压	对胃排空无异常的患者，推荐治疗前适量饮用碳水化合物饮品
美国麻醉医师协会	2小时清液体，不含酒精；4小时母乳；6小时非人类乳，配方奶，轻餐；脂肪餐、油炸食品、肉类8小时或更长时间	健康患者，非分娩期，择期手术 轻餐定义为面包或含有透明液体的谷物
欧洲麻醉学和重症监护学会	成人：2小时清液体 6小时牛奶，固体食物 咀嚼口香糖和吮吸硬糖，直至麻醉诱导 儿童： 1小时清液体 3小时母乳 4小时配方奶或非人类乳，轻早餐（弱推荐） 6小时其他固体食物	鼓励2小时前口服液体 鼓励在排空时间前口服液体
澳大利亚和新西兰麻醉医师学会	婴儿和儿童：1小时清液体［≤3ml/（kg·h）］ 成人：2小时清液体 <6月龄婴儿：3小时母乳 >6月龄儿童和成人：6小时母乳，配方奶，特定的固体食物	对于成人，诱导前至少2小时最多给予400ml清液体是安全的
大不列颠和爱尔兰麻醉协会	2小时清液体 4小时母乳 6小时固体食物，配方奶和母乳	咀嚼口香糖
加拿大麻醉医师协会	2小时清液体 4小时母乳 6小时轻餐，婴儿配方奶或非人类乳 8小时肉食，油炸或者脂肪餐	

国内外各协会	诱导时的禁食要求	说明
斯堪的纳维亚麻醉学和重症监护医学学会	2小时清液体 4小时母乳和婴儿配方乳 6小时固体食物和牛奶 2小时口香糖和任何烟草产品 麻醉诱导前至少1小时，饮水150ml	术前2小时给予碳水化合物饮品，以满足围手术期营养
德国麻醉和重症监护医学学会	2小时清液体 4小时母乳和配方乳 6小时餐食	
大不列颠和爱尔兰麻醉医师协会、欧洲小儿麻醉学会、法国麻醉医师协会联合声明	16岁以下儿童：1小时清液体	鼓励摄入清液体
加拿大儿科麻醉学会	儿童：1小时清液体	鼓励摄入清液体
新西兰和澳大利亚儿科麻醉学会	儿童：1小时清液体	鼓励摄入清液体

第三章　临床麻醉规范与管理流程

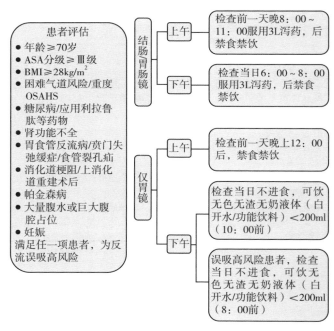

患者评估
- 年龄≥70岁
- ASA分级≥Ⅲ级
- BMI≥28kg/m²
- 困难气道风险/重度OSAHS
- 糖尿病/应用利拉鲁肽等药物
- 肾功能不全
- 胃食管反流病/贲门失弛缓症/食管裂孔疝
- 消化道梗阻/上消化道重建术后
- 帕金森病
- 大量腹水或巨大腹腔占位
- 妊娠

满足任一项患者，为反流误吸高风险

结肠胃肠镜
- 上午：检查前一天晚8：00～11：00服用3L泻药，后禁食禁饮
- 下午：检查当日6：00～8：00服用3L泻药，后禁食禁饮

仅胃镜
- 上午：检查前一天晚上12：00后，禁食禁饮
- 下午：检查当日不进食，可饮无色无渣无奶液体（白开水/功能饮料）＜200ml（10：00前）
- 下午：误吸高风险患者，检查当日不进食，可饮无色无渣无奶液体（白开水/功能饮料）＜200ml（8：00前）

图3-25　北京协和医院麻醉科成人全麻胃肠镜检查禁食禁水及肠道准备建议（2022年）

不建议患者术前禁食时间＞12小时。

手术医师及麻醉医师可根据患者的手术安排，给予个体化术前禁食水建议。

对于非反流误吸高危人群，手术当日可参照此标准，适当进行补充。

清饮	食品
<ul><li>禁饮时间：≥术前2小时</li><li>饮品种类：清水、糖水、茶、无渣果汁、碳酸饮料、无奶咖啡、运动饮料</li><li>饮用液量：＜4ml/kg</li></ul>	<ul><li>禁食时间：≥术前6小时</li><li>食物种类：淀粉类固体食物，仅限于白面包、无馅馒头、水煮挂面、白米粥</li><li>进食量：＜2g/kg</li></ul>

手术当日不建议食用其他种类食物（包括乳制品）。

术前需口服药物的患者，允许术前1~2小时服药，并饮入0.25~0.5ml/kg清水。

婴幼儿	误吸高风险患者
<ul><li>禁饮清水：≥术前2小时</li><li>母乳：≥术前4小时</li><li>配方奶或牛奶：≥术前6小时</li><li>淀粉类固体食物：≥术前6小时</li><li>清饮及固体食物的种类及食用量同成人</li></ul>	满足任一项，适当延长禁食禁饮时间：<ul><li>年龄≥70岁</li><li>ASA分级≥3级</li><li>BMI≥28kg/m[2]</li><li>困难气道风险/重度OSAHS</li><li>糖尿病/应用利拉鲁肽等药物</li><li>肾功能不全</li><li>胃食管反流病/贲门失弛缓症/食管裂孔疝</li><li>消化道梗阻/上消化道重建术后</li><li>帕金森病/运动神经元病/延髓功能受损</li><li>大量腹水或巨大腹腔占位病变</li><li>妊娠</li></ul>

图3-26　北京协和医院麻醉科择期手术术前禁食禁水建议（2022年）

（三）术前用药的围手术期管理

1. 心血管系统

（1）无须停用：β受体阻滞药（如美托洛尔等）、α_2受体激动药（如可乐定等）、钙通道阻滞药（如硝苯地平等）、硝酸酯类（如硝酸甘油等）、抗心律失常药（如地高辛等）、他汀类（如阿托伐他汀等）。

（2）操作当日晨停用：ACEI类（如卡托普利等）和ARB类（如缬沙坦等，患者存在心力衰竭或高血压控制欠佳应于术晨服用）、利尿药（如呋塞米等，患者存在慢性心力衰竭应于术晨服用）。

（3）术前1天停用：非他汀类降脂药（如吉非罗齐等）。

2. 凝血相关药物

（1）术前停用1周：抗血小板药（如阿司匹林等）。

（2）非甾体抗炎药（NSAID）：推荐在手术前停止使用NSAID，包括选择性COX-2抑制药。大多数应用NSAID者，血小板功能在停药后3天内恢复正常，这提示通常应在手术前至少3天停用NSAID。布洛芬可在手术前24小时停止使用，非乙酰化NSAID（如二氟尼柳、双水杨酯）可以继续使用，并可替代其他NSAID用于控制疼痛。

（3）其他抗血小板药物，如氯吡格雷、双嘧达莫等。

（4）华法林通常在择期操作或手术前停用5天。

3. 中枢神经系统

（1）无须停用：抗癫痫药（如苯妥英钠等）、抗抑郁药（如丙米嗪等需在围手术期警惕心律失常的发生；对于使用小剂量的患者或围手术期心律失常风险增加的患者，应在手术前7～14天逐渐减量至停药）、抗焦虑药（如地西泮等）、抗精神病药（如氟哌啶醇等）、抗帕金森药（如左旋多巴等）。

（2）至少停用2周：单胺氧化酶抑制药（如苯乙肼等）。

（3）尽早停用：毒麻类药物（如大麻等）。

4. 消化系统　无须停用：抑酸药及抗反流药（如雷尼替丁、奥美拉唑等），止吐药（如格拉司琼等）。

5. 呼吸系统

（1）无须停用：平喘类（如吸入用糖皮质激素等）、止咳祛痰药（如复方甘草口服液等）、肺动脉高压用药（如西地那非等）。

（2）术前1天停用：茶碱类药物。

6. 内分泌系统

（1）无须停用或更改剂量：治疗甲状腺功能亢进或减退的药物、短效胰岛素，胰岛素泵。

（2）操作当日晨停用：口服降糖药（如磺脲类、二甲双胍、

α-葡萄糖苷酶抑制药等）。

（3）操作当日晨更改剂量：中长效胰岛素（中性鱼精蛋白锌胰岛素/诺和平：给予常规上午剂量的50%；甘精胰岛素注射液：给予常规上午剂量的80%；混合胰岛素：给予常规上午剂量的1/3）。

7. 镇痛药

（1）无须停用：阿片类镇痛药（如盐酸羟考酮等）。

（2）非甾体抗炎药详见"凝血相关药物"。

（3）尽早停用：丁丙诺啡。

8. 中草药　至少停用1周。

（四）麻醉方式的选择

1. 无镇静

（1）操作后需要很快恢复日常活动的患者。

（2）害怕镇静的患者。

（3）对操作没有过度焦虑的患者。

（4）很可能出现心肺并发症的患者，如BMI较大或有阻塞性睡眠呼吸暂停的患者。

2. 中度或深度镇静（表3-24）　无误吸危险因素的患者常在中度或深度镇静下接受诊断性上消化道内镜和结肠镜。

3. 气管插管全麻

（1）对于误吸风险高的患者，可考虑气管插管全麻（GETA）。

（2）对于存在镇静相关不良事件危险因素的患者（如阻塞性睡眠呼吸暂停、腹水、BMI > 35kg/m^2、慢性阻塞性肺疾病、ASA分级 ≥ Ⅲ级、存在气道管理困难的预测因素、中度至重度饮酒），若拟行ERCP，推荐GETA（Grade分级1B级）。

（五）气道管理策略

1. 困难气道　如果术前气道评估提示面罩通气、声门上气道通气或气管插管困难，或者镇静状态下气道梗阻，应根据相应情况选择麻醉方法和/或气道管理方法。

2. 误吸风险　预计误吸风险增加的患者（详见"麻醉评估要点"），应考虑行GETA。若患者有咽囊，头低足高仰卧位插管可以通过重力作用使囊内容物流出，因此可在插管前降低误吸风险。

3. 共用气道　麻醉医师和消化科医师在上消化道内镜操作中共用气道，务必要彼此配合完成气道管理。例如，喉痉挛可能发生在插入内镜时或分泌物聚集时，特别是当患者镇静深度不足或气道易激惹时。

（六）麻醉准备

1. 药物（表3-26、表3-27）

（1）咪达唑仑。

（2）丙泊酚。

（3）利多卡因。

（4）地塞米松。

（5）芬太尼。

（6）罗库溴铵（GETA）。

（7）阿托品。

（8）麻黄碱。

（9）去氧肾上腺素。

（10）氟马西尼。

（11）纳洛酮。

（12）舒更葡糖钠。

表3-26　麻醉药物及其拮抗药

麻醉药	拮抗药	拮抗药剂量（静脉注射）	重复剂量间隔时间（min）	最大初始剂量	如有必要，额外给药剂量
阿片类药物	纳洛酮	40μg	2～5	10μg/kg	输液时速1～10μg/kg，并根据患者反应滴定
苯二氮草类	氟马西尼	0.2mg	1	1mg	间隔20分钟后，如明显镇静，可额外给0.2～1.0mg。每间隔20分钟，可重复剂量。每小时不超过3mg

表3-27　MAC的常用药物及说明

药物	剂量范围	起效时间	持续时间	说明
咪达唑仑	丙泊酚前2～3分钟静脉注射0.5～2.0mg；每2～5分钟可重复	1.0～2.5分钟	10～40分钟	潜在增加其他药物作用 镇静和抗焦虑 在老年人、肥胖、肝功能受损的患者中延长作用时间或回复延迟

药物	剂量范围	起效时间	持续时间	说明
丙泊酚	150 ~ 500μg/kg，单次静脉注射	30秒	5 ~ 10分钟	镇静和遗忘作用，无镇痛作用
	25 ~ 75μg/(kg·min)静脉注射	3 ~ 4分钟，无单次推注	停止连续注射后4分钟	快速恢复且无残留常见注射疼痛
				可能会发生呼吸抑制和低血压
				老年人剂量需减少20%
右美托咪定	负荷剂量：0.5 ~ 1.0μg/kg，注射10 ~ 20分钟	5 ~ 10分钟	30 ~ 40分钟	镇静，镇痛，无遗忘作用
	维持剂量：0.2 ~ 1.0μg/(kg·h)			可能发生心动过缓和低血压或高血压
芬太尼	0.5 ~ 2.0μg/kg 静脉注射，间歇静脉推注 25 ~ 50μg	2 ~ 3分钟	30 ~ 60分钟	镇痛，轻微镇静 可能发生呼吸抑制、恶心、呕吐
瑞芬太尼	0.1μg/(kg·min)静脉输注，在刺激前5分钟开始；如果可能减少到0.05μg/(kg·min)	1.0 ~ 1.5分钟	停止连续输注后3 ~ 5分钟	

2. 监测

（1）脉搏氧饱和度。

（2）血压（血流动力学不稳定患者可使用有创血压监测）。

（3）心电图（围手术期心血管事件高风险患者）。

（4）ETCO$_2$监测。

3. 气道

（1）辅助供氧，口腔分泌物吸引器，可随时取用简易的呼吸器或呼吸回路。

（2）用于开放气道的紧急气道管理设备：包括小号、中号和大号面罩，各种型号和类型的喉镜，口咽和鼻咽通气道，各种型号的声门上装置和探条。若怀疑为困难气道，应备好喉镜暴露的备选设备（包括可视喉镜和可曲性插管内镜）及其他紧急气道设备。

（七）麻醉诱导

1. 咪达唑仑0.5 ~ 2.0mg（丙泊酚给药前2 ~ 3分钟）。

2. 利多卡因。

3. 丙泊酚

（1）单次推注 1.5 ～ 5.0mg/kg，约 30 秒后起效。

（2）或持续泵注 25 ～ 75μg/（kg·min），3 ～ 4 分钟后起效。

（3）或 TCI 靶浓度 4 ～ 8μg/ml（表3-27），老年患者应酌情减量 20%。

4. 芬太尼 50 ～ 100μg。

5. 若使用右美托咪定或瑞芬太尼可见表3-27。

6. 若行 GETA，建议使用罗库溴铵。

（八）麻醉维持

1. 诊断性上消化道内镜　诊断性上消化道内镜刺激最大的阶段是内镜进入食管的过程。进镜时麻醉必须达到足够的深度，以防止发生咳嗽、干呕、呕吐及喉痉挛。

2. 诊断性下消化道内镜　诊断性下消化道内镜插入通常耐受良好，该操作的刺激源自结肠内注气和在结肠弯曲段附近操作结肠镜。在这类操作过程中，误吸风险始终存在，肠内注气和/或腹部压迫可能增加误吸风险。调整麻醉深度以保留气道反射可以作为降低误吸风险的措施。

3. ERCP

（1）操作往往需要重复插入和移除内镜及设备，因此，必须始终维持足够的麻醉深度。

（2）使用探条或球囊进行食管扩张刺激很大，需要加深镇静或麻醉。食管扩张最常用于处理胃食管反流导致的狭窄，但狭窄也可能有其他病因。

（九）苏醒与恢复

1. 停用药物　持续使用的镇静、镇痛药物的间隔及停用时间见表3-27。

2. 药物拮抗　药物拮抗药的使用见表3-26。

3. 麻醉后恢复室　操作后应将患者移到能够迅速监测呼吸系统或心血管损害的麻醉后恢复室至完全苏醒。

4. 完全苏醒　是指患者可以自主呼吸而不需要任何形式的气道支持、意识清醒、能言语、对指令适当反应和血流动力学稳定，之后可出院。

（十）并发症的预防和治疗

1. 低氧血症

（1）预防：在内镜操作过程中常规提供低流量辅助供氧（如3L/min），并常规进行持续脉搏氧饱和度监测。

（2）初始治疗：手法开放气道（如抬头提颏法）、增加鼻导管供氧流量（最高10L/min）和/或通过面罩，以及通过内镜抽吸空气来减少腹部膨隆）。

（3）后续治疗：如果初始措施无效（血氧饱和度≤90%），后续措施包括使用空气-面罩-气囊组合和/或拮抗药物（表3-26），如果是上消化道内镜操作还可以取出内镜。

2. 心律失常合并血流动力学不稳定

（1）预防：对于焦虑状态或使用β受体阻滞药等可能出现心律失常的患者采用持续心电图、血压监测，以及时发现心律失常合并血流动力学不稳定。

（2）窦性心动过速合并血流动力学不稳定的处理

1）针对病因：考虑是否存在容量不足、急性冠脉综合征、缺氧、心肌缺血、心力衰竭等。

2）β受体阻滞药：对于无禁忌（如低血容量或脓毒症）患者可考虑使用β受体阻滞药。

3）心内科：需专科干预的或不能改善的患者可请专科会诊。

（3）窦性心动过缓合并血流动力学不稳定的处理

1）阿托品：可静脉推注阿托品0.5～1.0mg，必要时3～5分钟重复1次，总剂量不超过3mg。

2）使用阿托品后症状无改善者，可使用多巴胺或肾上腺素静脉输注。

3）如怀疑β受体阻滞药或钙通道阻滞药过量，则静脉推注胰高血糖素。静脉推注剂量为3～10mg，用时3～5分钟，若无效（心率未加快）可追加。如果推注胰高血糖素有效，则开始以3～5mg/h持续输注，根据效果调整剂量。

3. 气体栓塞

（1）气体栓塞是消化道内镜操作不太常见的致死性并发症。与消化道内镜检查相比，该事件在ERCP操作中较常见，报道的发生率高达2.4%。

（2）危险因素包括往行胆道手术或其他操作，如经肝门-体分流术、肝脏钝性伤或穿入伤、括约肌切开术、金属支架植入及肝脓肿或肿瘤等；炎性疾病，如胆管炎、肝脓肿、炎症性肠病、坏死性结肠炎等。

（3）患者在上述某项检查中突发不明原因的血流动力学衰竭，临床症状为呼气末二氧化碳减少、脉搏氧饱和度降低、低血压、循环衰竭等，应高度怀疑气体栓塞。处理方法包括：寻求帮助；通知操作者停止充气、移除内镜、终止操作；停用N_2O并纯氧支持；停用PEEP；将患者转向左侧头低卧位；根据需要进行气道管理；心血管支持，如静脉输液、根据需要使用血管活性药、必要时使用高级生命支持；紧急床旁超声心动图；警惕出血、穿孔、败血症等。

（田　园　陈　思　崔旭蕾）

第十九节 内分泌外科麻醉亚专业

一、内镜辅助甲状腺手术的麻醉

（一）概述

1. 内镜辅助甲状腺切除术又称微创视频辅助甲状腺切除术（MIVAT），可经胸骨切迹上方2cm颈中央小切口，也可经腋、耳后、口、胸乳等路径进行。

2. 显性甲状腺功能亢进患者，手术偶尔会诱发甲状腺危象（具有甲状腺功能亢进生化证据的患者出现严重体征和症状，如高热、心功能不全和精神状态改变），可能危及生命。重度甲状腺功能减退患者，可能对麻醉药物、镇静药物和阿片类药物反应增强，围手术期血流动力学不稳定、心肌缺血、OSAHS、苏醒延迟、通气驱动受损、呼吸肌无力、代谢异常等风险增高。

（二）麻醉实施（以喉返神经监测甲状腺手术为例）

1. 麻醉准备

（1）术前评估的特殊注意事项

1）甲状腺功能：①甲状腺功能正常，患者术前3～6个月甲状腺功能正常，无须进行其他相关术前检查。②甲状腺功能异常，甲状腺功能亢进或重度甲状腺功能减退患者在时间允许情况下，应推迟择期或限期手术，直至治疗后甲状腺功能恢复正常；若为急诊手术，需要使用高级术中监测，术后进行重症护理。

2）气道评估：①除常规气道评估外，需评估患者术前是否存在声音嘶哑、呼吸困难、吞咽困难、饮水呛咳等症状。②影像学检查评估有无气道受压/侵袭所致气管偏移/气道狭窄程度。③电子喉镜检查评估声门上结构及声带功能。

（2）麻醉药品：咪达唑仑（1mg/ml，5ml），芬太尼（50μg/ml，4ml），地塞米松（5mg/ml，1～2ml），利多卡因（20mg/ml，5ml），丙泊酚（10mg/ml，泵50ml），瑞芬太尼（20μg/ml，泵50ml），罗库溴铵（10mg/ml，5ml），麻黄碱（6mg/ml，5ml），阿托品（0.5mg/ml，1ml），去氧肾上腺素（100μg/ml，单支10ml＋泵50ml），新斯的明＋阿托品（2mg/ml，4ml＋0.5mg/ml，2ml，共6ml）或舒更葡糖钠（100mg/ml，2ml）。

（3）术中监测：心电图、脉搏氧饱和度、无创血压、ETCO$_2$、BIS。

（4）其他：可视喉镜，适当型号喉返神经监测气管插管（男性7.5～8.0号，女性6.5～7.0号），吸引器。

2. 麻醉诱导

（1）给药：咪达唑仑1～2mg，地塞米松5～8mg，芬太尼1～2μg/kg，利多卡因1～1.5mg/kg，丙泊酚TCI模式靶浓度4～6μg/ml，罗库溴铵0.6mg/kg或顺阿曲库铵0.1mg/kg。

（2）气管插管

1）可视喉镜插管（气管插管可不润滑，若需润滑仅可用生理盐水，不可使用凝胶、液体石蜡等润滑剂，不可对声带处进行局部表面麻醉）。

2）北京协和医院改良喉返神经监测导管插管流程：全麻诱导→外科医师助手准备并连接喉返神经监测仪→可视喉镜暴露声门，置入气管导管→可视喉镜直视下将气管导管放置到位，使双侧声带贴合于监测区中点附近→喉返神经监测仪确认导管与双侧声带信号正常→固定气管导管→手动通气、机控通气、听诊确认导管深度，必要时进行重新调整、定位及固定→开始麻醉维持。

（3）其他诱导后操作

1）插管后贴膜固定气管导管，眼部贴膜，面部覆盖棉垫保护。

2）固定导管后去掉螺纹管接头，确认气管插管与螺纹管、螺纹管与人工鼻等各连接处连接牢固，棉垫包住人工鼻连接处保护，注意气体监测管勿打折。

3. 麻醉维持

（1）药物

1）全静脉麻醉监测BIS，一般丙泊酚TCI 3.0～4.0μg/ml，目标BIS 40～60。必要时可辅助七氟烷吸入，MAC＜0.5。

2）按需追加芬太尼，每次1～2μg/kg，瑞芬太尼泵注0.1μg/（kg·min）。

3）不追加肌松药。

4）可使用多模式镇痛，利多卡因1mg/（kg·h），NSAID类药物。

5）根据术中血压情况调整血管活性药泵注剂量，目标为平素血压±20%。

（2）呼吸参数：潮气量6～8ml/kg，呼吸频率10～12次/分，维持$ETCO_2$在35～45mmHg。

4. 麻醉苏醒与术后管理

（1）麻醉苏醒

1）手术结束前10分钟停丙泊酚。

2）视血压情况逐渐减停血管活性药。

3）随着BIS监测值升高，适时给予全量N＋A或舒更葡糖钠拮抗。

4）患者苏醒后，可遵医嘱睁眼张嘴，自主呼吸潮气量＞

5ml/kg后可拔除气管插管，吸引口腔分泌物。

5）术后送PACU吸氧监护15～20分钟，无特殊情况可返回病房。

（2）术后管理

1）关注术后急性疼痛，采用多模式镇痛方式。

2）关注是否存在喉返神经损伤及颈部血肿。

（三）喉返神经损伤

1. 单侧喉返神经损伤可导致声音嘶哑，一般无气道梗阻。

2. 双侧喉返神经损伤可导致喘鸣并可能有气道完全梗阻，可能需要进行紧急气管插管。

（张　雪　中　乐）

二、经鼻经蝶窦垂体瘤切除手术的麻醉

（一）概述

1. 主要涵盖：①垂体腺瘤切除术。②其他鞍区肿块切除术。

2. 此类患者中肢端肥大症、库欣病患者困难气道风险增高，且肢端肥大症患者床旁气道评估（Mallampati试验、甲颏距、张口度等）预测困难气道敏感度较低，面罩通气困难风险亦增加，术前应充分评估气道并做好困难气道的人员与设备准备。

3. 此类患者垂体腺瘤部分存在内分泌功能，术前评估及围手术期管理均需考虑到相应内分泌功能导致的病理生理学改变。

（1）肢端肥大症：肿瘤分泌生长激素、可能存在困难气道、OSAHS、糖尿病、高血压、心室肥厚及心肌病等。

肢端肥大症伴有严重心肌病患者可考虑术前应用生长抑素类似物或生长激素受体拮抗药预治疗数月，以减轻气道风险和改善心功能。

（2）库欣病：可能存在向心性肥胖、睡眠呼吸暂停、高血压，心脑血管事件风险增加。

（3）分泌促甲状腺激素的垂体瘤：可能存在甲状腺功能减退、甲状腺功能亢进或甲状腺功能正常。

（4）分泌催乳素的垂体瘤：治疗用药多巴胺受体激动药（溴隐亭）有直立性低血压的副作用。

（5）分泌抗利尿激素的垂体瘤：术前可能存在电解质异常，药物治疗持续到手术日。

（6）垂体无功能腺瘤：通常较大，可侵袭周围血管结构，出血风险更高，可能需粗外周通路及有创动脉压监测。

4. 术中需警惕大出血风险：海绵窦形成蝶鞍的外侧缘，除静脉结构外还包含颈内动脉海绵窦段，手术有一定概率发生灾难

性出血。术前需酌情备血、建立合适的外周静脉通路。如术中出现大出血，可能紧急开颅或转移至造影室进行局部血管栓塞处理。

5. 此类手术操作刺激并不强烈，除蝶骨钻孔可能需暂时加深麻醉，术中要求完全制动、深度肌松、中度镇静、轻度镇痛。

6. 手术体位的摆放可能导致气管导管拔除或套囊压迫声带，且存在术中消毒液及脑脊液、血液渗漏流至套囊下气道风险，应将气管导管放置至合适深度，并在摆好患者体位后听诊双肺呼吸音、观察呼气末二氧化碳波形、确定气管导管套囊没有明显漏气。

7. 术后脑脊液鼻漏或出血有导致误吸风险，需要警惕，适当延长带管时间，拔管时确定神志和气道反射恢复。

（二）麻醉实施

1. 麻醉前准备

（1）气道设备

1）肢端肥大症患者需准备大号面罩、口咽通气道及喉镜片。

2）肢端肥大症患者及库欣病患者需准备好困难气道相关设备，包括但不限于可视喉镜、纤维支气管镜、合适的肩垫及头枕（使外耳道与胸骨上窝处于同一水平）、各型号的气管导管。

3）若考虑清醒纤维支气管镜插管，则需准备清醒纤维支气管镜插管所需纤维支气管镜（提前确认其正常，电量充足，润滑后套好气管导管）、主机、吸引装置、表面麻醉药、镇静药物等。

（2）药品：全麻常规药物。

（3）监护

1）无创血压。

2）心电图。

3）脉搏氧饱和度。

4）ETCO$_2$。

5）连续动脉压（必要时）。

（4）通路：至少一路18G（绿色）外周通路。

2. 麻醉诱导

（1）药物

1）肢端肥大症患者对镇静、镇痛药均敏感，容易因舌后坠导致通气困难，诱导前避免在没有准备好相关气道设备及人员的情况下给予镇静、镇痛药物。

2）库欣病或高血糖患者避免给予地塞米松。

（2）通气

1）所有考虑存在困难气道及面罩通气困难风险的患者都应

给予预氧合，至呼气末氧浓度在90%以上。

（2）肥胖患者可考虑头高位预氧合，可增加患者功能残气量，延长窒息氧合时间。

（3）气管插管：固定在术者对侧口角及下唇，摆放好患者手术体位需后再次确认气管导管位置。

3. 麻醉维持

（1）麻醉深度：深度肌松、中度镇静、轻度镇痛。

（2）循环管理

1）术中血压维持目标：基线±20%以内。

2）术中出血多来自切割骨缘，血压避免高出基础值20%。

3）鼻腔注射含肾上腺素溶液常导致短暂高血压、心动过速，必要时给予β受体阻滞药（艾司洛尔）、超短效阿片类药物（瑞芬太尼）及丙泊酚处理。

（3）血糖管理：术中血糖维持目标为6～10mmol/L。

（4）预防恶心呕吐：恶心、呕吐会增加静脉压，引起鼻出血，多模式术后恶心呕吐（PONV）预防。

4. 苏醒和恢复

（1）全麻患者术后通常麻醉状态下返回PACU拔管，带气管插管、口咽通气道（胶布妥善固定于患者面部）、诱导剩余丙泊酚、适量阿片类药物（如50～100μg芬太尼）、6ml N＋A、呼吸螺纹管回路，于简易呼吸器通气下返回PACU，转运前应电话联系恢复室告知患者预计出室时间。

（2）术后镇痛：NSAID类药物可能导致颅内出血，需谨慎使用。

（汪　一）

三、甲状腺功能亢进症患者的麻醉

（一）概述

1. 主要涵盖：①甲状腺功能亢进患者行甲状腺切除术。②合并有甲状腺功能亢进的患者行非甲状腺手术。

2. 甲状腺功能亢进患者无论是施行甲状腺手术还是非甲状腺部位手术均会极大地增加手术危险性，必须予以积极的干预。围手术期处理的关键是尽可能在术前从临床上和生物学上使甲状腺功能恢复正常，以降低手术治疗的风险。

3. 甲状腺功能亢进患者由于长期高代谢，交感神经兴奋，可导致心脏相关改变，表现为心肌肥厚、心肌缺氧、心律失常（心房颤动最常见）、心力衰竭及肺动脉高压等，此类患者一旦发生甲状腺危象，抢救困难。既往无相关合并疾病的患者，甲状腺功能亢进得到治疗后这些变化可以逆转。

4. 急性事件可能诱发甲状腺危象，如甲状腺或非甲状腺手术、创伤、感染、急性碘负荷（包括使用胺碘酮）、停用或不规律使用抗甲状腺药物以及分娩。甲状腺危象可能危及生命，如果术中出现难以解释的血压升高、心率增快或体温显著升高，应警惕甲状腺危象的发生。在接受术前抗甲状腺治疗的患者中其发病率非常低。

5. 焦虑可能导致甲状腺功能亢进症状恶化，因此对于气道通畅的患者，术前可适当镇静缓解紧张情绪，并应用β受体阻滞药预防交感神经过度兴奋。如需进行动脉穿刺置管等有创操作，可予以适当镇静镇痛减轻应激反应。

（二）麻醉实施

1. 术前评估

（1）甲状腺功能亢进相关

1）基础代谢率：基础代谢率（%）＝（脉率＋脉压差）－110，正常范围为±10%。轻度甲状腺功能亢进：20%～30%；中度甲状腺功能亢进：30%～60%；重度甲状腺功能亢进：＞60%。非急诊手术，基础代谢率不超过正常值的20%。

2）症状和体征：评估是否有心脏受累，相关改变是否在甲状腺功能亢进治疗后逆转。静息心率应下降至90次/分以下，同时患者的激动、神经质、震颤、心悸均已好转。全身症状改善，情绪稳定，睡眠良好，体重增加。

3）实验室检查甲状腺功能：应先用药物控制甲状腺功能，使实验室检查和临床表现正常后再行择期手术。实验室检查包括T3、T4、FT3、FT4、TSH。其中FT4和FT3不受血中TBG（甲状腺素结合球蛋白）的影响，可直接反映甲状腺功能状态。TSH是反应下丘脑－垂体－甲状腺轴功能的敏感指标，建议将FT3、FT4控制到正常水平后再行择期手术。

（2）颈部甲状腺占位情况评估：对于颈部巨大或胸骨后甲状腺肿，需关注患者是否有气管受压或神经受累所致的呼吸系统症状（包括声音嘶哑、呼吸困难、哮鸣、阻塞性睡眠呼吸暂停或咳嗽）或吞咽困难。对巨大占位延伸至前纵隔的患者，警惕麻醉诱导时，可能出现的大气道或重要心血管结构阻塞。如果有呼吸道严重受累，警惕因气管狭窄及移位导致的困难气道和/或困难通气，做好相应人员和设备准备。

2. 麻醉准备

（1）药品

1）全麻常规药物，如在区域麻醉下进行手术，则需准备镇静药。

2）艾司洛尔（单支20ml，浓度10mg/ml），术中根据患者血压、心率单次给药或者泵药。

3）谨慎使用氯胺酮、泮库溴铵和麻黄碱等增加交感神经张力的药物。

4）合并甲亢性肌病（如重症肌无力）的患者可能对非去极化肌松药需求减少。

5）当拮抗肌松时，应注意抗胆碱药物（如阿托品）可能导致过度的交感神经反应，特别是严重的心动过速，在甲状腺功能亢进症状控制欠佳的患者身上，可考虑使用舒更葡糖拮抗。

（2）术中监测：无创血压、心电图、脉搏氧饱和度、$ETCO_2$（全麻时）；可在BIS或Narcotrend监测指导下维持适宜的麻醉深度，以抑制交感神经对手术刺激的过度反应；视手术大小、甲状腺功能亢进控制情况、患者其他合并症进行有创动脉血压、中心静脉压及体温监测，必要时进行血气分析指导维持内环境平衡；如果患者合并心肌损伤，可进行心功能监测；如果患者合并肌无力，可进行肌松监测。

（3）其他

1）气管插管相关物品：喉镜、气管导管、吸引器、口咽通气道。如为困难气道，还需准备困难气道相关工具及对应型号气管导管。

2）外周静脉通路（≥20G，至少2个三通管）。

3）如出血风险高，还需准备自体血回输设备。

3. 术中管理

（1）麻醉诱导：甲状腺功能亢进患者的心输出量增加，影响麻醉药物的摄取和分布，诱导麻醉的起效可能更慢，并可能需要增加吸入性麻醉药的浓度。镇静、镇痛及肌松药物充足，气管插管动作轻柔，尽可能减少插管刺激。

（2）麻醉维持：术中应维持较深的麻醉深度，主要是在于控制血压和心率。对于术中低血压的治疗，首选α受体激动药去氧肾上腺素，对于肾上腺素、麻黄碱、去甲肾上腺素和多巴胺等药物，应避免使用或从极低剂量开始，以免出现血流动力学的剧烈波动。对于术中心动过速的治疗，首选β受体阻滞药。对于有反应性气道疾病的患者，可以谨慎使用选择性心脏β受体阻滞药（如美托洛尔或阿替洛尔）。对于一些可能有β受体阻滞药禁忌证的重度哮喘患者，可使用地尔硫䓬等钙通道阻滞药控制心率。根据预计出血量及患者情况，进行术中自体血回输。出血量大时需监测血气分析中血红蛋白水平及凝血功能（可行TEG检测），根据检测结果选择合适的血制品进行补充。

（3）苏醒和恢复：如果手术类型为甲状腺手术，术后可能发生与气道有关的并发症，拔管前需确保患者清醒，自主呼吸恢复，做好再次插管甚至气管切开的准备，必要时延时拔管。气道情况包括：①气管软化（术中应仔细评估气管软化程度）。②颈部血肿（在保证患者氧合的同时，需马上联系外科医师，评估是否需要紧急二次手术清除血肿并止血）。③喉返神经损伤（单侧喉返神经损伤可能引起声音嘶哑，无气道梗阻风险；如双侧喉返神经受到损伤，则可能出现双侧声带麻痹，导致呼吸困难）。甲状腺功能亢进可引起呼吸肌无力，对于重度甲状腺功能亢进患者，可能发生全麻后需要持续机械通气支持情况。对于甲状腺功能控制不好的患者，术后需密切监测，警惕甲状腺危象。

（三）其他注意事项

对于患有突眼的患者应仔细处置眼部，包括软膏保护角膜，并尽量闭合眼裂。

（袁堂谧）

四、库欣综合征患者的麻醉

（一）概述

库欣综合征是机体组织长期暴露于异常增高的糖皮质激素所引起的一系列临床症状和体征，又称皮质醇增多症，其病因详见表3-28。

表3-28　库欣综合征的病因

分类	病因	
外源性库欣综合征	由于长期应用外源性ACTH或糖皮质激素导致	
内源性库欣综合征	ACTH依赖性：由于ACTH或CRH分泌过量引起肾上腺皮质增生分泌过量皮质醇	垂体瘤所致库欣病占70% 异位ACTH综合征占15%
	ACTH非依赖性：肾上腺病变导致皮质醇过量分泌	肾上腺增生或腺瘤占15%

注：ACTH，促肾上腺皮质激素；CRH，促肾上腺皮质激素释放激素。

有研究显示，与无功能肾上腺腺瘤患者相比，库欣综合征患者行腹腔镜肾上腺切除术后的住院时间更长、并发症发生率较高、需要ICU治疗的机会更大。因此，库欣综合征患者的围手术期管理应引起麻醉医师的格外关注。

（二）病理生理及临床表现

糖皮质激素的作用十分广泛，主要调节糖、蛋白质、脂肪和水盐代谢，从而维持机体内环境的平衡。

1. 促进肝脏葡萄糖异生，增加肝糖原合成，抑制外周组织葡萄糖利用，进而导致血糖升高、糖耐量异常。

2. 促进蛋白质分解，抑制其合成导致负氮平衡，长期过量的糖皮质激素可引起严重的肌肉消耗萎缩无力、皮肤变薄，影响儿童生长和发育。

3. 促进脂肪分解，增加游离脂肪酸入血，同时通过兴奋胰岛素分泌，促进脂肪合成，使身体的总脂肪量增多并重新分布，形成向心性肥胖。

4. 皮质醇具有弱的盐皮质激素活性，即保钠排钾，进而引起血压升高、血钾降低。

5. 长期大量应用糖皮质激素，一方面抑制蛋白质合成，促进蛋白质分解，影响骨基质形成；另一方面促进骨吸收，增加钙磷排泄，使骨矿化不足，从而引起骨质疏松。

6. 糖皮质激素同时还具有促使胃壁细胞增多，胃酸和胃蛋白酶分泌增多；影响情绪、行为和神经活动等多种神经系统功能；导致机体免疫功能下降及血液高凝状态等多种作用。

（三）麻醉实施

1. 术前评估与准备

（1）气道评估：因皮质醇增多可导致脂肪重新分布，如满月脸、水牛背等向心性肥胖表现，需警惕由此导致的通气困难和/或插管困难，术前应进行详细的气道评估。

（2）高血压：大量皮质醇有保钠排钾作用，可导致血容量增大、血浆肾素活性增高，引起血压升高，术前应控制血压在相对正常、稳定的水平，降压药物应持续使用至术日晨。

（3）糖尿病：血糖增高可能导致死亡率增加、围手术期感染的风险增高、住院时间延长，因此术前应做出相应的处理，如饮食控制或口服降糖药物等，必要时可使用胰岛素治疗。

（4）心血管疾病：长期过量糖皮质激素作用可引起心肌收缩力降低，心肌发生退行性变；高血压、糖尿病、肥胖可导致冠状动脉粥样硬化及冠心病风险增加，术前应注意评估。

（5）纠正内环境紊乱：低钾血症除可能加重患者的肌肉软瘫外，还可引起心律失常，术前应适当补钾。

2. 术中麻醉管理与注意事项

由于垂体腺瘤、肾上腺肿瘤、异位ACTH肿瘤均可能引起库欣综合征，本部分对库欣综合征患者麻醉的共性问题进行讨论，针对不同手术部位、肿瘤大小、良恶性及周围器官血管的压迫粘连等引起的麻醉管理问题应给予个体化处理。

（1）气道管理：库欣综合征患者常有面颊肥胖、颈部短粗，可能发生通气困难和/或插管困难，麻醉诱导前应做好设备和人员的充分准备，如口咽通气道及可视插管设备。手术结束后应待患者由麻醉状态完全苏醒后再拔出气管导管。

（2）麻醉药物选择：由于库欣综合征患者抵抗应激能力差，通常麻醉药物的用量应较一般患者减小，以尽可能减少麻醉药物对循环呼吸功能的影响。目前常用于全麻的静脉麻醉药、吸入麻醉药及肌松药均没有绝对禁忌证用于库欣综合征患者，但有些药物会对肾上腺皮质功能产生一定影响。吸入麻醉药中氟烷与甲氧氟烷对肾上腺皮质功能有抑制作用，恩氟烷、异氟烷则基本没有影响。静脉麻醉药中除依托咪酯有研究证实在长期使用时对肾上腺皮质功能产生抑制作用外，其他如硫喷妥钠、咪达唑仑、丙泊酚等影响均较小。但也有研究显示，诱导过程中短时间使用依托咪酯对库欣综合征患者是安全的，其对肾上腺皮质的抑制作用可被手术应激引起的过量皮质醇分泌抵消。氯胺酮可能导致血中皮质醇和儿茶酚胺水平增高，使用时应格外谨慎。常用的阿片类药物如芬太尼、舒芬太尼、瑞芬太尼均可安全使用于库欣综合征患者的麻醉镇痛。为减少手术后的呼吸并发症，存在明显肌肉无力的患者应适当减少肌松药物用量，并尽量选用短效的肌松药。

（3）库欣综合征患者皮肤菲薄，皮下毛细血管壁变脆且薄，呈多血质，有出血倾向。静脉穿刺时需注意手法及置入穿刺针的力度，以免损伤血管，一旦穿刺成功，应用柔软的敷料覆盖包扎。

（4）严重骨质疏松患者麻醉手术过程中注意保护肢体，以免造成病理性骨折。

（5）库欣综合征患者抗感染能力差，应用糖皮质激素后更使炎症反应受到抑制，围手术期的呼吸系统感染或手术部位的感染症状通常不明显，在临床上容易误诊导致炎症容易扩散，因此，各项麻醉操作均应着重无菌操作。

（6）库欣综合征患者体内皮质醇浓度在手术前后将从高至低有较大变化，如不及时补充，可能发生肾上腺皮质功能减退甚至肾上腺危象。应视病情需要，在术前、术中、术后适当补充糖皮质激素。如在术中出现原因不明的低血压、休克、心动过缓、高热等，且对补液及应用血管活性药物等一般抗休克治疗效果不佳时，应考虑存在肾上腺皮质功能不全的可能性，适当给予糖皮质激素补充。

（阮　侠）

第二十节　移植手术麻醉亚专业

一、肝移植术的麻醉

（一）概述

肝移植术对机体的生理状态造成巨大影响，有着相对较高的并发症和死亡率，因此围手术期麻醉应该进行科学合理的管理并注重多学科协作。

（二）麻醉管理

1. 术前评估　除了一般的状态评估，还要注重受者的肝功能、肾功能、肺功能、中枢神经系统等。术前应该进行多学科协作及会诊讨论，决定是否手术及手术时机。肝移植受体患者可能存在肝肺综合征、肺动脉高压及肝衰竭等情况，术前评估及围手术期的监测和处理需要个体化、精细化，术前需要充分优化患者临床指标。其中，对于存在肝肺综合征的患者，如果患者的平均肺动脉压（mPAP）超过45mmHg，建议推迟手术。

2. 麻醉实施　全麻必需的麻醉机、吸引器、插管工具等常规设备（表3-29）。

表3-29　实施麻醉管理的各项准备

项目	内容
设备	超声机、血气机、TEG、ACT检测仪、加温输血器、快速输液装置、除颤仪及除颤电极片、自体血回输机、保温垫、暖风机
监护	BIS模块及耗材、心输出量监测装置（TEE、PiCCO、肺动脉漂浮导管或者Flotrac等）、压力模块×2 TEE：1级、2级食管静脉曲张及近期无上消化道出血的移植受体，TEE被认为是安全的
血制品	备血RBC 10U、FFP 1000ml，血小板2U，准备纤维蛋白原（0.5g）及凝血酶原复合物（200U）各5支 所有血制品都应该在实验室检查后再决定输注，避免过量输血 Hb超过90g/L时避免输红细胞，对于心肺功能差的患者可以提高到100g/L 当INR＜2.5、凝血速率＞7signal/min时不需要输注FFP 当纤维蛋白原＞1g/L时不需要输注纤维蛋白原 血小板计数＞30×10^9/L或者功能＞1时不需要输血小板 需要补充因子Ⅶ时，需要将其浓度提高至正常的25%

项目	内容
术中用药	常规麻醉用药（镇静、镇痛及肌松药物） 血管活性药物 准备单次静脉推注的药物：肾上腺素（1mg稀释至10ml，100μg/ml），去氧肾上腺素（100μg/ml），多巴胺（2mg/ml）、阿托品、麻黄碱 准备持续泵入药物：肾上腺素（3mg/50ml），去甲肾上腺素（3mg/50ml），硝酸甘油（50μg/ml，50ml），多巴胺（kg×3mg/50ml），米力农（kg×0.3mg/50ml）、前列地尔 特殊药物：碳酸氢钠、钙剂、奥美拉唑、泼尼松、呋塞米、白蛋白、胰岛素、高糖溶液、吸入一氧化氮、抗排斥反应药物
麻醉前准备	输液通路：外周16G静脉通路、中心静脉通路（导管或鞘管） 监测治疗通路：肺动脉漂浮导管（可选）及中心静脉测压 压力监测：左上肢动脉置管（桡动脉或肱动脉）（选择左右时注意双侧上肢血压差异情况），中心静脉压力监测，如果选用PiCCO，则需要相应模块 保温：保持环境温度24℃，患者核心温度36℃
麻醉诱导	选用合适的麻醉药物和剂量，必要时辅助血管活性药物，力求诱导过程平稳，评估患者反流误吸风险，必要时快速序贯诱导
麻醉维持及管理	采用静吸复合麻醉 控制性低中心静脉压麻醉，但需保证MAP>60mmHg 诱导后连接有创监测设备 体温监测（无肝前期及门静脉开放时要注意体温变化）
Ⅰ期（无肝前期）	维持循环稳定，必要时使用血管活性药物；维持合理的血容量和红细胞水平，及时纠正凝血功能异常；放腹水时注意血压变化，必要时快速补充容量；使用抗生素、抗纤溶、胃黏膜保护药等；维持尿量至少1ml/（kg·h）
Ⅱ期（无肝期）	维持循环稳定，纠正内环境稳定，为移植肝血管开放做准备。特别注意防止容量超负荷、酸中毒及高钾血症 情况差的患者应进行"阻断试验"，如果为阳性，适当调整后仍然阳性者应进行静脉-静脉转流或背驮式肝移植 减少潮气量，由于回心血量降低，FiO_2设置为100% 阻断下腔之前可调整为头低位，加用去甲肾上腺素维持循环 门静脉开放前10分钟给予糖皮质激素（甲泼尼松，5～10mg/kg） 保持体温36℃以上

项目	内容
	积极处理酸中毒及高钾血症，维持血钾浓度＜4.0mmol/L 一般不建议使用促凝血药物及冷沉淀，防止阻断血管盲端形成血栓 无肝期应该密切注意循环及内环境情况，开放下腔静脉时和外科医师密切沟通
Ⅲ期（新肝期）	防止再灌注综合征：积极采取措施将不利因素降到最低 无肝期避免容量过负荷，必要时泵入硝酸甘油 开放前治疗高钾血症和低钙血症 泵入适当的血管活性药物维持心脏功能及循环 及时处理心动过缓甚至心搏骤停，启动CPR程序 根据凝血功能补充必要的凝血制品 血糖超过12mmol/L时给予胰岛素治疗 逐渐降低FiO_2至70%～80% 监测尿量，必要时多巴胺泵入，适当使用呋塞米 对于肝肿瘤患者，是否回输自体血回输机的红细胞，需要和外科医师共同商讨决定
出手术室的理想指征	循环稳定：Hb维持在80～90g/L 体温维持在36℃左右 凝血功能与术前接近，直视下肝无出血，纤维蛋白原在1g/L以上，血小板计数$30×10^9$/L以上 内环境基本稳定

3. 术后镇痛　肝移植患者的肝功能尚未完全恢复，在使用镇痛泵或者镇痛药时需要个体化，并形成统一的用药规范，在患者循环稳定的前提下，可采取加速外科康复策略，优化患者预后。

由于肝移植手术时间长、挑战大，无论是外科医师、麻醉医师还是护士，都存在过劳工作的情况，建议根据科室自身的特点，设定肝移植团队的团队组成、人员安排。

（何　凯）

二、肾移植手术的麻醉

（一）概述

肾移植手术根据移植肾的来源分为活体供肾（国内一般都为亲体之间移植）和死亡供肾（脑死亡等个体为肾来源），两种手术的急迫性和实施时间也有所区别。目前肾移植手术的成功率很高，而移植肾功能快速恢复的概率也比较高，因此对于肾移植手术，尤其是活体供肾的手术，需要在术前详细评估供体和受体患者的状态，多学科会诊，共同商定移植手术的时机，尽量避免相关不良后果的发生（尤其是供体）。

对于肾衰竭患者，其全身器官并发症严重程度与发生率和透析时间呈正相关。在术前评估时，除了患者一般状态外，还需要评估患者心脏情况、肺功能和中枢神经系统功能，充分优化患者状态。目前北京协和医院的肾移植基本上为亲体肾移植，择期手术，不需要考虑移植肾的冷热缺血时间限制。

和其他非移植手术不同，接受肾移植手术的患者，要在术前24小时之内尽量避免透析治疗，因为术前24小时之内的透析治疗会增加移植肾的延迟功能恢复。透析还可能促使电解质和液体变化，这需要数小时来取得平衡，并且理论上可促发猝死。只有当患者存在高钾血症（血钾超过5.5mmol/L，内科治疗无效）或者确切的容量过负荷时，才考虑在手术前24小时内透析治疗，但是需要尽量缩短透析时间、使用生物相容性透析材料、尽量避免全身肝素化，如果在24小时内进行透析，术前需要复测电解质水平、凝血功能。

（二）麻醉管理

1. **麻醉前准备**　全麻必需的麻醉机、吸引器、插管工具等常规设备。

2. **麻醉实施**　麻醉实施的常规设备及各项准备见表3-30。

表3-30　麻醉实施的常规设备及各项准备

项目	内容
设备	液体加温仪、保温垫、暖风机
监护	BIS模块及耗材、压力耗材及模块 如果存在不明原因的循环衰竭，可选择TTE或TEE
常规备药	术前常规备血、血浆、白蛋白、抗生素等 围手术期一般不建议输血，除非患者Hb＜70g/L或者存在确定冠心病 液体可以选择生理盐水（避免超过2L）或乳酸林格液、白蛋白，避免输注人工胶体液
术中用药	常规麻醉用药 血管活性药物 阿托品、麻黄碱，为了避免对肾脏血供的干扰，避免使用单纯的α受体激动药；纠正低血压时，给予一定量的静脉补液，并加用麻黄碱 避免常规使用多巴胺（可能有害）：如果低血压难以纠正，可考虑小剂量多巴胺［3～5μg/（kg·min）］ 特殊药物： 抗排斥反应药物（术前即确定好种类和给药时间） 碳酸氢钠、钙剂、奥美拉唑、泼尼松、呋塞米、白蛋白、胰岛素、高糖溶液

293

项目	内容
麻醉前准备	输液通路：外周16～18G静脉通路
	监测治疗通路：动脉置管测压
	压力监测：根据患者动静脉瘘的位置以及后续可能需要的血液透析，选择置管位置，必要时选择足背动脉置管，小孔径套管
	保温：保持环境温度24℃，维持患者核心温度36℃，手术可在腹股沟处放置冰块局部降温
麻醉诱导	选用合适的麻醉药物和剂量，必要时辅助血管活性药物
	评估患者反流误吸风险，必要时快速序贯诱导
麻醉维持及管理	麻醉维持选择吸入麻醉药物（气体流量＞2L/min）
	肌松药物选择阿曲库铵或者顺阿曲库铵，避免患者出现体动
	镇痛可使用芬太尼、舒芬太尼和瑞芬太尼
	仔细调整液体容量，避免容量过负荷；避免人工胶体液输注
	移植肾恢复血供后需要小幅升高血压维持灌注，可适当扩容并加用血管活性药物（如多巴酚丁胺）
	移植肾恢复血供后观察尿量，必要时使用呋塞米，增加尿量
麻醉结束	手术结束后，如果不存在大出血等意外情况，可以在手术室常规拮抗肌松后拔管，根据情况返回PACU或者ICU继续治疗

3. 术后镇痛　术后根据患者肾功能恢复情况，选择PCA或者静脉镇痛药物，避免有蓄积作用的药物（哌替啶等）。术后严密监测患者肌酐水平，及时服用抗排斥反应药物。

（何　凯）

三、心脏移植手术的麻醉

（一）概述

1. 心脏移植是治疗终末期心脏病和难治性心力衰竭的有效手段，目前最常用的手术技术是原位心脏移植。

2. 受体在接受心脏移植手术前常要依赖各种形式的生命支持，如静脉持续用药、机械通气、主动脉内球囊反搏（IABP）、体外膜氧合（ECMO）和心室辅助装置（VAD）等，或者接受过心脏植入性电子装置治疗，如永久起搏器、植入式心律转复除颤仪（ICD）和心脏再同步化治疗（CRT）。

3. 由于获得供体时间的不确定性，应提前对受体进行充分评估，移植病房通常会为等待移植的患者总结出阶段性的病情摘要，通过病情摘要有助于麻醉医师快速了解病情。

4. 注意麻醉和手术流程的安排协调，麻醉诱导要在确认供体心脏可用后再开始，理想情况下供心到达的时间正好是受体开始体外循环的时间。安装有ICD的患者，在安装好体表除颤贴片后，需要请心内科医师程控关闭ICD，以防使用电刀过程中因为干扰而异常放电。

5. 常规选择气管插管全麻，谨慎使用术前药，避免抑制心功能。麻醉管理总的原则是，体外循环前尽量维持血流动力学稳定和保持各终末脏器的灌注；供体心脏复跳和停机后除维持血流动力学稳定外，还要考虑移植心脏去神经支配、右心室功能不全和超急性异体移植物排斥反应等特殊情况。

6. 围手术期糖皮质激素和免疫抑制药的使用使受体存在很高的感染风险，所有的有创操作都要在严格消毒或者无菌的条件下进行。

（二）麻醉实施

1. 麻醉准备

（1）药品：需要准备全麻药物、强心和血管活性药物、抗凝和凝血药物，以及其他辅助药物，包括咪达唑仑、依托咪酯、丙泊酚、罗库溴铵、哌库溴铵、舒芬太尼、利多卡因、阿托品、麻黄碱、肾上腺素、去甲肾上腺素、异丙肾上腺素、肝素、鱼精蛋白、氨甲环酸、甲泼尼龙、葡萄糖酸钙、氯化钾、呋塞米等。

（2）物品和监测：除常规全麻物品外，还需要准备五导联心电监测、压力换能器（中心静脉压、肺动脉压和动脉压）、深静脉导管（三腔）、体温监测（膀胱温和鼻咽温）、血液回收机、加温输血装置、脑电双频指数（BIS）、脑氧饱和度监测、肺动脉漂浮导管（PAC）、经食管超声心动图（TEE）、血栓弹力图（TEG）等。

（3）血液制品：包括辐照红细胞、新鲜冰冻血浆、血小板、白蛋白、人纤维蛋白原和人凝血酶原复合物等。

2. 麻醉诱导

（1）血流动力学目标。受体的病变心脏收缩功能和舒张功能均很差，对前后负荷的改变很敏感。麻醉诱导期要维持心率和心肌收缩力，避免前后负荷急剧改变，并预防肺循环阻力升高。诱导和体外循环前常常需要使用正性肌力药物来支持心功能。

（2）防止反流误吸。心脏移植通常是急诊手术，并且术前如患者使用环孢素和硫唑嘌呤会导致胃排空延迟，可考虑快速序贯诱导配合持续按压环状软骨防止发生反流误吸。

（3）肺动脉导管对体外循环后的患者循环管理非常有帮助，考虑麻醉诱导后放置，但应注意严格无菌操作以避免发生感染。另外，还要注意尽量避免穿刺右侧颈内静脉，因为右侧颈内静脉是术后行心内膜心肌活检的最常用通路，通常需要预留出来。

3. 麻醉维持

（1）体外循环前

1）体外循环前麻醉管理的目标是维持血流动力学稳定和终末器官的灌注。通常使用大剂量阿片类药物复合低剂量吸入麻醉药和苯二氮䓬类药物的麻醉方案。吸入麻醉药有负性肌力作用，但通常可以耐受，可降低术中知晓发生率。

2）抗纤溶药物如氨甲环酸通常在诱导后开始给药以减少术中出血。手术开始前预防性应用抗生素。

3）通常在主动脉阻断前给予大剂量糖皮质激素如甲泼尼龙，以预防可能出现的超急性排斥反应。

4）免疫抑制药的使用方案各个中心不同，具体的用药种类和时间需要提前和移植团队沟通确定。

（2）体外循环中

1）通常使用中低温（28～30℃）体外循环技术，与常规心脏手术的体外循环无明显差别。

2）开放主动脉时在TEE辅助下彻底排气，记录供心冷缺血时间，保持较高的灌注压力和充分的左心吸引以利于心脏复跳。

3）供心通常需要较长时间（大于1小时）的并行循环辅助。体外循环停机前复温至正常，纠正电解质紊乱和酸碱平衡失调，根据心功能状态调整血管活性药物种类和剂量。

（3）体外循环后

1）停机后维持心率在100次/分左右，必要时可使用异丙肾上腺素泵入或临时起搏器，维持MAP＞65mmHg，心室充盈压不超过正常高限，必要时置入IABP或ECMO辅助。

2）移植心脏因为切断了自主神经丛而失去自主神经支配，窦房结去副交感神经支配后静息心率较快，不会出现反射性心率减慢或加快，心率仅受循环中儿茶酚胺水平的影响，对应激刺激的反应迟钝，难以通过即刻的心率增快而增加心输出量，只有依靠增加每搏量来增加心输出量。因此，移植心脏对前负荷非常依赖，难以耐受前负荷的降低。

3）去神经支配心脏对于直接作用于自主神经系统，或通过自主神经系统发挥间接作用的药物，如阿托品都是没有反应的，而对发挥直接作用的药物如儿茶酚胺类是有反应的。

4）其他术后即刻可能出现的问题还包括右心室和左心室功能不全、凝血功能障碍、肾功能不全、肺功能障碍和超急性移植物排斥反应等，术后早期应密切观察，一旦出现积极寻找原因，并做出相应处理。

4. 术毕转运

（1）在搬动患者和转运至ICU的途中必须格外注意，特别是带有IABP或ECMO管路的患者，严防各种管路脱落或打折移位等，并保证输液泵、转运呼吸机、IABP和ECMO的电源、气源充足，防止出现血压波动。

（2）转运前保证患者充分的镇静、肌松和血流动力学稳定状态，转运期间应连续监测心电图、脉搏氧饱和度和有创动脉压。

（陆海松）

参 考 文 献

［1］LENDERS J W, DUH Q Y, EISENHOFER G, et al. Pheochromocytoma and paraganglioma: an endocrine society clinical practice guideline［J］. Clin Endocrinol Metab. 2014, 99（6）: 1915-1942.

［2］ZHANG J, CUI X, CHEN S, et al. Ultrasound-guided nusinersen administration for spinal muscular atrophy patients with severe scoliosis: an observational study［J］. Orphanet J Rare Dis, 2021, 16（1）: 274.

［3］TAKAZAWA T, SABATO V, EBO D G. In vitro diagnostic tests for perioperative hypersensitivity, a narrative review: potential, limitations, and perspectives［J］. Br J Anaesth, 2019, 123（1）: e117-e125.

［4］GARVEY LH, DEWACHTER P, HEPNER D L, et al. Management of suspected immediate perioperative allergic reactions: an international overview and consensus recommendations［J］. Br J Anaesth, 2019, 123（1）: e50-e64.

［5］GARVEY L H, EBO D G, MERTES P M, et al. Scherer K. An EAACI position paper on the investigation of perioperative immediate hypersensitivity reactions［J］. Allergy, 2019, 74（10）: 1872-1884.

［6］VOLCHECK G W, MELCHIORS B B, FAROOQUE S, et al. Perioperative Hypersensitivity Evaluation and Management: A Practical Approach［J］. J Allergy Clin Immunol Pract, 2023, 11（2）: 382-392.

［7］SMILOWITZ N, BERGER J. Perioperative Cardiovascular Risk Assessment and Management for Noncardiac Surgery: A Review［J］. JAMA, 2020, 324（3）: 279-290.

［8］中国老年患者围手术期麻醉管理指导意见（2020版）（一）［J］. 中华医学杂志, 2020, 100（31）: 2404-2415.

［9］中国老年患者围手术期麻醉管理指导意见（2020版）（二）［J］. 中华医学杂志, 2020, 100（33）: 2565-2578.

［10］中国老年患者围手术期麻醉管理指导意见（2020版）（三）［J］. 中华医学杂志, 2020, 100（34）: 2645-2651.

［11］中国老年患者围手术期麻醉管理指导意见（2020版）（四）［J］. 中华医学杂志, 2020, 100（35）: 2736-2757.

［12］MINNELLA E M, AWASTHI R, LOISELLE S E, et al. Effect of Exercise and Nutrition Prehabilitation on Functional Capacity in

Esophagogastric Cancer Surgery：A Randomized Clinical Trial［J］. JAMA Surg, 2018, 153（12）：1081-1089.

［13］BAIMAS-GEORGE M, WATSON M, ELHAGE S, et al. Prehabilitation in Frail Surgical Patients：A Systematic Review［J］. World J Surg, 2020, 44（11）：3668-3678.

［14］PEI L, HUANG Y, XU Y, et al. Effects of Ambient Temperature and Forced-air Warming on Intraoperative Core Temperature：A Factorial Randomized Trial［J］. Anesthesiology, 2018, 128（5）：903-911.

［15］XU W, DONG J, XIE Y, et al. Robot-Assisted Partial Nephrectomy with a New Robotic Surgical System：Feasibility and Perioperative Outcomes［J］. J Endourol, 2022, 36（11）：1436-1443.

［16］CHEN L, DENG W, LUO Y, et al. Comparison of Robot-Assisted and Laparoscopic Partial Nephrectomy for Renal Hilar Tumors：Results from a Tertiary Referral Center［J］. J Endourol, 2022, 36（7）：941-946.

［17］KEARNS E C, FEARON NM, O'REILLY P, et al. Enhanced Recovery After Bariatric Surgery：Feasibility and Outcomes in a National Bariatric Centre［J］. Obes Surg, 2021, 31（5）：2097-2104.

［18］TROTTA M, FERRARI C, D'ALESSANDRO G, et al. Enhanced recovery after bariatric surgery（ERABS）in a high-volume bariatric center［J］. Surg Obes Relat Dis, 2019, 15（10）：1785-1792.

［19］中国研究型医院学会加速康复外科专业委员会, 中国日间手术合作联盟. 胆道外科日间手术规范化流程专家共识（2018版）［J］. 中华外科杂志, 2018, 56（5）：321-327.

［20］中华医学会麻醉学分会. 日间手术麻醉专家共识［J］. 临床麻醉学杂志, 2016, 32（10）：1017-1022.

［21］张智勇, 张晓, 王德蕙. 日间门诊全麻下拔牙的临床应用及评价［J］. 口腔医学研究, 2012, 28（3），244-246.

［22］中华医学会麻醉学分会. 成人日间手术后镇痛专家共识（2017）［J］. 临床麻醉学杂志, 2017, 33（8）：812-815.

［23］李阳阳, 曲元, 刘志强, 等. 中国产科麻醉专家共识（2020版）. https://csahq.cma.org.cn/guide/detail_1633.html.

［24］American Society of Anesthesiologists：Practice guidelines for obstetric anesthesia：An updated report by the American Society of Anesthesiologists Task Force on Obstetric Anesthesia and the Society for Obstetric Anesthesia and Perinatology［J］. Anesthesiology, 2016, 124：270-300.

参考文献

［25］于泳浩，曲元，刘志强，等. 中国椎管内分娩镇痛专家共识
（2020版）. https://csahq.cma.org.cn/guide/detail_1634.html.

［26］RITU SALANI. Cancer of the ovary，fallopian tube，and peritoneum：Surgical cytoreduction. https://www.uptodate.com/contents/cancer-of-the-ovary-fallopian-tube-and-peritoneum-surgical-cytoreduction.

［27］MARTIN HUBNER. Guidelines for Perioperative Care in Cytoreductive Surgery（CRS）with or without hyperthermic IntraPEritoneal chemotherapy（HIPEC）：Enhanced recovery after surgery（ERAS®）Society Recommendations-Part I：Preoperative and intraoperative management［J］. Eur J Surg Oncol，2020，46（12）：2292-2310.

［28］全佳丽，朱根海，孙大为，等. 日间宫腔镜手术中心设置及管理流程中国专家共识［J］. 中华妇产科杂志，2022，57（12）：891-899.

［29］ELLINIDES A，MANOLOPOULOS P P，HAJYMIRI M，et al. Outpatient hysterectomy versus inpatient hysterectomy：a systematic review and Meta-analysis［J］. J Minim Invasive Gynecol，2022，29（1）：23-40.

［30］COLLINS S R，TITUS B J，CAMPOS J H，et al. Lung Isolation in the patient with a difficult airway［J］. Anesth Analg，2018，126（6）：1968-1978.

［31］GRANELL M，PARRA M J，JIMÉNEZ M J，et al. Review of difficult airway management in thoracic surgery［J］. Rev Esp Anestesiol Reanim（Engl Ed），2018，65（1）：31-40.

［32］LEE J J，SUNDAR K M. Evaluation and Management of Adults with Obstructive Sleep Apnea Syndrome［J］. Lung，2021，199（2）：87-101.

［33］AHMAD I，EL-BOGHDADLY K，BHAGRATH R，et al. Difficult Airway Society guidelines for awake tracheal intubation（ATI）in adults［J］. Anaesthesia，2020，75（4）：509-528.

［34］HIGGS A，MCGRATH B A，GODDARD C，et al，Cook TM；Difficult Airway Society；Intensive Care Society；Faculty of Intensive Care Medicine；Royal College of Anaesthetists. Guidelines for the management of tracheal intubation in critically ill adults［J］. Br J Anaesth，2018，120（2）：323-352.

［35］KORNAS R L，OWYANG C G，SAKLES J C，et al. Society for Airway Management's Special Projects Committee. Evaluation and Management of the Physiologically Difficult Airway：Consensus Recommendations From Society for Airway Management［J］. Anesth Analg，2021，132（2）：395-405.

［36］BOBHATE P, GUO L, JAIN S, et al. Cardiac catheterization in children with pulmonary hypertensive vascular disease［J］. Pediatr Cardio, 2015, 36（4）: 873-879.

［37］STEIN M L, STAFFA S J, O'BRIEN CHARLES A, et al. Anesthesia in Children With Pulmonary Hypertension: Clinically Significant Serious Adverse Events Associated With Cardiac Catheterization and Noncardiac Procedures［J］. J Cardiothora Vasc Anesth, 2022, 36（6）: 1606-1616.

［38］TWITE M D, FRIESEN R H. The anesthetic management of children with pulmonary hypertension in the cardiac catheterization laboratory［J］. Anesthesi Clin, 2014, 32（1）: 157-173.

［39］APITZ C, HANSMANN G, SCHRANZ D. Hemodynamic assessment and acute pulmonary vasoreactivity testing in the evaluation of children with pulmonary vascular disease. Expert consensus statement on the diagnosis and treatment of paediatric pulmonary hypertension［J］. The European Paediatric Pulmonary Vascular Disease Network, endorsed by ISHLT and DGPK. Heart（British Cardiac Society）, 2016, 102（Suppl 2）: ii23-ii29.

［40］FAIZA Z. Fifteen-year experience with pericardiectomy at a tertiary referral center［J］. J Cardiothorac Surg, 2021, 16（180）: 1.

［41］GRANT M C, ISADA T, RUZANKIN P, et al. Opioid-Sparing Cardiac Anesthesia: Secondary Analysis of an Enhanced Recovery Program for Cardiac Surgery［J］. Anesth Analg, 2020, 131: 1852.

［42］CARSON J L, STANWORTH S J, DENNIS J A, et al. Transfusion thresholds for guiding red blood cell transfusion［J］. Cochrane Database Syst Rev, 2021, 12: CD002042.

［43］LABORATORY: a national survey of electrophysiologists investigating the who, how, and why?［J］. J Cardiothorac Vasc Anesth, 2011, 25: 647-659.

［44］ANDERSON R, HARUKUNI I, SERA V. Anesthetic considerations for electrophysiologic procedures［J］. Anesthesiol Clin, 2013, 31: 479-489.

［45］METZNER J, POSNER K L, DOMINO K B. The risk and safety of anesthesia at remote locations: the US closed claims analysis［J］. Curr Opin Anaesthesiol, 2009, 22: 502-508.

［46］SHOOK D, EVANGELISTA K. Anesthetic considerations for electrophysiology, interventional cardiology, and transesophageal echocardiography procedures. UpToDate, 2021.

［47］Practice Advisory for the Perioperative Management of Patients with Cardiac Implantable Electronic Devices: Pacemakers and

参考文献

Implantable Cardioverter-Defibrillators 2020: An Updated Report by the American Society of Anesthesiologists Task Force on Perioperative Management of Patients with Cardiac Implantable Electronic Devices [J]. Anesthesiology, 2020, 132: 225-252.

[48] GUPTA A, PERERA T, GANESAN A, et al. Complications of catheter ablation of atrial fibrillation: a systematic review [J]. Circ Arrhythm Electrophysiol, 2013, 6: 1082-1088.

[49] KUMARESWARAN R, MARCHLINSKI F E. Practical guide to ablation for epicardial ventricular tachycardia: when to get access, how to deal with anticoagulation and how to prevent complications [J]. Arrhythm Electrophysiol Rev, 2018, 7: 159-164.

[50] HAINES D E, BEHEIRY S, AKAR J G, et al. Heart Rhythm Society expert consensus statement on electrophysiology laboratory standards: process, protocols, equipment, personnel, and safety [J]. Heart Rhythm, 2014, 11: e9-e51.

[51] FUJII S, ZHOU J R, DHIR A. Anesthesia for cardiac ablation[J]. J Cardiothorac Vasc Anesth, 2018, 32: 1892-1910.

[52] 中国心胸血管麻醉学会心血管麻醉分会. Stanford A型主动脉夹层外科手术麻醉中国专家临床路径管理共识 [J]. 临床麻醉学杂志, 2018, 34（10）: 1009-1013.

[53] SHANDER A, BROUN J, LICKER M, et al. Standards and Best Practice for Acute Normovolemic Hemodilution: Evidence-based Consensus Recommendations [J]. J Cardiothorac Vasc Anesth, 2020, 34: 1755-1760.

[54] 围手术期出凝血管理麻醉专家共识协作组. 围手术期出凝血管理麻醉专家共识 [J]. 中华麻醉学杂志, 2020, 40（9）: 1042-1053.

[55] 中华人民共和国国家卫生健康委员会. 围手术期患者血液管理指南 [S]. 中华人民共和国卫生行业标准, 2022, WS/T 796-2022.

[56] KLEIN A A, BAILEY C R, CHARTON A J, et al. Association of anaesthetists guidelines: cell salvage for perioperative blood conservation [J]. Anaesthesia, 2018, 73（9）: 1141-1150.

[57] 张庆芬, 赵红, 冯艺. 不同全麻管理方式与早产儿眼底手术临床结局 [J]. 北京大学学报（医学版）, 2021, 53（1）: 5.

[58] 张玉龙, 曾焱, 成黎明, 等. 早产儿视网膜病变激光光凝术的麻醉方法及麻醉药物选择 [J]. 医学综述, 2019, 25（12）: 2463-2467.

[59] NAIK A N, VARADARAJAN V V, MALHOTRA P S. Early pediatric Cochlear implantation: An update [J]. Laryngoscope Investig Otolaryngol, 2021, 6（3）: 512-521.

参考文献

［60］MICHAEL A. Gropper Miller's Anesthesia 9/E，77（2420-2458）.

［61］FANG Z B，HU F Y，WU L B，et al. Preoperative frailty is predictive of complications after major lower extremity amputation ［J］. J Vasc Surg，2017，65：804.

［62］NISKAKANGAS M，DAHLBACKA S，NISKA B，et al. Spinal or general anaesthesia for lower-limb amputation in peripheral artery disease-a retrospective cohort study［J］. Acta Anaesthesiol Scand，2018，62：226.

［63］BHAGAVATULA S K，LANE J，SHYN P. A Radiologist's View of Tumor Ablation in the Radiology Suite［J］. Anesthesiol Clin，2017，35（4）：617-626.

［64］UPCHURCH G R Jr，ESCOBAR G A，AZIZZDEH A，et al. Society for Vascular Surgery clinical practice guidelines of thoracic endovascular aortic repair for descending thoracic aortic aneurysms ［J］. J Vasc Surg，2021，73：55S.

［65］LEDERLE F A，KYRIAKIDES T C，FREISCHLAG J A，et al. Open versus Endovascular Repair of Abdominal Aortic Aneurysm ［J］. N Engl J Med，2019，380：2126.

［66］中华医学会外科学分会甲状腺及代谢外科学组，中国研究型医院学会甲状腺及骨代谢疾病专业委员会. 原发性甲状旁腺功能亢进症围手术期处理中国专家共识（2020版）［J］. 中国实用外科杂志，2020，40（6）：634-638.

［67］JIN-SOO KIM，SUZUIE K，KWON S W，et al. Cervical plexus block［J］. Korean J Anesthesiolo，2018，71（4）：274-288.

［68］中华医学会麻醉学分会老年人麻醉学组，中华医学会麻醉学分会骨科麻醉学组. 中国老年髋部骨折患者麻醉及围手术期管理指导意见［J］. 中华医学杂志，2017，97（12）：897-905.

［69］DESMET N，O'REILLY M，HOLMGREN L，et al. Fascia iliaca compartment block［J］. BJA Education，2019，19（6）：191-197.

［70］KARMAKAR M K，LI X，et al. Ultrasound-guided subparaneural popliteal sciatic nerve block：there is more to it than meets the eyes［J］. Reg Anesth Pain Med，2021，46（3）：268-275.

［71］中华医学会麻醉学分会. 成人手术后疼痛处理专家共识［J］. 临床麻醉学杂志，2017，33（9）：911-917.

［72］KELLY M E，MC NICHOLAS D，KILLEN J，et al. Thoracic paravertebral blockade in breast surgery：Is pneumothorax an appreciable concern？［J］A review of over 1000 cases. Breast J，2018，24（1）：23-27.

参考文献

［73］DU RAND I A, BLAIKLEY J, BOOTON R, et al. British Thoracic Society Bronchoscopy Guideline Group. British Thoracic Society guideline for diagnostic flexible bronchoscopy in adults: accredited by NICE［J］. Thorax, 2013, 68（Suppl 1）: i1-i44.

［74］TAKAZAWA T, YAMAURA K, HARA T, et al. Working Group for the Preparation of Practical Guidelines for the Response to Anaphylaxis, Safety Committee of the Japanese Society of Anesthesiologists. Practical guidelines for the response to perioperative anaphylaxis［J］. J Anesth, 2021, 35（6）: 778-793.

［75］KELLY M E, MC NICHOLAS D, KILLEN J, et al. Thoracic paravertebral blockade in breast surgery: Is pneumothorax an appreciable concern? A review of over 1000 cases［J］. Breast J, 2018, 24（1）: 23-27.

［76］蔡思逸, 陈峰, 王树杰, 等. 青少年特发性脊柱侧凸后路矫形融合手术ERAS实施流程专家共识［J］. 中华骨与关节外科杂志, 2019, 12（9）: 1-11.

［77］陶宇章, 陈虹, 黄伟. 全麻沙滩椅位肩关节镜手术并发症及预防措施概述［J］. 成都医学院学报, 2019, 14（62）: 271-274.

［78］腾海, 王宁, 朴成哲. 肩关节镜手术体位并发症的对比研究［J］. 沈阳医学院学报, 2016, 18（6）: 451-455.

［79］GIRGIS M D. Comparison of Clinical Outcomes of Robot-Assisted, Video-Assisted, and Open Esophagectomy for Esophageal Cancer: A Systematic Review and Meta-analysis［J］. JAMA Netw Open, 2021, 4（11）: e2129228.

［80］QUAN X, YI J, HUANG Y, et al. Bronchial suction does not facilitate lung collapse when using a double-lumen tube during video-assisted thoracoscopic surgery: a randomized controlled trial［J］. J Thorac Dis, 2017, 9（12）: 5244-5248.

［81］HEWER I. Anesthesia and Perioperative Considerations for Patients With Myasthenia Gravis［J］. AANA J, 2020, 88（6）: 485-491.

［82］黄宇光. 北京协和医院麻醉科麻醉科诊疗常规［M］. 北京: 人民卫生出版社, 2012.

［83］NOVAK R J. Anesthesia Considerations in Ear Reconstruction. In: REINISCH J, TAHIRI Y.（eds）Modern Microtia Reconstruction. Springer Cham, 2019. https://doi.org/10.1007/978-3-030-16387-7_17

［84］顾伟, 樊悦, 霍红, 等. 小耳畸形－颌面发育不全儿童的阻塞性睡眠呼吸暂停［J］. 临床耳鼻咽喉头颈外科杂志, 2021, 35（4）: 371-374, 379.

［85］高志强. 侧颅底外科技术体系［J］. 中华耳鼻咽喉头颈外科杂志, 2021, 53（6）: 5.

［86］MATRKA L, SOLDATOVA L, DESILVA B W, Traetow D. Airway Surgery Communication Protocol: A Quality Initiative for Safe Performance of Jet Ventilation［J］. Laryngoscope, 2020, 130（Suppl 1）: S1.

［87］SMELTZ A M, BHATIA M, ARORA H, et al. Anesthesia for Resection and Reconstruction of the Trachea and Carina［J］. J Cardiothorac Vasc Anesth, 2020, 34: 1902.

［88］O'DELL K. Predictors of difficult intubation and the otolaryngology perioperative consult［J］. Anesthesiol Clin, 2015, 33: 279.

［89］FANG L, LIU J, YU C, et al. Intraoperative Use of Vasopressors Does Not Increase the Risk of Free Flap Compromise and Failure in Cancer Patients［J］. Ann Surg, 2018, 268: 379.

［90］BASEM ABDELMALAK, JOHN DOYLE D. Anesthesia for Otolaryngologic Surgery［M］. England: Cawbridge University Press, 2013.

［91］JADHAV A P. Indications for Mechanical Thrombectomy for Acute Ischemic Stroke: Current Guidelines and Beyond［J］. Neurology, 2021, 97（20 Suppl 2）: S126-S136.

［92］JIANG J Y. Traumatic brain injury in China［J］. Lancet Neurol, 2019, 18（3）: 286-295.

［93］中华医学会麻醉学分会. 术中高场强磁共振成像的麻醉管理专家共识（2020版）［J］. 临床麻醉学杂志, 2021, 37（3）: 309-312.

［94］王萍, 赵磊, 王天龙, 等. 帕金森病患者脑深部电极植入术的围手术期麻醉管理［J］. 临床麻醉学杂志, 2021, 37（1）: 106-108.

［95］中华医学会外科学分会肝脏外科学组. 肝脏解剖和肝切除手术命名及肝切除术中控制出血方法和选择原则［J］. 腹部外科, 2017, 30（2）: 75-78.

［96］中华医学会外科学分会外科手术学学组, 中国医疗保健国际交流促进会, 加速康复外科学分会肝脏外科学组. 肝切除术后加速康复中国专家共识（2017版）［J］. 临床肝胆病杂志, 2017, 33（10）: 1876-1882.

［97］中国抗癌协会肿瘤临床药学专业委员会, 医疗机构麻醉药品和第一类精神药品信息化管理专家共识编写组, 等. 医疗机构麻醉药品和第一类精神药品信息化管理专家共识［J］. 医药导报, 2022, 41（1）: 7.

［98］王康乐, 简道林. 脂肪乳剂在局部麻醉药中毒救治中的研究及

其机制［J］. 实用医学杂志, 2013, 29（1）: 3.

［99］BASAVANA GOUDR. Anesthesia for gastrointestinal endoscopy in adults. Uptodate. https: //www. uptodate. com/contents/anesthesia-for-gastrointestinal-endoscopy-in-adults?

［100］ERIC B ROSERO. Monitored anesthesia care in adults. Uptodate. https: //www.uptodate.com/contents/monitored-anesthesia-care-in-adults?

［101］JONATHAN COHEN. Gastrointestinal endoscopy in adults: Procedural sedation administered by endoscopists. Uptodate. https: //www. uptodate. com/contents/gastrointestinal-endoscopy-in-adults-procedural-sedation-administered-by-endoscopists?

［102］FRED E SHAPIRO, DO, FASA, BRIAN M OSMAN. Office-based anesthesia. https: //www.uptodate.com/contents/office-based-anesthesia?

［103］中华医学会消化内镜学分会麻醉协作组. 常见消化内镜手术麻醉管理专家共识［J］. 临床麻醉学杂志, 2019, 35（2）: 177-185.

［104］Practice Guidelines for Preoperative Fasting and the Use of Pharmacologic Agents to Reduce the Risk of Pulmonary Aspiration: Application to Healthy Patients Undergoing Elective Procedures: An Updated Report by the American Society of Anesthesiologists Task Force on Preoperative Fasting and the Use of Pharmacologic Agents to Reduce the Risk of Pulmonary Aspiration［J］. Anesthesiology, 2017, 126: 376.

［105］JOSHI G P, ABDELMALAK B B, WEIGEL W A, et al. 2023 American Society of Anesthesiologists Practice Guidelines for Preoperative Fasting: Carbohydrate-containing Clear Liquids with or without Protein, Chewing Gum, and Pediatric Fasting Duration-A Modular Update of the 2017 American Society of Anesthesiologists Practice Guidelines for Preoperative Fasting［J］. Anesthesiology, 2023, 138: 132.

［106］SMITH I, KRANKE P, MURAT I, et al. Perioperative fasting in adults and children: guidelines from the European Society of Anaesthesiology［J］. Eur J Anaesthesiol, 2011, 28: 556.

［107］FRYKHOLM P, DISMA N, ANDERSSON H, et al. Pre-operative fasting in children: A guideline from the European Society of Anaesthesiology and Intensive Care［J］. Eur J Anaesthesiol, 2022, 39: 4.

［108］Australian and New Zealand College of Anaesthetists. Guideline on pre-anaesthesia consultation and patient preparation.

参
考
文
献

Available at: https://www. anzca. edu. au/getattachment/
d2c8053c-7e76-410e-93ce-3f9a56ffd881/PS07-Guideline-on-pre-
anaesthesia-consultation-and-patient-preparation (Accessed on
September 8, 2021).

[109] Association of Anaesthetists of Great Britain and Ireland. Pre-
operative Assessment and Patient Preparation - The Role of the
Anaesthetist. Available at: https: //anaesthetists. org/Home/
Resources-publications/Guidelines/Pre-operative-assessment-and-
patient-preparation-the-role-of-the-anaesthetist-2 (Accessed on
October 8, 2021).

[110] DOBSON G, CHOW L, DENOMME J. et al. Guidelines to
the Practice of Anesthesia: Revised Edition 2023 [J]. Can J
Anesth, 2023, 70: 16-55.

[111] SØREIDE E, ERIKSSON L I, HIRLEKAR G, et al. Pre-
operative fasting guidelines: an update [J]. Acta Anaesthesiol
Scand, 2005, 49: 1041.

[112] Verbandsmitteilung DGAI. Praeoperatives Nuechternheitsgebot
bei elektiven Eingriffen [J]. Anaesthesiol Intensivmed, 2004,
12: 722.

[113] THOMAS M, MORRISON C, NEWTON R, et al. Consensus
statement on clear fluids fasting for elective pediatric general
anesthesia [J]. Paediatr Anaesth, 2018, 28: 411.

[114] ROSEN D, GAMBLE J, MATAVA C. Canadian Pediatric
Anesthesia Society Fasting Guidelines Working Group. Canadian
Pediatric Anesthesia Society statement on clear fluid fasting for
elective pediatric anesthesia [J]. Can J Anaesth, 2019, 66:
991.

[115] Society for Paediatric Anaesthesia in New Zealand and Australia.
Available at: https: //www. anzca. edu. au/getattachment/
d2c8053c-7e76-410e-93ce-3f9a56ffd881/PS07-Guideline-on-pre-
anaesthesia-consultation-and-patient-preparation (Accessed on
October 22, 2021).

[116] JIN D, WU J, SHEN L, et al. A modified EMG endotracheal
intubation protocol with real-time EMG monitoring during video
laryngoscope/fiberscope guided intubation [J]. J Clin Anesth,
2022, 80: 110873.

[117] DUNN L K, NEMERGUT E C. Anesthesia for transsphenoidal
pituitary surgery [J]. Curr Opin Anaesthesiol, 2013, 26 (5):
549-554.

[118] LEE H C, KIM M K, KIM Y H, et al. Radiographic
Predictors of Difficult Laryngoscopy in Acromegaly Patients [J].

参
考
文
献

J Neurosurg Anesthesiol，2019，31（1）：50-56.

［119］OSUNA P M，UDOVCIC M，SHARMA M D．Hyperthyroidism and the Heart［J］．Methodist Debakey Cardiovasc J，2017，13（2）：60-63.

［120］DEEGAN R J，FURMAN W R．Cardiovascular manifestations of endocrine dysfunction［J］．J Cardiothorac Vasc Anesth，2011，25（4）：705-720.

［121］邓小明，姚尚龙，于布为，等．现代麻醉学［M］．5版．北京：人民卫生出版社，2020：2150-2159.

［122］NIEMAN L K．Cushing's syndrome：update on signs，symptoms and biochemical screening［J］．Eur J Endocrinol，2015，173：M33.

［123］NTALI G，ASIMAKOPOULOU A，SIAMATRAS T，et al．Mortality in Cushing's syndrome：systematic analysis of a large series with prolonged follow-up［J］．Eur J Endocrinol，2013，169：715.

［124］LACROIX A，FEELDERS R A，STRATAKIS C A，et al．Cushing's syndrome［J］．Lancet，2015，386：913.

［125］FINDLING J W，RAFF H．DIAGNOSIS OF ENDOCRINE DISEASE：Differentiation of pathologic/neoplastic hypercortisolism（Cushing's syndrome）from physiologic/non-neoplastic hypercortisolism（formerly known as pseudo-Cushing's syndrome）［J］．Eur J Endocrinol，2017，176：R205.

［126］中华医学会器官移植分会．中国心脏移植麻醉技术操作规范（2019版）［J］．中华移植杂志（电子版），2020，14（2）：72-74.

参考文献

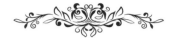

附录 A
常用缩略语表

英文缩略语	英文全称	中文全称
ABG	arterial blood gas	动脉血气
ABW	adjusted body weight	校正体重
ACA	Affordable Care Act	平价医疗法案
ACTH	adrenocorticotropic hormone	促肾上腺皮质激素
AHI	apnea hypopnea index	睡眠低通气指数
ANH	acute normovolemic hemodilution	急性等容血液稀释
APL	adjustable pressure limiting	可调节性限压
APS	acute pain service	急性疼痛查房
APTT	activated thromboplastin time	活化凝血活酶时间
ASA	American Society of Anesthesiologists	美国麻醉医师协会
ATI	awake tracheal intubation	清醒气管插管
BAT	basophil activation test	嗜碱性粒细胞活化试验
BIS	bispectral index	双频指数
BMI	body mass index	体重指数
BP	blood pressure	血压
CBF	cerebral blood flow	脑血流量
CC	calf circumference	小腿围
CFI	cardiac function index	心功能指数
CHEOPS	children's hospital of eastern ontario pain scale	安东大略儿童医院疼痛评分
CI	cardiac index	心指数
CICO	cannot intubate cannot oxygenate	插管失败氧合失败
CMS	Centers for Medicare & Medicaid Services	医疗保险医疗补助服务中心
COPD	chronic obstructive pulmonary disease	慢性阻塞性肺疾病
CPAP	continuous positive airway pressure	持续气道正压通气
CPB	Cardiopulmonary bypass	体外循环
CPET	cardiopulmonary exercise testing	心肺运动试验
CPP	cerebral perfasion pressure	脑灌注压
CPR	cardiopulmonary resuscitation	心肺复苏
CRH	corticotropin releasing hormone	促肾上腺皮质激素释放激素

英文缩略语	英文全称	中文全称
CRIES	crying, requires saturation, increased vital signs, expression, sleeplessness	CRIES评分法
CRT	cardiac resyn chronization therapy	心脏再同步化治疗
CS	cell salvage	自体血回输
CVC	central venous catheter	中心静脉导管
CVP	central venous pressure	中心静脉压
DBS	deep brain stimulation	脑深部刺激器
DRG	Diagnostically Related Groups	诊断相关组
DSA	digital subtraction angiography	数字减影血管造影
ECG	electrocardiogram	心电图
ECMO	extracorporeal membrane oxygenation	体外膜氧合
EICU	emergency intensive care unit	急诊重症监护病房
EOC	epithelial ovarian carcinoma	上皮性卵巢癌
EPO	erythropoietin	红细胞生成素
ERCP	endoscopic retrograde cholangio-pancreatography	内镜逆行胰胆管造影
ESD	endoscopic submucosal dissection	内镜黏膜下剥离术
ETCO$_2$	end-tidal carbon dioxide	呼气末二氧化碳
ETT	endotracheal tube	气管导管
EUS	endoscopic ultrasound	超声内镜
EUS-FNA	endoscopic ultrasound- fine needle aspiration	超声内镜引导下细针穿刺抽吸术
EVAR	endovascular aortic repair	主动脉腔内修复术
EVLWI	extravascular lung water index	血管外肺水指数
FFP	fresh frozen plasma	新鲜冰冻血浆
Fib	fibrinogen	纤维蛋白原
FiO$_2$	fractional concentration of inspired oxygen	吸入气氧浓度
FLACC	face, legs, activity, crying, consolability	FLACC评分法
FONA	front-of-neck access	颈前气道
GEDI	end diastolic volume index	舒张末期容积指数
GEF	general ejection fraction	全心射血分数

英文缩略语	英文全称	中文全称
GETA	general endotracheal-intubation anesthesia	气管插管全麻
Hb	hemoglobin	血红蛋白
HCT	hematocrit	血细胞比容
HFNC	high flow nasal cannula	高流量经鼻吸氧装置
HHS	Department of Health and Human Services	健康与人类服务部
HR	heart rate	心率
IABP	intra-aortic balloon counterpulsation	主动脉内球囊反搏
IBP	invasive blood pressure	有创血压
IBW	ideal body weight	理想体重
ICD	implantable cardioversion defibrillation pacemaker	植入型心律转复除颤器
ICP	intracranial pressure	颅内压
ICU	intensive care unit	重症监护病房
INR	international normalized ratio	国际标准化比值
ITBI	intra thoracic blood-volume index	胸腔血容积指数
LBW	lean body weight	瘦体重
LC	laparoscopic cholecystectomy	腹腔镜胆囊切除术
LMA	laryngeal mask	喉罩
LOS	levels of sedation	镇静反应程度
MAC	minimum alveolar concentration	最低肺泡有效浓度
MAP	mean arterial pressure	平均动脉压
MER	microelectrode recording	靶点定位
MIBG	metaiodobenzylguanidine	间碘卞胍
MICU	medical intensive care unit	内科重症监护病房
MIVAT	minimally invasive video-assisted thyroidectomy	微创视频辅助甲状腺切除术
mPAP	mean pulmonary artery pressure	平均肺动脉压
MRI	magnetic resonance imaging	磁共振成像
MSSP	Medicare Shared Savings Program	医疗共享储蓄计划
N＋A	Neostigmine＋Atropine	新斯的明＋阿托品合剂

附录A　常用缩略语表

英文缩略语	英文全称	中文全称
NIBP	non-invasive blood pressure	无创血压
NICU	neonatal intensive care unit	新生儿重症监护病房
NIPS	neonatal infant pain score	新生儿疼痛评分法
NIRS	near-infrared spectroscopy	近红外光谱
NPA	nasopharyngeal airway	鼻咽通气道
NRS	numerical rating scale	数字评分法
NSAID	nonsteroidal anti-inflammatory drug	非甾体抗炎药
OAA/S	observer's assessment of the alertness/sedation	警觉/镇静
OAVS	oculo-auriculo-vertebral spectrum	眼－耳－脊柱序列征
OPA	oropharyngeal airway	口咽通气道
OSAHS	obstructive sleep apnea hypopnea syndrome	阻塞性睡眠呼吸暂停低通气综合征
OSAS	obstructive sleep apnea syndrome	阻塞性睡眠呼吸暂停综合征
PAC	pulmonary artery catheter	肺动脉漂浮导管
PACU	post-anesthesia care unit	麻醉后恢复室
PAP	pulmonary artery pressure	肺动脉压
PCA	patient-controlled analgesia	患者自控镇痛
PCC	prothrombin complex concentrate	凝血酶原复合物
PCEA	patient-controlled epidural analgesia	患者自控硬膜外镇痛
PCIA	patient-controlled intravenous analgesia	患者自控静脉镇痛
PDCA	plan-do-check-act	计划、执行、检查、行动
PDPH	post-dural puncture headache	硬膜穿破后疼痛
PEEP	positive end expiratory pressure	呼气末正压
$P_{ET}CO_2$	end-tidal carbon dioxide pressure	呼气末二氧化碳分压
PHC	pulmonary hypertension crisis	肺动脉高压危象
PHPT	primary hyperparathyroidism	原发性甲状旁腺功能亢进症
PICC	peripharally inserted central catheter	经外周静脉穿刺的中心静脉导管

英文缩略语	英文全称	中文全称
PiCCO	pulse indicator continuous cardiac output	脉搏指示连续心输出量监测
POCT	point-of-care test	即时检测
PONV	post-operative nausea and vomiting	术后恶心呕吐
PPE	personal protective equipment	个人防护装备
PPV	pulse pressure variation	脉压变异率
PT	prothrombin time	凝血酶原时间
PVPI	pulmonary vascular permeability index	肺血管通透指数
PVR	pulmonary vascular resistance	肺血管阻力
rF Ⅶ a	recombinant activated factor Ⅶ	重组活化凝血因子Ⅶ
RIS	rapid sequence induction	快速顺序诱导
SBP	systolic pressure	收缩压
SGA	supraglottic airway	声门上气道
SMA	Spinal Muscular Altrophy	脊髓性肌萎缩
SpO_2	pulse oxygen saturation	脉搏氧饱和度
SVI	stroke volume index	每搏量指数
SVR	peripheral vascular resistance	外周循环阻力
SVRI	systemic vascular resistance index	全身血管阻力指数
SVV	stroke volume variation	每搏量变异率
SWT	shuttle walking test	穿梭步行试验
TBG	thyroxine binding globulin	甲状腺素结合球蛋白
TBW	total body weight	实际体重
TCI	target controlled infusion	靶控输注
TEE	transesophageal echocardiography	经食管超声心动图
TEG	thrombelastogram	血栓弹力图
THRIVE	transnasal humidified rapid insufflation ventilatory exchange	经鼻湿化快速充气交换通气
TIA	transient ischemic attack	短暂脑缺血发作
TOF	train-of-four stimulation	四个成串刺激
TTE	transthoracic Echocardiography	经胸超声心动图
VAD	ventricular assist device	心室辅助装置
VAS	visual analogue scale	视觉模拟评分法

英文缩略语	英文全称	中文全称
VHA	viscoelastic hemostatic assay	血栓黏弹性检测
VO_2 peak	peak oxygen uptake	峰值摄氧量
VRS	verbal rating scale	语言等级评定量表
WHO	World Health Organization	世界卫生组织
Wong-Baker	Wong-Baker faces pain rating scale	Wong-Baker面部表情量表
6MWT	6 minutes walking test	6分钟步行试验